中 华 颐 养 书

太极颐养图解

主编 施维 才颖 黄缨

上海科学技术文献出版社
Shanghai Scientific and Technological Literature Press

图书在版编目（CIP）数据

太极颐养图解／施维等主编. —上海：上海科学技术文献出版社，2020

ISBN 978 - 7 - 5439 - 7989 - 5

Ⅰ. ①太… Ⅱ. ①施… Ⅲ. ①太极拳—养生（中医）—图解 Ⅳ. ①G852.11 - 64②R212 - 64

中国版本图书馆 CIP 数据核字（2019）第 263918 号

组稿编辑：张　树
责任编辑：苏密娅

太极颐养图解

施　维　才　颖　黄　缨　主编

*

上海科学技术文献出版社出版发行
（上海市长乐路 746 号　邮政编码 200040）
全国新华书店经销
四川省南方印务有限公司印刷

*

开本 650×900　1/16　印张 16.75　字数 335 000
2020 年 2 月第 1 版　　2020 年 2 月第 1 次印刷
ISBN 978 - 7 - 5439 - 7989 - 5
定价：39.00 元
http://www.sstlp.com

导　读

　　颐养天年，是中国人尊重生命、追求健康长寿的理想，并形成了源远流长、丰富多彩的中华颐养文化和颐养技术。颐养一词出自《周易·颐·序卦》：

　　　　物蓄然后可养，故受之以颐，颐者养也。①
　　　　颐养有什么内涵呢？《周易·颐·象传》说：
　　　　山下有雷，颐。君子以慎言语，节饮食。②

　　"慎言语，节饮食"涉及到颐养的两个内涵，一是养德，一是养生。对颐养之道，《程氏易传》做了如下非常精到的阐述：

　　　　圣人设卦，推养之义，大至于天地养育万物，圣人养贤以及万
　　民，与人之养生、养行、养德、养人，皆颐养之道也。③
　　　　颐之道，以正则吉也。天地造化……养育万物，各得其宜者，
　　亦正而已矣。④

　　颐养生命，需要从养德做起，《周易》这种"以德养生"的思想得到了孔子的认同，他说：

---

① 《康熙御纂周易折中》，巴蜀书社 2014 年版，第 601 页。
② 同上书，第 420 页。
③ 同上书，第 138 页。
④ 同上书，第 138 页。

> 知者乐水,仁者乐山。知者动,仁者静。知者乐,仁者寿。

在孔子的心中,智者和仁者应当是合二为一的,智者亦仁,仁者亦智,一动一静,欢乐长寿。孔子继承者所著的《中庸》《大学》里面"大德……必得其寿""富润屋,德润身,心广体胖"的论述,也与孔子"仁者寿"的思想一脉相承。为什么"以德养生"会使人健康长寿呢? 董仲舒说:

> 仁人之所以多寿者,外无贪而内清净,心平和而不失中正,取天地之美,以养其身,是其且多且治……君子闲欲止恶以中意,平意以静神,静神以养气,气多而治,则养身之大者得矣。①

朱熹说:

> 心无愧怍,则广大宽平,而体常舒泰,德之润身者然也。盖善之实于中而形于外者如此。

一个中正平和、静神养气的人,一个得道全德、善良坦荡的人,自然阴阳和谐,内无积滞郁气,"体常舒泰"。所以,"仁者""大德(者)",其身心健康、延年益寿的概率是高于其他人的。

可见,"以德养生"是颐养的源泉和内核,并为中国历代学者所发扬光大。颐养的核心思想是首先解决做人的问题,其次才谈得上养生。做一个善良仁爱的人,做一个光明坦荡的人,做一个清净无贪(懂得放弃)的人,做一个心胸宽广的人,这是颐养身心的前提。

与颐养的基本原则(颐养之道)相伴相生的,是经过历代探索、研究、总结的各种各样的颐养之术。把历久弥新的颐养原则和技术提炼出来,为自己,为家人,为朋友,为读者学习借鉴并达到颐养身心的目的,从而提高修

---

① 北京大学中国哲学教研室:《中国哲学史资料选编上》,人民出版社1982年版,第274页。

养，增强体质，就是我们编辑这套"中华颐养书"的初衷。

中国历代学者留下了非常平实而精彩的颐养思想和智慧，令人常读常新，这些都是值得继承和传播的传统文化精华，读者只要细读而思之，体悟而行之，是会受益无穷的。现分述于下。

颐养先养性

什么是性呢？性就是由先天纯善之体，经过后天的习染而形成的性情。习染者善，则性情光明、豁达、厚道；习染者恶，则性情阴暗、狭隘、刻薄。所谓养性，就是洗去被后天污染的本性，回归先天的纯善（赤子之心）。养性与颐养的关系，孙思邈说得最好：

> 夫养性者，欲所习以成性，性自为善，不习无不利也。性既自善，内外百病自然不生，祸乱灾害亦无由作，此养性之大经也。善养性者则治未病之病，是其义也。故养性者，不但饵药餐霞，其在兼于百行，百行周备，虽绝药饵足以遐年。[①]

意思是说，养性就是在平常的一言一行中培养仁善的习性，有了它，你的生活事业没有不顺利的。一个善良的人，内心平和，自然不会生病；与人友善，自然不会受到别人的攻击。培养仁善的习性，是养性的关键啊。

那么，养性与养生的关系何在呢？孙思邈说："善养性者则治未病之病，是其义也。"所以，养性就要在日常生活的方方面面中修习德行，"百行周备"，即使不依靠药物也可以长寿。反之，不注意培养仁善的习性，"纵服玉液金丹未能延寿"。药物可以修复损伤的器官，锻炼或饮食方面的颐养之术可以恢复身体的神气，但是不懂颐养之道，修习德行，管控情绪，见善去恶，"抱病历年而不修一行"，就算古代的神医岐伯再世，也不能使你健康。

[①] 《备急千金要方》卷二十七《养性》。

得道者寿

孙思邈说："道德日全，不祈善而有福，不求寿而自延，此养生之大旨也。"

那么，什么才能称为"道德日全"呢？他引用岐伯的话说：

> 上古之人，其知道者，法则阴阳，和于术数，饮食有节，起居有常，不妄作劳，故能形与神俱，而尽终其天年，度百岁乃去。

岐伯说的这些得道之法，只要长期践行，就可以"道德日全"，但是做到却是很难，因为在现实生活中，人们无不受到以下因素的困扰：

> 嵇康曰：养生有五难，名利不去为一难，喜怒不除为二难，声色不去为三难，滋味不绝为四难，神虑精散为五难。

其实，得道的过程，就是远离名利、喜怒、声色、滋味干扰的过程，也是治身的过程。人生在世，不可能不去追求名利，而喜怒、声色、滋味也是正常的人生滋味，不可或缺，区别只在于是否拿得起放得下。"圣人"能够做到"恬澹虚无，真气从之，精神内守，病安从来"，就是长期治身的结果。"圣人之治身"，是怎样一种情形呢？岐伯说：

> 是以其志闲而少欲，其心安而不惧，其形劳而不倦，气从以顺，各从其欲，皆得所愿。故甘其食，美其服，乐其俗，高下不相慕，故其民曰朴，是以嗜欲不能劳其目，淫邪不能惑其心，愚智贤不肖不惧于物，合于道数，故皆能度百岁而动作不衰者，以其德全不危也。
>
> 故曰：知之则强，不知则老。故同出名异，智者察同，愚者察异。愚者不足，智者有余。有余则耳目聪明，身体强健，年老复

壮,壮者益理。是以圣人为无为之事,乐恬淡之味,能纵欲快志,得虚无之守,故寿命无穷,与天地终。此圣人之治身也。

志闲(指从容不迫)、心安、气顺、劳而不倦、察同去异,这是治身的基本功课。只有深刻体悟圣人的"治身"之道,把生命放在最高的位置,正确处理身体与名利、好恶等人生欲望的关系,才能合于道数,"寿命无穷"。

生长收藏与四季养生

颐养者,一定要遵循自然界变化的规律,制订不同的养生方法,以适应季节的变化。孙思邈在《备急千金要方》卷二十七《养性》中对养生、养长、养收、养藏之道及其相互依存关系做了详尽的阐述,值得一读:

> 春三月此为发陈,天地俱生,万物以荣,夜卧早起,广步于庭,被发缓形,以使志生,生而勿杀,与而勿夺,赏而勿罚,此春气之应,养生之道也。逆之则伤肝。夏为寒为变,则奉长者少。
>
> 夏三月此为蕃莠,天地气交,万物华实,夜卧早起,毋厌于日,使志无怒,使华英成秀,使气得泄,若所爱在外,此夏气之应,养长之道也。逆之则伤心。秋为疟,则奉收者少,冬至重病。
>
> 秋三月此为容平,天气以急,地气以明,早卧早起,与鸡俱兴,使志安宁,以缓秋刑,收敛神气,使秋气平,毋外其志,使肺气清,此秋气之应,养收之道也。逆之则伤肺。冬为飧泄,则奉藏者少。
>
> 冬三月此为闭藏,水冰地坼,无扰乎阳,早卧晚起,必待日光,使志若伏若匿,若有私意,若已有得,去寒就温,毋泄皮肤,使气亟夺。此冬气之应,养藏之道也。逆之则伤肾。春为痿厥,则奉生者少。

春天阳气渐起,万物复苏;夏天阳气始盛,万物兴旺,在春夏生长的季节,人们适于经常在户外活动,可以晚一点睡觉,但一定要早早起床(夜卧早起），吸纳天地生长之气。

秋天阴气渐起，阳气消退，如果过于接触户外阴寒之气，就容易感冒并伤及肺藏。因此，与春夏不同，在秋天应该早卧早起，无使阳气外泄，为冬天的"养藏"打好基础。

冬天阴盛阳衰，人们应该减少户外活动，保暖保温。冬天尽管天寒地冻，但是一丝阳气也会随着阳光洒下（这就是《周易》说的"一阳来复"），因此冬天经常晒太阳，是养藏的好办法："早卧晚起，必待日光。"在冬天如果阳气消耗过大，就会伤及肾脏，并在春天发作，形成"痿厥"之病。如果冬天"养藏"没有做好，到了春天，"则奉生者少"。如此恶性循环，颐养身体怎么能够实现呢？

五气、五味与五脏

孙思邈说：

> 人有五脏，化为五气，以生喜怒悲忧恐，故喜怒伤气，寒暑伤形，暴怒伤阴，暴喜伤阳。故喜怒不节，寒暑失度，生乃不固。（《养性》）

五气，指喜、怒、悲、忧、恐五种情绪；五味，指酸、苦、辛、咸、甘五种滋味；五脏，指脾、肺、肝、心、肾。孙思邈认为五气应该平和，否则将损伤阴阳，他提倡：

> 忍怒以全阴，抑喜以养阳。

同时，他认为，五味也应该中和，这样才能不伤害五脏：

> 五味不欲偏多，故酸多则伤脾，苦多则伤肺，辛多则伤肝，咸多则伤心，甘多则伤肾，此五味克五脏五行，自然之理也。（《养性》）

在现实生活中，管控情绪，排除滋味的引诱不易做到的原因，既是养性的功夫不够，又是因为人们在短期内不易感受这些因素对五脏的伤害，所以孙思邈强调说："凡言伤者，亦不即觉也，谓久则损寿耳。"

戒勒身心，常修善事

颐养先养性，孙思邈认为养性的首要条件在于"自慎"。他在《摄养枕中方·自慎》中首先说："故养性之士，不知自慎之方，未足与论养生之道也。故以自慎为首焉。"此"自慎"是"戒勒身心，常修善事"的意思：

> 但能少时内省身心，则自知见行之中皆长诸疴，将知四百四病，身手自造，本非由天……故有智之人，爱性命者，当自思念，深生耻愧，戒勒身心，常修善事也。①

关于如何"养慎"，孙思邈认为应该效法古代那些得道之人：

> 上古之人，其知道者，法则阴阳，和于术数，饮食有节，起居有常，不妄作劳，故能形与神俱，而尽终其天年，度百岁乃去。②

可见，孙氏认为"养慎"才能"养性"，养性"足以遐年"，否则"未能延寿"。

那么，如何做到"自慎"，即如何做到"戒勒身心，常修善事"，从而达到颐养身心的目的呢？孙思邈在《千金要方·养性·道林养性第二》中提出了如下的具体方法：

> 故善摄生者，常少思、少念、少欲、少事、少语、少笑、少愁、少

① 《备急千金要方·养性》卷二十七。
② 同上。

乐、少喜、少怒、少好、少恶。行此十二少者,养性之都契也。

都契,就是要义、要诀的意思。孙思邈说的"十二少",其实是强调颐养身心要培养一种中庸平和的意识和习性,并不是完全否定人生中必不可少的这些行为,其要义还是要求人们尽可能地控制情绪和多做好事。

"十二少"的反面是"十二多",我们在实际生活中都会体会到它的害处:

> 多思则神殆,多念则志散,多愁则志昏,多事则形劳,多语则气乏,多笑则脏伤,多愁则心慑,多乐则意溢,多喜则忘错昏乱,多怒则百脉不定,多好则专迷不理,多恶则憔悴无欢。此十二多不除,则荣卫失度,血气妄行,丧生之本也。①

为了防止"十二多"带给人们的害处,孙思邈进一步提出了"守五神""从四正"的观点:

> 既屏外缘,会须守五神(肝、心、脾、肺、肾),从四正(言、行、坐、立)。言最不得浮思妄想,心念欲事,恶邪大起,故孔子曰:"思无邪。"②

可见,孙思邈的养生智慧,是以"自慎"也就是以"戒勒身心,常修善事"为中心的,此处所说的"十二少""思无邪"也都是在强调"戒勒身心"之于颐养身心的重要性和具体方法。

---

① 《千金要方·养性·道林养性第二》。
② 同上。

炼心、闭心、洗心

所谓炼心，即对心性的锻炼，在颐养生命中居很重要的地位。因为通过濯洗心田能摆脱名利、喜怒、声色、滋味等外界诱惑对人的干扰，从而使人的心灵达到晶莹光洁、一尘不染的理想境界。如果说颐养天年是对生命形体的延长，那么心性修炼就是扩充、纯化了生命的内蕴，使生命的质量得到了提升。

炼心，应该从哪里着手呢？古人认为，使心达到纯善和光明的状态，就是心性修炼的途径和目的。心为纯阳，象征着天，与天同光，乃是纯善之境，因此纯善与光明又是合二为一的。道家经典《太平经》说：

> 凡事居人腹中，自名为心。心则五脏之王，神之本根，一身之至也。主执为善，心不乐为妄内邪恶也。①
> 心者纯阳，位属天；脾者纯阴，位属地。②
> 心者，最藏之神尊者也。心者，神圣纯阳，火之行也。③
> 人心之为神圣，神圣人心最尊真善。④

《太平经》这种对心的认识，对于颐养身心具有重要启示：心为五脏之王，心主善，与各种虚妄邪恶格格不入，因此心之为善，对于五脏的保护是多么重要；心为光明，与各种阴暗狭隘格格不入，因此心之光明正大，可以使人们精力充沛，自强不息。

那么，怎样才能使心达到纯善和光明的状态呢？道家经典著作《老子想尔注》和《老子河上公章句》提出了两个方法，一是闭心，一是洗心。所谓

---

① 《太平经合校》，第687页。
② 同上书，第426页。
③ 同上。
④ 同上书，第678页。

闭心,即使心与各种邪恶利欲及纷乱思虑相隔离,使心灵保持纯善的状态,达到一种平和安详的心境:

> 仙士闭心,不思虑邪恶利德,若昏昏冥冥也。①

《老子想尔注》所说的闭心,并不是要远离社会生活,而是对那些扰乱人心的名利、喜怒、声色、滋味等外界诱惑漠然视之(若昏昏冥冥也),从而保持纯善光明的心。

所谓洗心,就是通过洗去情欲和习染,使心地洁净:

> 当洗其心,使洁净也。心居玄冥之处,览知万事,故谓之玄览。②
>
> 治身者当除情去欲,使五藏空虚,神乃归之。③

洗去了社会生活带来的各种习染,自然就回归到纯善光明的初心。

饮食自然

所谓"饮食自然",在道家看来,就是在饮食活动中应该执守自然之道:

> 自然之道,何所不知,何所不化,动错自无所私。饮食天厨,衣服精华,欲复何求,是太上之君所行也。④

什么是"饮食天厨"呢? 就是说人类的饮食活动应该建立在生态和谐

---

① 《老子想尔注》,第 26 页。
② 《老子河上公章句》"能为第十"。
③ 《老子河上公章句》"无用第十一"。
④ 王明:《太平经合校》,中华书局 1960 年版,第 595 页。

的基础上。道家认为,只有在保持良好生态状况下的大自然中,人类才能够找到颐养生命的丰富的天然食物,他们提倡在大自然中寻求天然、绿色的颐养资源:

> 南阳郦县山中有甘谷水,谷水所以甘者,谷上左右皆生甘菊,菊花堕其中,历世弥久,故水味为变。其临此谷中居民,皆不穿井,悉食甘谷水,食者无不老寿,高者百四五十岁,下者不失八九十,无夭年人,得此菊力也……①

当然,今人面临的生态环境已经非同往昔,要获得大量天然的绿色食物,就必须付出更多的努力以改善被破坏的生态环境。因为,没有天地(自然生态系统)的"长生",也就不可能有人类的"长生"。

除了"饮食天厨"外,"饮食自然"还有一个重要内涵,就是"饮食本分"。唐代道人司马承祯说:

> 外求诸物,内明诸己,知生之有分,不务分之所无……蔬食弊衣,足延性命,岂待酒食罗绮,然后为生哉!是故于生无要用者,并须去之;于生虽用有余者,亦须舍之。财有害气,积则伤人,虽少犹累,而况多乎?②

司马承祯所谓"知生之有分",是说人们的生命所需,是有一定限量的、符合"自然"分配原则的;"不务分之所无""于生无要用者并须去之",是说如果为追求美味而过度饮食,则既伤害身体健康,亦浪费生态资源。

那么,如何做到"饮食本分"呢? 古人认为应该从以下几个方面加以注意。

第一,宜少不宜多。古代著名养生家葛洪主张"节量饮食"就是这个意

---

① 王明编:《抱朴子内篇校释》,中华书局1985年版,第205—206页。
② 司马承祯:《坐忘论·简事》。

思,"少"的标准是"食不欲过饱""饮不欲过多"。为此,古人总结了一些行之有效的饮食原则(下举两条),一是少食多餐:"食欲少而数,不欲顿多难消";二是提前饮食:"先饥乃食,先渴而饮"。提前饮食,对保护人体器官是非常重要的,否则,"恐觉饥乃食,食必多;盛渴乃饮,饮必过";同时,饥渴过度对身体的伤害是非常严重的。

第二,熟胜于生。这里的"熟",题中应有之意是指食物本身要烹制成熟,因为热食、熟食不但能够"灭腥去臊除膻",而且可以消除食物中的细菌,有利于健康;还有一层含义是指"百味未成熟勿食",这是古人"道法自然"思想在饮食文化方面的体现。只有自然成熟的食材,才是有利于人类健康的,例如土豆、西红柿和一些菌类等在没有完全成熟之前,是不宜食用的。

第三,宜素不宜荤。这是古人总结颐养经验对饮食结构所提出的判断。《孔子家语》说:"食肉者,勇敢而悍(虎狼之类);食气者,神明而寿(仙人、灵龟是);食谷者,智慧而夭(人也);不食者,不死而神(直任喘息而无思虑)。"①之所以古人认为素胜于荤,是因为人的肠道数倍于肉食动物,蔬菜水果等易于被吸收,获得能量快,而食用肉类获得能量慢,消耗能量大,其间自然有了高低之分。其实,人类对素食、荤食都是需要的,采用什么样的饮食结构要根据每个人的个体差异来决定,还是要道法自然,当你想吃肉的时候,说明你的身体需要蛋白质,你去吃素,就可能违背了身体需要的自然,损害身体。

第四,养内重于养外。什么是养内呢? 龚廷贤说:"养内者以恬脏腑,调顺血脉,使一身之流行冲和,百病不作。"②

与之相反,"养外者恣口腹之欲,极滋味之美,穷饮食之乐……酷烈之气,内蚀脏腑,精神虚矣。安能保全太和,以臻遐龄"。③ 由此可见,养内和养外,一个是遵循脏腑需求之自然,一个是满足口腹过分之欲望,其于颐养之差别大矣哉。

---

① 《道藏》第 21 册,第 699 页。
② 龚廷贤:《寿世保元·饮食》,四库全书本。
③ 同上。

爱气、尊神、重精

人的生命是形体与精气神的结合,结合得越好,生命越健康。《太平经》说:

> 夫人本生混沌之气,气生精,精生神,神生明。本于阴阳之气,气转为精,精转为神,神转为明。欲寿者当守气而合神、精,不去其形。
>
> 神者乘气而行,精者居其中也,三者相助为治。故人欲寿者,乃当爱气、尊神、重精也。

爱气、尊神、重精,后来成为中国人颐养生命所遵循的修养法则。

那么,怎么做到"爱气、尊神、重精"呢?古人总结了丰富多彩的修养功法,其中最为重要的是"守一"法。人把"气"称为"元气",又称为"一",使形体与精神相互依存,合而为一,叫作"守一"。《太平经》说:

> 人有一身,与精神常合并也。形者乃主死,精神者乃主生,常合即吉,去则凶。无精神则死,有精神则生。常合即为一,可以长存也。

在精气神三者中,元气是第一性的,是生命的基础,精和神依元气的兴旺而兴旺,依元气的衰亡而衰亡。

> 故人有气则有神,气绝即神亡。(《太平经》)

因此,守一法的要点在于保护好人身之元气,进而保护好人身之精、气、神。

守一法主要在道门传授,普通人学习此法亦难亦不难,难的是具体技法必须专人传授,但是从道家经典《太平经》对守一功法的介绍,我们也能够知道一二门径,自己揣摩践行,仍然可以达到颐养身体的目的。

守一功法以端坐、安卧两种姿势为主:"予欲养老,守一为早,平床坐卧,与一相保。"在修炼守一功法的时候,要做到环境安静清洁、心志专一沉稳、身姿的舒适自然,平常注重道德修养,持之以恒,"始思居闲处,宜重墙厚壁,不闻喧哗之音。""夫欲守一,喜怒为疾,不喜不怒,一乃可睹。""宜有其心,持老不违,明其所为,各见其功,各进所知。"

以上这些原则,我们在静坐、自我按摩、打太极拳时都可以借鉴并运用,是极有好处的。守一法的核心,笔者认为可以用"静""专""沉""聚"四个字概括,目的在于聚人生之元气,使形体与精气神相抱相依,达到颐养天年的目的。

"炼己于尘俗"与人事养生法

《周易》说"穷理尽性以至于命",儒家高屋建瓴,强调"穷理",认为懂得了天地万物和为人处世的道理,其他的问题将迎刃而解,所以"罕言性命"。道家内丹修炼家则认为,"穷理"之外应该加强对元气(命功)和心性(性功)的修炼,这就是"性命双修"。到了清末民初,道家内丹学家黄裳(元吉)提出"静处炼命,动处炼性",①倡导"炼己于尘俗"。什么是"动处炼性"呢?他说:"视听言动,必求中礼;喜怒哀乐,必求中节;衣服饮食,必求适宜。"又回到了儒家修习伦理道德和行为规范上来。什么是"炼己于尘俗"呢?就是在社会生活实际中去磨炼心性,如果"只在深山静养,不与人事",②"一遇事故,不免神驰气散,贪慎痴爱,纷纷而起"。③ 所以,只有在错综复杂的人事关系中,在盛衰荣辱的人生际遇中,在跌宕起伏的社会生活中,才能真正达到磨炼心性的目的。

---

① 《藏外道书》第 25 册,第 733 页。
② 同上书,第 699 页。
③ 同上书,第 733 页。

早在唐代,著名的道教医学家孙思邈就提出了人事养生的命题。孙思邈说:

> 胆欲大而心欲小,智欲圆而行欲方。
>
> 心为五脏之君,君以恭顺为主,故心欲小。胆为五脏之将,将以果决为务,故胆欲大。智者动像天,故欲圆。仁者静像地,故欲方。诗曰"如临深渊,如履薄冰",为小心也。"赳赳武夫,公侯干城",为大胆也。传曰"不为利回,不为义疚",仁之方也。易曰"见几而作,不俟终日",智之圆也。①

孙思邈在这里指出了人事养生的四个原则(胆大、心小、智圆、行方)并做了形象的比喻:心小,即小心,指谨慎和柔顺,因为心志太强,过于主观,往往容易把事情做坏,也对心脏的健康不利。胆大,指行为要果断、有力,不能优柔寡断,才能办好事。《淮南子·原道训》"志弱而事强,心虚而应当",和孙思邈说的是一个意思。仁之方也,指仁爱正直,不为利益所动;智之圆也,指发现人事变化的苗头,及时做出妥善的应对。智慧圆融无碍,行为光明正大,不为利回,不为义疚,内心无愧、无憾,则气壮、神旺,这就是人事养生的秘诀。

及吾无身,吾有何患

当今社会,新技术迅猛发展,带来社会形态和心态的急剧变化,在你追我赶、竞争激烈的生活生存环境中,静心读一读古代先哲对人生的理解,体会一下道家倡导的"抱朴守真"、儒家倡导的"复性",是可以找到医治心理失衡、人性异化的良药的。

抱朴守真是道家所追求的最高境界,"真""朴"即未经雕凿装饰的天然状态,也就是纯朴天真的自然本性,它和儒家要恢复的先天之"性"(纯

---

① 李昉:《太平广记》,第 1669—1670 页。

善至美的人性)的主张是殊途同归的。"人之初,性本善",及生之后,受到各种社会影响渐渐失去本性,从而在喜怒哀乐贪慎痴等情绪欲望中产生种种人生困惑和生理疾病。

如果说"抱朴守真"和"复性"是一条难以企及的人性回归之路,那么道家"及吾无身,吾有何患"的豁达观,对于现代人的心理健康治疗则具有较强的实践意义。《老子》第十三章说:

> 吾之所以有大患者,为吾有身,及吾无身,吾有何患?

"及吾无身",是说不要过于关注自身、看重自己,要淡化小我,亲和他人与自然,否则,以自我为中心(为吾有身),烦恼、孤独、焦虑等心理障碍(大患)就产生了。由此,老子进一步提出了"为人""与人"的利他主义:

> 既以为人己愈有,既以与人己愈多。

在社会生活中,人们都有自尊的需求和自我实现以及自我超越的需求,这些需求只能在帮助他人和献身社会生活中才能实现。因此,"为人""与人"的利他行为将会给主体带来"己愈有""己愈多"的精神充实、自我肯定等积极的心理感受。而这些积极的心理感受对促进心理健康和提升人生境界的作用是显而易见的。当我们遇到烦恼、孤独、焦虑等心理障碍的时候,试着将关注的角度从自我转向他人,试着将考虑的范围从身边转向社会,格局自会远大,心胸自会开阔,忧患自会消减。《庄子·秋水》说:

> 计四海之在天地之间也,不似礨空之在大泽乎? 计中国之在海内,不似稊米之在太仓乎? 号物之数谓之万,人处一焉……不似毫末之在马体乎?

庄子认为,在浩渺的宇宙之中,连"中国"都像"稊米"一样微小,你又何必把个人的成败得失看得那么重呢?

形神兼养

人生天地之间,形与神或身与心的养护,是古人非常注意的一个问题。首先,古人认为,形与神、身与心是相互依存、不可分离的关系。《无上秘要》说:

> 神生形,形成神。形不得神而不能自生,神不得形而不能自成。①

其次,古人强调,身体和精神都不能过劳,无论形神,过劳则弊。司马谈《论六家要旨》说:

> 凡人所生者,神也;所托者,形也。神大用则竭,形大劳则敝,形、神离则死。

第三,古人认为,身体和精神应该保持平和,不宜躁动。司马谈又说:

> 形神骚动,欲与天地长久,非所闻也……

唐代道士吴筠指出:

> 人之所生者神,所托者形。方寸之中,实曰灵府,静则神生而形和,躁则神劳而形毙。②

---

① 《道藏》第25册,文物出版社、上海书店、天津古籍出版社1988年版,第15页。

② 《道藏》第23册,文物出版社、上海书店、天津古籍出版社1988年版,第661页。

关于神形关系、神形兼养等问题,《杂著捷径》和《道枢》说得最为精辟,读者细细体悟践行,当获益匪浅:

> 精者,神之本;气者,神之主;形者,神之宅也。故神太用则歇,精太用则竭,气太劳则绝。是以人之生者,神也;形之托者,气也。若气衰则形耗,而欲长生者,未之闻也……身劳则神散,气劳则命终,形瘦则神毙,神毙则精灵游矣。①
>
> 形神合同,更相生,更相和成,斯可矣。
>
> 夫长生者,神与形俱全者也……形器者,性之府也,形器败,则性无所存矣。养神不养形,犹毁宅而露居者欤!②

形,指身体,包括四肢及脏腑;神,指精神、思虑、情绪等。身体健康,自然神清气爽,两者相辅相成,所以"养神"和"养形"缺一不可,否则"形瘦则神毙",因此神形兼养是非常重要的。形神之间的这一关系也体现在五情与五脏、五腑的相互影响中。

五情与五脏、五腑

古人把情绪归纳为怒、喜、思、悲(忧)、恐等五类,谓之五情,并对应五脏(肝、心、脾、肺、肾)、五腑(胆、小肠、胃、大肠、膀胱)。古代颐养学者认为,五情与五脏、五腑具有相互对应、相互影响的关系:

五行	木	火	土	金	水
五脏	肝	心	脾	肺	肾

---

① 《杂著捷径》,《道藏》第4册,文物出版社、上海书店、天津古籍出版社1988年版,第707页。

② 至游子:《道枢》,《道藏》第20册,文物出版社、上海书店、天津古籍出版社1988年版,第623、616页。

五腑	胆	小肠	胃	大肠	膀胱
五神	魂	神	意	魄	志
五情	怒	喜	思	悲(忧)	恐

理解并运用情绪与脏腑之间的对应以及相生相克关系,对于颐养身体具有重要意义。比如肺为金,金克木,木为肝,肺之怒气伤肝,就是情绪伤害脏腑的例子。对此,《黄庭内景五脏六腑图》提出了"收思敛欲,合仁育义不怒"的解决之道:

> 肺气之义,其性怒,金性刚而主怒……人之怒者,盖发于肺脏。欲安其魄而存其形者,当收思敛欲,合仁育义不怒。①

推而广之,喜伤心,思伤脾,悲伤肺,恐伤肾,道理也是如此:如果五脏生病,将导致相应之情绪失调;情绪失调,亦将促使相应脏腑更加虚弱,这是五情与五脏、五腑对应的恶性循环,反之,它们之间的良性循环也会推动情绪与脏腑向着好的方向发展。

就像砂砾进入会减损发动机的寿命一样,怒、喜、思、悲(忧)、恐等情绪长期存在于体内,则会损坏器官的健康,因此,平静而祥和的气息,是滋养身心的润滑剂,善养和气是长寿的前提条件。

善养和气

人之元气,受个人修养、外界环境的影响,或化为和气,或化为戾气。和气运于体内滋养器官,行之在外面如春风,欢喜众人,故能长寿。戾气则反之:"言悖而出者,亦悖而入。"(《大学》第五章)你说出去的是粗言,回敬你的多半是秽语,气如何得顺?所以善养和气的关键还是品格的塑造。和气,就是中和之气,就是正气。曾子认为要避免"忿懥""恐惧""好乐""忧

① 《道藏》第4册,第836页。

患"等情绪的干扰,才能保持不偏,得到正气。

《老子河上公注》说:

> 万物之中皆有元气,得以和柔,若胸中有藏,骨中有髓,草木
> 中有空虚,和气潜通,故得长生也。①

和气的特征是柔和、平静和具有弹性的,这种气息"潜通"于体内,充实于胸中,内外柔静,柔则魂安、静则神在,"故得长生也"。《老子河上公注》说:

> 人能知和气之柔弱,有益于人者,则为知道之常也。②

体会到了益寿延年之道的常理,善养平和之气,以柔和、平静和具有弹性(宽容)的态度对待、处理生活中的人与事,不但有利于自己的个人修养,而且可以营造非常和谐的人文环境,提高生活质量。《老子河上公注》说:

> 人生,含和气,抱精神,故柔弱。③

柔弱,不是软弱,而是"含和气,抱精神"的结果,是生命旺盛的表现:"柔弱者,生也。"(《戒强》第七十六章)相反,"人死,则和气竭,精神亡,故坚强"。④"坚强者,死也。"⑤河上公对宇宙万物的生死存亡作了如下描述和解释:

---

① 《道化》第四十二章。
② 《玄符》第五十五章。
③ 《戒强》第七十六章。
④ 同上。
⑤ 同上。

人之生也柔弱，其死也坚强。万物草木之生也柔脆——和气存也；其死也枯槁——和气散也。①

"和气长寿"，是中国颐养学的基本原理，也是自然之道的一般原则，"天地间，空虚和气流行，故万物自生"（《虚用》第五章）。因此，"心当专一和柔而神气实在"（《玄符》第五十五章）。要实现颐养天年的美好愿望，应该先从"善养和气"做起。

孔子、孟子论养生

孔子对饮食提出了非常高的要求，把饮食行为纳入"礼"的范畴，他说：

食不厌精，脍不厌细。食饐而餲，鱼馁而肉败，不食。色恶，不食。臭恶，不食。失饪，不食。不时，不食。割不正，不食。不得其酱，不食。肉虽多，不使胜食气。唯酒无量，不及乱。沽酒市脯不食。不撤姜食，不多食。②

孔子这些规定是为了合于什么礼仪，我们这里不去深究，但是孔子对饮食提出的"精细""新鲜""按时""色正""美观""无多食""不乱酒"等要求对颐养身体是不无助益的。

孔子学说的集大成者孟子主张"养气"，"养气"就是加强精神和道德的修养。他说：

我善养吾浩然之气。③

---

① 《戒强》第七十六章。
② 杨伯峻编著：《论语译注·乡党篇第十》，中华书局1958年版，第109页。
③ 《孟子·公孙丑上》。

"浩然之气"就是正气和光明之气,就是元气。元气充足,自然健美,这是养生的至理。因此,孟子又说:"充实之谓美。"孟子把"养气修性"放在了头等重要的位置,一个人如果只修命不修性是不足取的,这种人只能称为"小人":

> 体有贵贱,有小大。无以小害大,无以贱害贵。养其小者为
> 小人,养其大者为大人。(《孟子·告子上》)

可见,作为一位兼顾养性与摄生的大养生家,孟子是主张修性第一、修命第二的。

老庄论养生

说到颐养,绕不开道家;说到道家,首推老庄。

老子关于颐养的思想精髓,读者只要抓住"虚""静""柔"几个要点就可以有所获益。《老子》说:

> 虚其心,实其腹。(《老子》《第三章》)
> 专气致柔,能如婴儿乎。(《老子》《第十章》)
> 致虚极,守静笃。(《老子》《第十六章》)

从颐养的角度理解老子的意思,应该是心胸要宽阔,处世要冷静,为人要随和,从而守住元气(专气),颐养天年。也有学者认为,"《老子》的长寿养生秘诀就是清除杂念,呼吸柔和,大脑归静"。① 老子这些颐养的见解,被后世服气、守静和内丹等方术奉为经典,老子也被尊为养生之祖:

> 世或以老子之道,为可以度世。恬淡无欲,养精爱气。夫人

---

① 周世荣:《从马王堆出土文物看我国道家文化》,《道家文化研究》第3辑。

以精神为寿命，精神不伤，则寿命长而不死。成事，老子行之，逾百，度世为真人矣。①

庄子关于养生的论述大致可以用"养神""守静"之道和"全生""尽年"之术来概括：

故曰纯粹而不杂，静一而不变，淡而无为，动而以天行，此养神之道也。②

为善无近名，为恶无近刑。缘督以为经。可以保身，可以全生，可以养亲，可以尽年。③

如果说"全生""尽年"之术只是人生或保命哲学的话，那么"养神""守静"之道则体现了庄子"虚静宁神"和"守气固精"的养神思想和养气观念，对颐养是有独特贡献和启迪的。

苏轼以德养生

在伟大的文学家、书画家、政治家之外，苏轼还有一个称呼，就是杰出的养生家。他善于吸收传统养生精华，形成了自己以德养生的思想体系。

第一，养生必先养德，只有多做善事，积累"阴功"（默默行善），才能提升养生的效果。苏轼曾对老友陈季常说，我虽然吃了灵芝这样的仙药，但是由于没有你对国家的贡献大，养生的效果还是不如你啊：

某虽窃食灵芝，而君为国铸造，药力纵在君前，阴功必在君

---

① 王充：《论衡》卷七《道虚第二十四》，人民出版社 1974 年版，第 113 页。
② 郭庆藩辑：《庄子集释》卷六上《刻意》，中华书局 1961 年版，第 1086 页。
③ 郭庆藩辑：《庄子集释》卷二上《养生主》，中华书局 1961 年版，第 115 页。

后也。①

第二，养生不是人人可为之事，只有品行无瑕疵的人，才能学习养生。他对张安道说：

> 神仙至术，有不可学者：一忿躁，二阴险，三贪欲。公雅量清德，无此三疾，切谓可学。②

与"忿躁"相反的是平静，苏轼认为，平和安静乃养心之要，他说：

> 道术多方，难得其要。然以某观之，唯能静心闭目以渐习之……数为之，似觉有功。幸信此语。使真气运行体中，痒痛安能近人也。③

与"阴险"（阴郁）相反的是达观，苏轼认为，应除去阴险之心、阴郁之气，乐观逍遥，才是养生的正解。他指出：

> 任性逍遥，随缘放旷，但尽凡心，别无胜解。④

与"贪欲"相反的是无欲，是简朴的生活，苏轼说：

> 张君持此纸求仆书，且欲发药。君当以何品。吾闻战国中有一方，吾服之有效，故以奉传。其药四味而已。一曰无事以当贵，

---

① 《与陈季常十六首》其五，见《苏轼文集》卷五十三。
② 《养生诀上张安道》，见《苏轼文集》卷七十三。
③ 《与王定国四十一首》其八，见《苏轼文集》卷五十三。
④ 《东坡全集》卷一百零一。

二日早寝以当富,三日安步以当车,四日晚食以当肉。①

对贵、富、车、肉的追求或欲望,在旷达乐观的苏轼眼里不过如此,都可以通过简单健康的方式实现。仁者乐山,智者乐水。有德如苏轼者,无论生活境遇如何,都会以积极乐观的心态对待之,正如他在《超然台记》中所说:

> 凡物皆有可观,苟有可观,皆有可乐,非必怪奇伟丽者也。餔糟啜漓皆可以醉,果蔬草木皆可以饱。推此类也,吾安往而不乐夫!②

"中华传统医学养生丛书"是由潘秋生先生组织数十位专家、学者编写的一套介绍中华养生之术的丛书,凡二十余种。后经潘秋生先生同意,陈俊峰先生嘱我在其基础上另行改编。我于2018年初邀才颖、黄英等学者对原稿进行调整删改,选其八种,更其名曰"中华颐养书",以体现中华养生文化以养心、养德、养性为核心的颐养之道。

参加"中华颐养书"编纂的有才颖、黄英、刘明理、张雪永、吴迪、张立园、崔颖、罗业恺、李静、周旭慧、郭玲、邓楠、焦树芳。书出众手,未安之处定然不少,祈待方家指正。书稿编写中参考了不少已有成果,事起仓促,未能逐一注明,在此一并致谢。

窃以为生命的长度和宽度,本质上体现在对颐养之道与术的体悟与实践中,于是吸收近几十年来的学术研究成果,并结合自己多年的学习心得和颐养实践,以为导读,希望对读者养心、养德、养生具有一定助益。

谨以此书献给尊重生命的亲人、朋友和读者。

施维

2019 年 3 月于成都

---

① 《东坡全集》卷一百零一。
② 《超然台记》,见《苏轼文集》卷十一。

目　录

四十八式太极拳

八十八式太极拳

综　述

一、太极拳的起源及流派

太极拳起源于明朝中期，距今已有五六百年的历史。发源地为河南省温县陈家沟。创始人是陈氏九世祖陈王廷。

陈王廷的祖先原为山东人氏，明洪武七年（1374）始祖陈卜迁居河南，陈氏家谱从此人开始。第九世传人陈王廷，明朝时曾建显赫战功；入清后退隐家园，他"叹当年，披坚执锐、扫荡群寇，几经历险。蒙恩赐，枉徒然。到而今，年老残喘，只落得，《黄庭》一卷随身伴。闲来时造拳，忙来时耕田。趁余闲，教下些弟子儿孙，成龙成虎任方便……"。

陈王廷造拳并非凭空臆造，而是博采当时各家拳法之精华，潜心钻研、刻苦操练的结果。其采撷的主要拳法来自三个方面：其一是取材于明代著名平倭大将戚继光所著的《拳经》三十二势，而此拳法又来源于流传当世的十六家拳法（包括宋太祖的长拳三十六势在内）；其二是陈氏祖先曾从一个姓郑的人那里学得山西龙凤姬所创的开合拳（形意拳），并代代传习下来；其三，陈王廷多年在外，阅历甚广，自当采集流传于民间的多种拳法，以丰富自己的造拳，经过多年的观摩、习练、创新，陈王廷最终创编了长拳十三势、炮捶等拳术。其子孙世代相传，并不断有所创新。传到十四世陈长兴

(1771～1853)时,已日臻成熟、成套,习练的人也更多。在此基础上,出现了总结前人拳法的陈氏家传《三三拳谱》等著作。到了十六世陈鑫,更加全面深入地撰写了《太极拳图序言》等传世太极拳的著作。

太极拳原为陈氏世代家传,不传外姓人。至清代中叶,直隶(今河北)杨露蝉(1799～1872)、武禹襄(1812～1880)先后去陈家学拳后,太极拳才逐渐在社会上流传,并形成五大流派。

陈式太极拳

陈式太极拳为温县陈氏世传太极拳原式。其特点是刚柔相济、快慢相兼。又称大架势,著名传人有:十四世陈长兴、十五世陈清萍、十六世陈鑫。陈式又有老架、新架两派。新架由老架衍化而来,拳法更加紧凑,出自温县赵堡镇陈氏后代,又称赵堡派。

杨式太极拳

杨露蝉从陈长兴处学拳,得老架之传而创杨式。传至其孙杨澄甫(1883～1936)而定型。其特点是拳式开展、舒展大方、动作柔和,也属大架势,流传极广。著名传人有:杨露蝉之子杨班侯(1837～1892)、杨健侯(1839～1917),杨健侯之子杨少侯(1862～1930)、杨澄甫。杨澄甫先生在民国时期曾任南京中央国术馆、浙江省国术馆教务长,著有《太极拳体用全书》。其弟子河北省的李雅轩(1894～1976),对太极拳的推广(特别是在全国的推广)作出了贡献。现在广泛流行的简化太极拳,以及八十八式太极拳,就是国家体委根据杨式太极拳整理编成的。

吴式太极拳

满族人吴全佑(1834～1903)师从杨露蝉、杨班侯父子学拳,传其子吴鉴泉(1870～1942)而创吴式。其特点是架势紧凑,长于柔化,又称中架势,流行于我国南方及东南亚诸国。

武式太极拳

由武禹襄创立。武师承陈氏十五世陈清萍,学得新架太极拳,并加以创新。其特点紧凑轻捷,尤以武式太极推手著称于世,又称小架势。武式太极推手,着重于身法、步法,其技听、引、化、拿之劲法又以多变式实用而著称。

孙式太极拳

创始人孙禄堂(1861～1932)以形意、八卦名家而从武禹襄的再传弟子郝为真学艺而创孙式。其特点是小巧紧凑,步活身灵,也属小架势。由于用阴阳开合之说,故又称开合太极拳。

二、学太极拳前的准备

怎样学好太极拳,名家著述和介绍的经验已有很多了,这里仅就大的方面简略地提出几点,供初学者参考。至于太极拳的保健作用、练拳应注意的问题、练拳歌诀、练拳释疑等,均见本书附录,在此不一一赘述。

树立"三心"

一是要细心。太极拳的各种动作对手、脚、腿、身要求各有不同,动作起来又有不同的手法、脚法、腿法、身法,一招一式,只有细心学习,反复揣摩才能学会。

二是要耐心。学会一路拳,往往要反复练习千百次。如要多学一点,学深一点,必须更加耐心。那种贪多图快、浅尝辄止的人是学不好的。

三是要有恒心。要做到拳不离手,坚持天天练,年年练,练它一辈子。一曝十寒、朝三暮四也是学不好的。

勤于"三学"

首先是向书本学。在未找到良师益友前,按照有关太极拳的书籍,学习前人练拳经验,按照图形及说明模仿练习,仍不失为初学入门的一种方法。

其次是向朋友学。多多交结学习太极拳的拳友,互相学习交流,能者为师。

三是拜师学艺。要想学到好一点、深一点的上乘太极拳功夫，必须找到好老师。参加一些学习班以及武术学校，是寻找良师的一个门路。如能拜到良师以至名师，学起功夫来就会事半功倍。

抓住五个要点

一是细心学习套路动作，掌握一般规则和要领。特别要注意太极拳动作不离圆圈、圆弧、柔和缓慢、连绵不断的特点。

二是在初步熟悉动作后，就要在师友的指导下，认真纠正不正确的姿势，打下良好的学拳基础。

三是静心松身。学拳是否有进展，就是看你静心（排除杂念）、松身（全身处处放松、柔软）达到何种程度。

四是行气用意。对呼吸初步要求呼吸深长、顺畅，再进一步要求呼吸与动作相配合。行气用意即要求用意识去指挥动作，将意气贯注于每个动作上。天长日久，便能培养中气，强身健体。

五是要善于自我检验练拳效果。学会多少动作、套路不是学拳的主要目的。主要是看你经过一段时间练拳后，筋骨是否比以前更强壮了，精气是否比以前更充实了，大脑是否比以前更清醒了。具体是看你练完拳后，是否感到身体非常舒适，心情非常愉快，身心是否泰然。若是如此，说明你练拳已得法上路了。

避开"五忌"

学太极拳有"五忌"，若犯"五忌"，实难学好。一是择师不慎，误入旁门左道；二是有不良嗜好（赌、色、酗酒、吸毒等），会将自身精气耗尽；三是信师不坚，不按教师教法练习；四是离师太早，学到一点东西就自恃逞能；五是已练外家硬功，学太极拳会缺乏灵气。

三、太极拳的医疗保健作用

提神健脑,改善神经系统功能

任何一种体育锻炼,如能增强中枢神经系统的机能,对于全身来说,就具有很好的保健作用。练习太极拳,强调要心静,排除一切杂念,将意念贯注于每一个动作中。这与练气功要求入静是一致的。但气功多是在静止的坐、站、卧姿中进行,而太极拳是在动中求静的。练习太极拳要求动作完整,一气呵成,如江河奔流,绵绵不断。要求从眼神到掌(拳)、臂、上体、腿、脚相互协调。同时动作安排也是由简到繁,由一般动作到有较高难度的动作,这就需要神经系统要有良好的支配能力,需要大脑进行紧张的指挥和协调,这都是对中枢神经系统的一种良好的锻炼。大量的实践证明:系统地演练太极拳,能使人感到精神焕发、全身舒适,练习"推手""散手",更能使人反应灵敏、全身灵活。一些人通过练习太极拳治愈了神经衰弱、失眠、神经痛等顽症。众多热爱太极拳的古稀老人,仍然耳聪目明、思维敏捷,就是太极拳的健脑益智作用的具体体现。现代人在紧张的工作、学习之余,如能挤出 8 ~ 20 分钟时间打一套太极拳,无疑是让大脑进行良好的休息和保健。

防治高血压,避免心血管疾病复发

高血压病是严重危害人类健康的常见疾病之一,又是冠心病、脑梗死(脑卒中、脑出血)、心及肾功能衰竭的最主要发病因素。其死亡率居世界第二位。

某地曾对太极拳能否防治高血压做过专门的调查。在体委、卫生局、总工会联合组织的体育疗法试验班中,30 名高血压病患者每日晨练四十八式太极拳一小时,两个月为一疗程。经一个疗程锻炼后调查,第一组机能障碍型轻症患者 14 人，有效率达 100%，其中疗效显著和血压恢复正常的分别达 35.7% 和 50%；第二组发生病变型 9 人，有效率达 88.8%，其中疗效显著和血压恢复正常的分占 33.3% 和 11%；第三组发生器质性病变（重症）型 7 人，有效率达 71.4%。

太极拳对高血压，包括其他心血管疾病，为什么有较好的疗效呢？经有关专家研究分析，其主要疗效表现在以下三个方面：一是早期高血压多是由于精神受强烈刺激，长期过度紧张、过度疲劳，使大脑皮层对全身小动脉的调控失常，从而使小动脉处于经常性或周期性痉挛收缩，使血液外周循环阻力增大，血压升高。而太极拳运动要求练习者"静心用意""以一念代万念"，把注意力集中在练拳上，日久天长，这种自觉积极的定向心理活动不断强化，逐渐阻断了外来的不良刺激，抑制了原来的"不良兴奋灶"，逐渐恢复了大脑对全身小动脉的正常调节功能，解除了不正常的小血管痉挛，使血压恢复正常。二是部分高血压患者，往往是血液中的血脂（胆固醇、三酰甘油等）含量过高，导致动脉粥样硬化（血管壁增厚、弹性降低、管腔狭窄）而形成高血压。而太极拳活动要求"用意不用力""意动身随"，连续不断地进行轻缓肌肉的收缩和放松活动，不少运动呈螺旋形，像拧毛巾似的，对全身皮下血管是一种良性的按摩，并有柔和的扩张作用。同时由于采用腹式呼吸，使胸膈上下运动，腹压周期性变化，这都大大有利于静脉血液的回流，有利于腹腔内和头部、四肢的血液循环，改善全身供血，促使血压恢复正常。三是太极拳运动能促进人体内的新陈代谢，使人体发生一系列有利于健康的生理化学反应。经研究证明，太极拳运动能促进部分腺体的分泌，增加纤维蛋白溶解酶，促进血脂的分解和消耗，防止血栓的形成。经过较长时期的锻炼后，血液中的蛋白含量会增加，球蛋白及胆固醇含量会明显下降。而这些作用对防治冠心病、脑血栓、心肌梗死、脑卒中、肾功能衰竭等疾病都有重要的作用。

改善呼吸，提高肺脏效能

人体依靠肺连续不断的呼吸活动，排出二氧化碳，吸入新鲜空气，将鲜红的血液供应全身，维持生命活动。因此，肺呼吸功能的强弱，对于人的生命和身体健康,至关重要。太极拳运动要求呼吸均匀柔和,经过锻炼进一步达到呼吸深长,呼吸与拳势动作相配合,并提倡腹式呼吸(即主要用横膈膜的升降来呼吸)。研究结果证明:太极拳对保持胸部组织的弹性、胸廓活动度(即预防肋软骨骨质化)、肺的通气及气体代谢功能都有很好的影响。经常练拳的人,往往会出现"两增两降"的可喜表现,即肺活量和血(心)循环增加,每分钟呼吸次数和脉搏跳动次数下降。经过练拳,一些哮喘病患者症状逐渐缓解,甚至痊愈。

强筋壮骨,预防骨骼病变

演练太极拳对全身骨骼、肌肉及关节的影响是明显的。打太极拳时全身肌肉、骨骼、关节都在活动,特别是颈、腰、臂、腿、脚、掌的活动量更大些、更多些。动则血脉通,使细胞组织代谢活跃,病痛不易发生。经过对老年太极拳运动者的调查:发生脊柱畸形的老年太极拳运动者为28.5%,比一般老人低18.7%;发生骨质疏松的占36.6%,比一般老人低27.2%;发生驼背的也远比一般老年人少。所以,经常练太极拳的人能够有效地预防颈椎病、腰肌劳损、风湿性关节炎、股骨头坏死等疾病。

促进消化,增强胃肠功能

首先,由于太极拳运动能够增强神经系统的功能,从而有利于全身其他系统正常、有效的协调工作,所以能预防和治疗某些因神经系统功能紊乱而产生的系统疾病,如胃肠功能紊乱、顽固性的胃溃疡、慢性胃炎等等。其次由于太极拳是肌肉、骨骼和呼吸等部位的协调运动,对肠胃、肝、脾等脏器都起着一种良性的机械刺激(类似按摩)的作用,改善了人体内脏的血液循环,也促进了食物的消化,预防便秘,这对于老年人和慢性病患者都是很重要的。所以,太极拳常常被选作体育医疗的重要项目。

四、太极拳对身体各部位姿势的要求

正确的姿势是学好太极拳的基础——基本功，对初学者来说，要把各部位的姿势学正确，要经过一个反复练习、反复纠正的过程，然后才能熟能生巧，达到"明规矩而守规矩，脱规矩而合规矩"的"自动化"境界。因此，单纯追求进度、急于求成是不可取的。

头颈部

头、颈基本要求是正直。颈部端正竖起，肌肉放松。可以想象自己头上顶有一物，或头顶被一绳根悬吊着，即"顶头悬""虚领顶劲"。这样才能在站立和做动作时，避免头部俯仰歪斜。太极拳强调百会穴（两耳尖联线与头顶前后正中线的交点处）虚向上顶。在意识上要虚虚顶起，若有若无，不可硬往上顶。其好处是：头正有利于身体各部位的放松，避免驼背弯腰，有利于中枢神经系统调节全身的活动，有利于提神醒脑，有利于气沉丹田，有利于百会穴与会阴穴保持"上下一条线"。

口唇轻闭、齿轻合、舌尖轻抵上颚，有助于唾液的分泌（唾液中含有多种有益成分，应随时咽下）。要坚持用鼻呼吸（保持鼻道通畅），呼吸要自然，如有不畅，可以张口呼气，不可闭口憋气，以呼吸绵绵、顺其自然为合适。

上肢部

肩、肘总的要求是"沉肩垂（坠）肘"。具体要求是在有意识的引导下，肩关节充分放松，两肩自然下沉。注意腋下要有空隙，约可容一拳，不可将肘贴于肋部。这样为手臂的伸缩缠绕创造好的条件，活动时如风吹杨柳，灵活自如。同时也有利于"含胸拔背"的形成。

手腕是全身旋转度最大、最灵活的关节。总的要求是"坐腕"。腕部既不强硬,也不软弱,而是柔和而有韧性的运转。到定势时,配合全身的动作有定向的沉着下塌,故亦称"塌腕"。只有这种姿态才有利于外劲、内劲的传导,有利于手做各种拳术动作。

太极拳的主要手型有以下三种:

掌是最主要的手形。要求五指微屈,自然分开,掌心微含,虎口成弧形。做动作时手指不要用力张开或并紧,以自然舒适为主。由于指尖和掌心所指的方向不同,掌式可分为正掌、立掌、垂掌、仰掌、俯掌、侧掌、反掌七种。

掌与臂配合形成的主要手法有以下十五种:

(1)掤:前臂成弧形,由下向前掤架,横于体前,掌心向内,高与肩平,着力点在小臂外侧。

(2)捋:两臂稍屈,两掌心前后斜相对,随上体的转动,双掌由前向后划弧后捋至体侧。

(3)挤:后掌贴近小臂内侧,双掌同时向前挤,两臂撑圆,高不过肩,低不过胸。着力点在小臂外侧和后掌。

(4)按:两掌平行由后向前推按。定式时腕高不过肩,微屈臂,并沉肘,掌心向前。

(5)抢掌:两掌心上下相对或稍错开相对,在体前(侧)呈抢球状。上手不过肩,下手不过腹。掌臂均呈圆弧形,松肩垂肘。

(6)分掌:两掌向斜前上方和斜后下方分开。定式时前掌停于头前或体前,后掌按于胯旁或胯后侧,两臂微屈。

(7)搂掌:前掌经膝前上方横搂而过,停于胯侧,掌心向下,掌指向前,臂微屈。

(8)推掌:掌从肩上或耳侧,或胸前由后向前推出,掌心向前,指尖向上。臂微屈,肩肘放松。

(9)穿掌:一掌从另一手臂(或大腿)内侧前伸。

(10)撑掌:两掌对称用力,上下分撑。

(11)压掌:拇指向内,掌心向下,横掌落按。

(12)云手:两掌在体前交叉向两侧划立圆,指尖高不过头,低不过裆。

上掌转至体侧时自然翻转向下。两掌相互交替。

（13）托掌：掌心向上，由下往上托举。

（14）采：掌由前向斜下方捋带。

（15）挒：掌向斜外侧撕打。

拳是第二种手型。要求五指卷屈，拇指横于示指及中指第二指节上。以自然握拳（松握）为宜，只有拳势到达终点发力时瞬间握紧用力，随后又恢复松握。出拳时拳与小臂应成直线，不可内屈外翻，避免腕部紧张，以利气血流畅，同时利于臂力向拳部的传递。

拳与臂相配合形成的主要拳法有以下六种：

（1）冲拳（打拳）：拳从腰间向前打出，带有小臂配合的旋转。拳眼向上为立拳，拳眼向左或右为横拳。高不过肩，低不过裆，要求肘部微屈、不僵硬，力点在拳面。

（2）掼拳：拳从侧下方向斜上方弧形掼打。肘臂微屈，拳眼斜向下。力点在拳面。

（3）穿拳：拳沿着对应手臂或大腿内侧前伸。

（4）栽拳：拳从上向前下方栽打，用横拳，拳眼向左或右。力点在拳面。

（5）撇拳（搬拳）：拳从上或内（屈肘）向前或前上方撇打（翻臂）。定势时拳心斜向上，高度平肩或稍高。力点在拳背。

（6）撩拳：拳经下或腰胯侧向前或前下方撩打，配合臂的由屈到伸的动作，高不过腹。拳眼向一侧，拳面斜向前下。力点在拳面。

钩是第三种手型。五指指尖自然靠拢。或拇指、示指、小指指尖先靠拢，其余两指随后靠拢。两种方法都可以。然后配合腕关节放松，钩尖自然下垂。有时也可钩尖向上。

除上述掌、拳、钩外，由上肢形成的手形还须注意靠即用肩、背或上臂向斜外方发力的动作；滚肘即小臂竖于体前，用肘部边旋边向外格挡。

下肢部

太极拳论有"其根在脚，发于腿"和"脚打七分手打三"之说。意指腿脚是支撑身体的根基和劲力发动的根源，腿脚姿势是否正确，关系到全身的姿势、动作的稳定、呼吸的顺畅、劲力的完整。因此,一定要重视腿脚的功夫。

具体要求是经过一段时间锻炼后,逐步达到屈膝松胯(髋关节),步分虚实,步伐稳健。松胯要求在做动作时,两胯关节保持竖直,承重均匀转换,保持"尾闾正中",相应地把裆撑开(圆裆、吊裆),同时配合膝部的微屈、微内扣,达到胯、腿、膝的灵活运转。脚在进步落脚时,脚跟先着地,接着小腿向下松力,重力沿脚外沿从小脚趾向大腿趾依次踏实。脚步后退时先是大脚趾着地,再向小脚趾方向依次踏实。脚趾落实轻轻抓地的同时,用意念将涌泉穴(脚心)轻轻向上提,名为"实中有虚"。

主要步法

上步:后脚向前一步或前脚向前半步。

进步:两脚向前各进一步。

跟步:后脚向前跟进半步。

退步:前脚向后退一步。

撤步:前脚或后脚向后退半步。

侧行步:两脚平行,连续向一侧移步。

横步(开步):一脚向一侧横移一步或半步。

插步:一脚经支撑脚向后侧方落下。

盖步:一脚经支撑脚向前侧方落下。

碾脚:以脚跟为轴、脚尖外展或内扣;或以脚前掌为轴,脚跟向外展碾。

主要步型

开立步:两脚平行开立,脚尖向前,宽不过肩,两腿直立或屈蹲。

丁步:一腿半屈蹲,全脚着地。另一腿屈收,脚停于支撑脚的前侧、内侧或后侧附近约一拳距离,脚前掌虚点地。亦叫点步。

独立步:支撑腿微屈站稳,另一腿屈膝上提于体前,大腿呈水平状或膝高至腰腹。

弓步:前腿屈膝,膝不过脚尖;后腿自然伸直,脚尖斜向前,两脚掌全部着地。

仆步:一腿全屈蹲,脚尖稍外展;另一腿向体外自然伸直,与地面斜平

11

行,脚尖稍内扣。两脚掌全着地。

虚步:后腿屈蹲,臀部不超过脚跟,全脚着地,承担身体大部分重量;前腿稍屈,前脚掌、脚尖或脚跟着地。

歇步:两腿交叉屈蹲,后膝抵近前腿膝窝或小腿后面。前脚全脚着地,脚尖外展;后脚前脚掌着地,脚尖向前或稍外展。

马步:双脚横开一大步,脚尖向前,双膝关屈,两腿平均分担体重。

半马步:前脚直向前,后脚尖向外,均全脚着地,两脚相距 2~3 脚长。膝屈蹲腿,重心多移至后腿。

横裆步:两脚左右分开,同弓步宽。一腿半屈蹲,膝与脚尖垂直,承担大部体重。另一腿自然伸直。脚尖均向前,全脚着地。亦叫侧弓步。

主要腿(脚)法

分脚:支撑腿微屈站稳,另一腿屈膝上提,随后小腿上踢,脚面绷平,脚尖向前,高过腰或胸。力点在脚尖。

蹬脚:动作同分脚,区别在于脚尖上钩,脚跟外蹬,力点在脚跟。

拍脚:支撑腿微屈站稳,另一腿向上摆踢,脚面绷平,掌在面前迎拍脚面。

摆莲脚:支撑腿微屈站稳,另一腿向支撑腿前方上踢,经面前向外作扇形摆动,脚面绷平,两掌在面前依次迎拍脚面。

躯干部

胸　要求"含胸"。即胸部平正,不挺不缩,不凸不凹,肩锁关节放松,两肩微向前合,两肋微内敛,促使胸腔上下径放长,横膈向下舒降,以形成深长的横膈式呼吸。

背　"含胸"与"拔背"是相互联系的。做到了含胸也就做到了拔背。当含胸时,背部肌肉往下松沉,相对的背脊骨有略带上提之意(但不应驼背或故意将肩后拉)。其作用是有利于保持躯干正直,背与腰协同动作带动四肢的运动,并使脊柱得到很好的锻炼。

腹　要求逐步形成腹式呼吸,"气沉丹田"(即小腹处)。一般初学或作为医疗性的练拳,只要求腹部肌肉放松,自然呼吸,深长均匀。需要进一步的锻炼时则要求采用逆式或顺式呼吸,意念上作"气沉丹田"的锻炼。

　　腰　是上下体联系转动之关键,对整个动作的协调、劲力的产生和传递都起主要作用。具体要求是:直、松、沉。直就是全身中轴不弯、不动摇,并转动灵活。松和沉就是动作定势时,腰和胯能松开、沉稳。这样有利于重心的稳定,有利于筋骨的放松,有利于蓄养肾气,有利于下一次再发力或动作。

　　臀　主要要求是"敛臀"。练拳时,将臀部自然收进,避免凸臀。这是与松腰直背、圆裆保持"尾闾正中"等要求相配合的。

　　为了使初学者便于记忆,自我检查,对各部姿势的要求归纳为以下口诀:

<blockquote>
心静体松,中正安舒,虚灵顶劲,气沉丹田;

含胸拔背,沉肩坠肘,坐腕舒掌,松腰敛臀;

尾闾正中,屈膝松胯,步分虚实,上下一线。
</blockquote>

五、怎样静心松身和行气用意

　　太极拳集中华悠久拳术于一体,形成内外功法结合、动与静结合的系列拳法,这是它区别于一般拳术和体操运动的主要特征,也是它优越性的体现。

　　太极拳要求"以心行气""以气运身""行气运动须无微不至""意气合一""气沉丹田"等。从这些要求中可以明白:太极拳拳论中的"气"与呼吸中的气虽然有关,但其概念已不是单纯地呼吸用气,而更多的是与人的中枢神经系统(意念活动,神经调节)和祖国医学中的经络学说(经脉和穴位)相联系。这是在概念上必须明确的说明。

　　现代生理学、医学研究证明,人的精神状态和生理功能有密切的关系,由于各种原因造成的精神紧张、情绪压抑或受到强烈精神刺激,都可造成中枢神经兴奋与抑制失调,甚至紊乱,从而造成各种内分泌失调,引发多种功能性疾病。练习太极拳要求动中求静,即练拳时排除一切杂念,思想高度集中,心中只想做动作,练好拳,"以一念(练拳)代万念",从而使大脑皮层在保持部分兴奋的情况下而使其他广大区域的兴奋得到抑制,从而有效地消除疲劳。经过长期反复的练习,就会逐渐消除某些疾病在大脑中的恶性循环,治好某些疾病。

练拳时,动与静,松与紧是对立统一、相互联系又相互制约的。静是松的前提,先有思想上的静才能逐步达到身体各部位的放松。而松的结果是练拳"内外一致""上下相随",又进一步促进"静",促进大脑功能的进一步增强,形成了良性循环。

行气用意是和静心松身紧密联系的。气既是指神经系统对完成一个动作的指挥和调节,又是指人的意念通过经络到达某一穴位的活动。正确的做法是:"意气"要和骨骼、肌肉的运动一样,有意识地引导,并且有张有弛。如做搂膝拗步的推掌动作,意气也应由微到著的发动,当掌到达终点时,意气也有意识地贯注到指端,这时,有功力的人就可感觉到指端有麻胀等"气感"。而当手臂收回时,这种意气又由显而微直至消失,而将意气转移到下一动作中去了。

值得注意的是,做好静心松身,行气用意是一个反复锻炼的过程,切不可急于求成,强练硬就。思想上的静有时会被杂念代替,这不要紧,只要把乱了的思想再收回来,集中于练拳,就会不断进步。松身也是全身各部关节一处一处地松,不是一想松就能全身放松。总之要做到思想上时守时忘,动作中时隐时现,有张有弛,循序渐进。

六、关于开合与呼吸

太极拳论有"……气由脊发,气向下沉,由两肩收于脊骨,注于腰间,此气由上而下也,谓之合;(气)由腰形于脊骨,布于两膊,施于手指,此气之由下而上也,谓之开。合便是收,开即是放,懂得开合,便知阴阳,到此地位,功用一日,技精一日,渐至随心所欲,罔不如意也"。由此可见,开合属太极拳拳法理论,其中的气是太极拳的"意气"或内气,因此,开合与呼吸是两个不同的概念。按照练拳的习惯,开是动作由内向外,由小到放大;合是动作由外向内,由大到收小。另一层含义是动作的开始,由定势转入动势,动之则分,这就是开;动作由动势转入定势,由动归静,内外合一,气沉丹田,这就是合。明确开合的含义,有利于弄清太极拳每一架势的起承转合、阴阳消长、虚实转换的过程。

但是,有时呼吸又是与开合有关的。究竟应"开吸合呼"还是"合吸开呼"曾经引起不少争论。太极拳从根本上说是主张"呼吸自然"的,即呼吸深长,连绵不断。但这并不排斥因人而异的多种呼吸方式。如吸气时小腹外鼓的自然呼吸法、吸气时小腹内收的腹式逆式呼吸法、有意识将呼吸加深加长的调节自然呼吸法等等。

由于太极拳不是完全从配合呼吸出发而编制的,所以并不要求太极拳动作与呼吸相配合,特别是对初学者、体弱者更是这样。但练拳有一定基础后,在不影响呼吸自然的前提下,而使动作大体与呼吸相配合,这还是有益的。根据部分拳师及多数爱好者的经验,还是以"开吸合呼"为宜。大体做法是:出手为呼,收手为吸;上升为吸,下降为呼;上提为吸,下沉为呼;开式为吸,合式为呼。至于动步转身及各式过渡之时,又往往用"小呼吸"来调节,即短快的小呼吸,或短暂的停息等。根据具体情况,因时因地制宜,采取灵活的呼吸方式。

七、太极拳歌诀

太极拳歌诀是前人根据长期练拳的实践经验编写的,是太极拳理论的重要组成部分,而且还有平仄押韵、易于背诵的特点,现选摘部分于此,供读者参考。

身法中正拳所宗,松静自然神如松。　柔和圆缓稳习作,入门五步处处功。

虚灵顶劲松腰胯,轻灵舒展体尽松。　垂臂正膝足根稳,静如山岳动如龙。

动中求静静犹劲,动静合一更通融。　分虚实意存丹田,坠肘垂肩背含胸。

内外相合上下随,周身一家气势鸿。　风中杨柳任摇摆,上虚下实似劲榕。

理解圆周运动法,曲线运动自冶熔。　刚柔快慢在用意,意气运动心是从。

慢如行云快似电,刚硬似铁柔如绒。　练柔宜在三伏夏,练刚宜在三九冬。

拳分高低中架练,重复锻炼又复重。　能呼吸乃能灵活,隐现沉着寻无踪。

旋腰转脊运髓脑,旋螺腕转腿膀肱。　腰宰上下九节舞,力由脊发气如虹。

鼓荡内脏共按摩,骨肉经络如转筒。　对称协调圆满转,回旋形如入洞蜂。

意气相连提尻道,正尾神贯泥丸宫。　放长身肢节节贯,一动全动运膏肓。

气派大兮形象美,态势美比搏云鹏。　能解疲惫消寂闷,焕生朝气若勃蓬。

心情愉快引入胜,如服良药解忧忡。　促进代谢通血脉,通解郁血病滞臃。

增强机能强体质,人比松柏长青葱。　平和气性去骄躁,化育身心日壮雄。

通达事理增智慧,使人亨泰去痞凶。　防衰防弱治疾病,寿而康老常若童。

太极拳虽无限好,未知珍重鲜尚崇。　为国为民应普及,遍放鲜花大地红。[①]

八、太极拳三步法歌诀

如站水中至项深,身体中正气下沉;

四肢动作有阻力,姿势变换要慢匀。

　[领会] 初练拳时如站在齐颈的水中,头不可前俯后仰。以符合"虚灵顶劲""身体中正""尾闾中正""上下一条线"的要求。同时由于水的浮力,使人感到身体轻盈,各关节压力减小,利于各部位的放松。又由于水的阻

---

　① 注:原歌诀为60句,现删节为30句。删去的主要是关于武功技击的部分。

力比空气大七八倍,举手投足,四肢活动对肢体都有均匀的阻力,有助于动作的缓慢均匀和连续(不是轻飘或忽断忽续)。借助于此歌诀的想象或意念,可帮助初学者练好拳。

> 如在水中初悬空,长江大河浮游中;
>
> 腰如车轮精神涌,滔滔不断泅水行。

〔领会〕第一步练架势做到变换速度缓慢均匀后,第二步要求以意气引导动作,敛心神,去杂念,凝耳韵,调呼吸,犹如在长江大河中游泳,一心一意,眼光放远,这样可使大脑皮层得到良好的休息。后两句强调练拳时腰部的"主宰作用",全身达到放松,基础作用在腰,即所谓"其根在脚,发于腿,主宰于腰,形于手指,由脚而腿至腰,总要完整一气,向前后退,乃能得机得势。有不得机得势处,身便散乱,其病必于腰腿求之"。做好腰胯松沉、敛臀圆裆,对练好拳有重要作用。

所谓"精神涌"是指在大脑得到休息的同时调整好呼吸,"气宜鼓荡",下沉丹田,内劲充盈,如瀚海大江,滔滔不绝。

> 身体如在水上行,如临深渊履薄冰;
>
> 全身精神须合注,稍微不慎坠水中。

〔领会〕此句是指太极拳的第三步练法,此时太极功夫已达相当高深的地步,苦练内功、轻功等绝顶功夫,更须精神高度集中。若有疏忽,必造成不良后果。

以上三首歌诀,用游泳作比喻,既生动易懂,妙趣横生,又相当深邃,引人深思。

简化太极拳

简化太极拳易学易练,适合初学者掌握。下面对其套路做具体介绍。

注意,在套路的文字说明中,凡有"同时"两字的,不论先写或后写身体的某一部分动作,都要求一齐活动,不要分先后去做。

动作的方向是以人体的前、后、左、右为依据的,不论怎样转变,总是以面对的方向为前,背向的方向为后,身体左侧为左,身体右侧为右。

假设面向南方起势,对一些完成式面向方向斜度较大的姿势,特别说明了方向。

第一组

1. 起势

(1)身体自然直立,两脚开立、与肩同宽,脚尖向前,两臂自然下垂,两手放在大腿外侧,眼向前平看。(图1)

[要点]头颈正直,下颏微向后收,不要故意挺胸或收腹。精神要集中。起势由立正姿势开始,然后左脚向左分开,成开立步。

(2)两臂慢慢向前平举,两手与肩同高、同宽,手心向下。(图2、图3)

(3)上体保持正直,两腿屈膝下蹲;同时两掌轻轻下按,两肘下垂与两膝相对,眼平看前方。(图4)

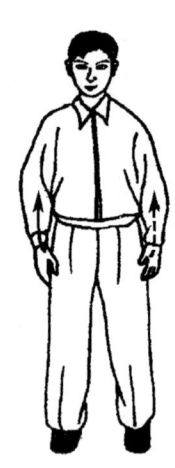

图1

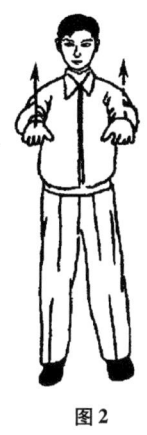

图 2

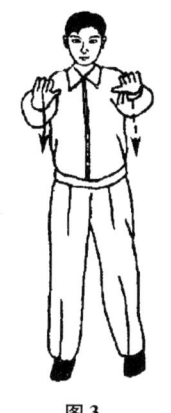

图 3

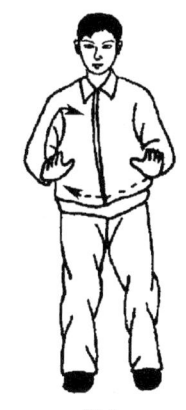

图 4

〔要点〕两肩下沉,两肘松垂,手指自然微屈。屈膝松腰,臀部不可凸出,身体重心落于两腿中间。两臂下落和身体下蹲的动作要协调一致。

2. 左右野马分鬃式

(1)上体微向右转,身体重心移至右腿上;同时右臂收在胸前平屈,手心向下,左手经体前向右下方划弧放在右手下,左手心向上,两手心相对成抱球状,左脚随即收到右脚内侧,脚尖点地,眼看右手。(图5、图6)

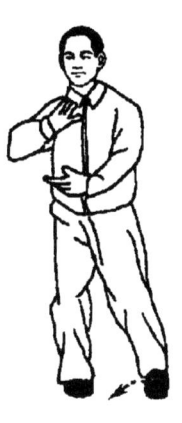

图 5

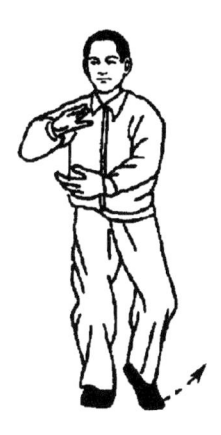

图 6

(2)上体微向左转,左脚向左前方迈出,右脚跟后蹬,右腿自然伸直,成左弓步;同时上体继续向左转,左、右手随转体慢慢分别向左上、右下分开,左手高与眼平(手心斜向上),肘微屈,右手落在右胯旁,肘也微屈,手心向下,指尖向前,眼看左手。(图7~图9)

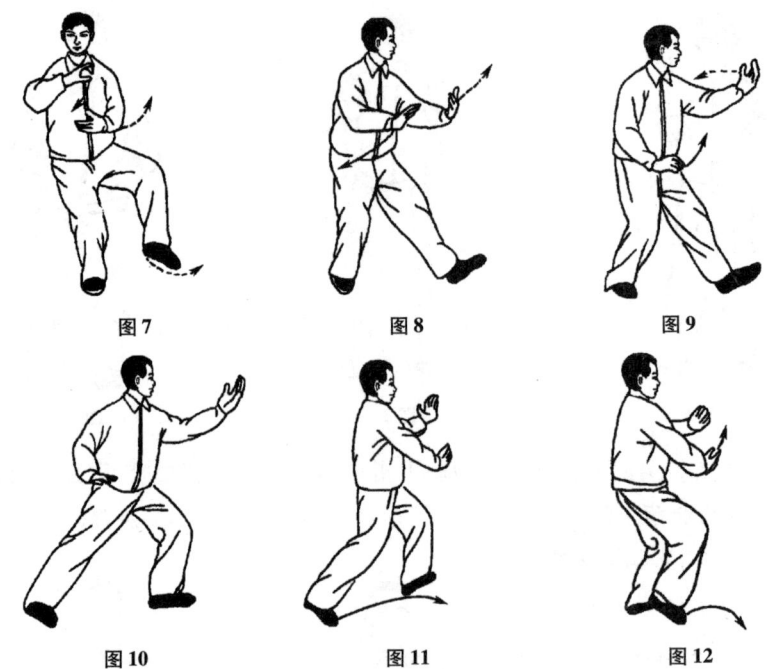

图7　　　　　　　图8　　　　　　　图9

图10　　　　　　　图11　　　　　　　图12

（3）上体慢慢后坐，身体重心移至左腿，左脚尖翘起，微向外撇（一般45°～60°）；随后脚掌慢慢踏实，左腿慢慢前弓，身体左转，身体重心再移至左腿；同时左手翻转向下，左臂收在胸前平屈，右手向左上划弧放在左手下，两手相对成抱球状，右脚随即收到左脚内侧，脚尖点地，眼看左手。（图10～图12）

（4）右腿向右前方迈出，左腿自然伸直，成右弓步；同时上体右转，左、右手随转体分别慢慢向左下、右上分开，右手高与眼平行（手心斜向上），右肘微屈，左手落在左胯旁，左肘也微屈，手心向下，指尖向前，眼看右手。（图13、图14）

（5）与（3）动作相同，只是左右相反。（图15～图17）

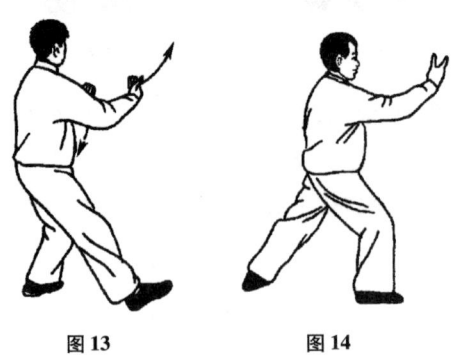

图13　　　　　　　图14

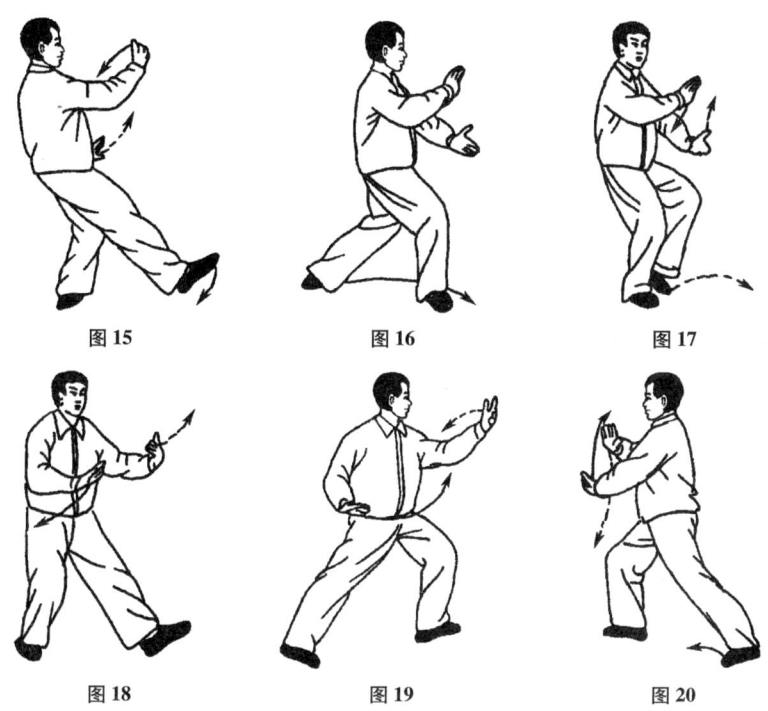

图15　　　　　　　　图16　　　　　　　　图17

图18　　　　　　　　图19　　　　　　　　图20

（6）与（4）动作相同，只是左右相反。（图18、图19）

［要点］上体不可前俯后仰，胸部必须放松舒展，两臂分开时要保持弧形。身体转动时要以腰为轴。弓步动作与分手的速度要均匀一致。做弓步时，迈出的脚先是脚跟着地，然后脚掌慢慢踏实，脚尖向前，膝盖不要超过脚尖；后腿自然伸直；前后脚夹角成45°～60°（需要时后脚脚跟可以稍作调整）。野马分鬃式的弓步，前后脚的脚跟要分在中轴线两侧，它们之间的横向距离（即以动作行进的中线为纵轴，其两侧的垂直距离为横向）应该保持在10～30厘米。

3. 白鹤亮翅式

（1）上体微向左转，左手翻掌向下，左臂屈于胸前，右手向左上划弧，手心转向上，与左手成抱球状，眼看左手。（图20）

（2）右脚跟进半步，上体后坐，身体重心移至右脚，上体先向右转，面向右前方，眼看右手；然后左脚稍向前移，脚尖点地，成左虚步；同时上体再微

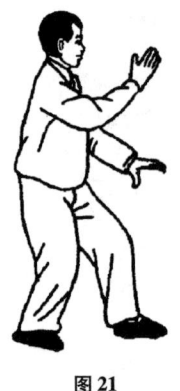
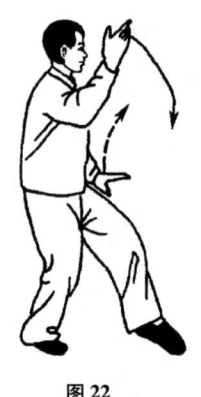

图21　　　　　　　　图22

向左转,面向前方,右、左手随转体分别慢慢向右上、左下分开,右手上提停于右额前,手心向左后方,左手落于胯前,手心向下,指尖向前,眼平看前方。(图21、图22)

［要点］完成姿势胸部不要挺出,两臂上下都要保持半圆形,左膝要微屈。身体重心后移和右手上提、左手下按要协调一致。

第二组

4. 左右搂膝拗步式

(1)右手从体前下落,由下向后上方划弧至右肩外,手与耳同高,手心斜向上,左手由左下向上,向右划弧至右胸前,手心斜向下;同时上体先微微向左再向右转,左脚收至右脚内侧,脚尖点地,眼看右手。(图23~图25)

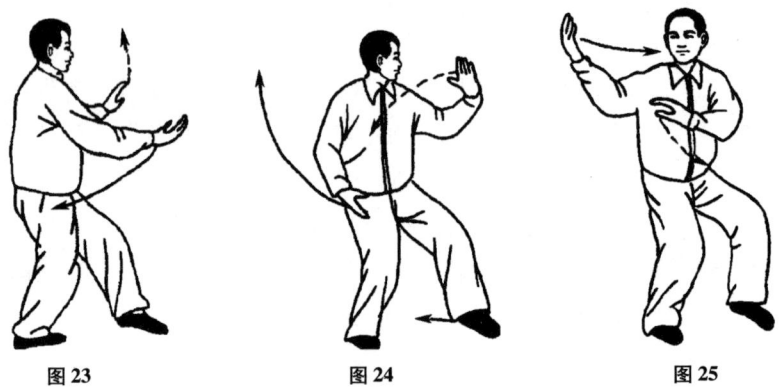

图23　　　　　　　　图24　　　　　　　　图25

(2)上体左转,左脚向前(偏左)迈出成左弓步;同时右手屈回由耳侧向前推出,高与鼻尖平,左手向下,在左膝前搂过落于左胯旁,指尖向前,眼看右手手指。(图26、图27)

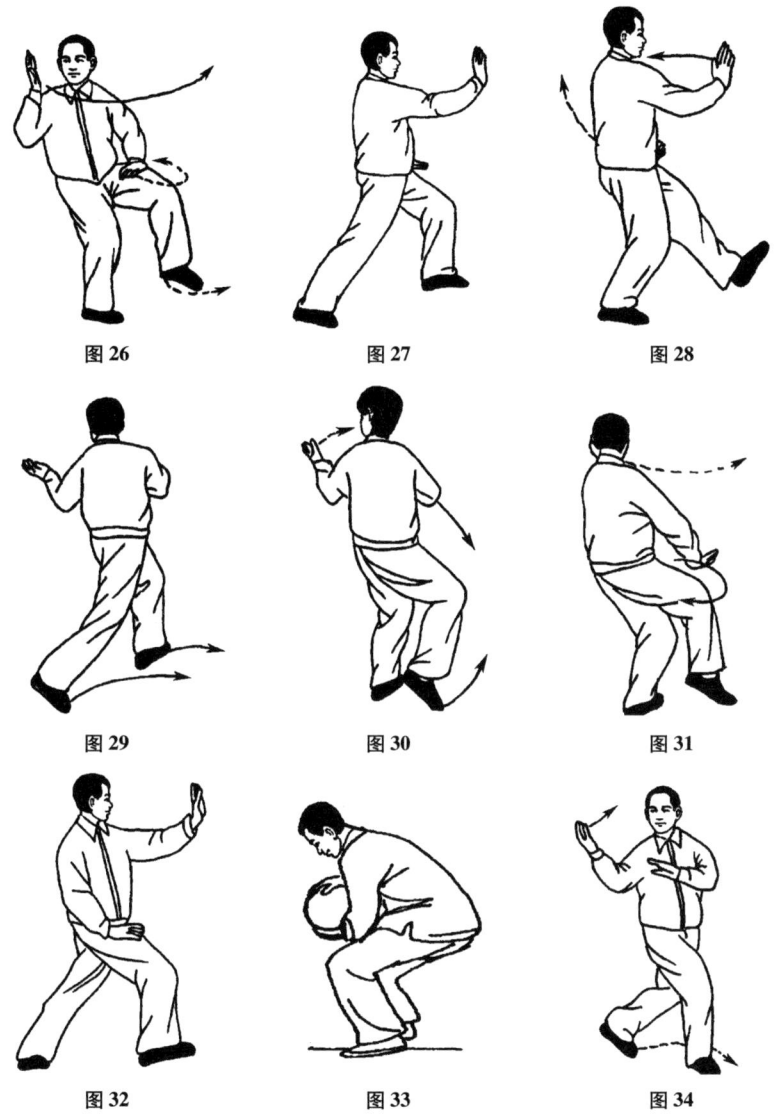

图 26　　　　　　　　　　　图 27　　　　　　　　　　　图 28

图 29　　　　　　　　　　　图 30　　　　　　　　　　　图 31

图 32　　　　　　　　　　　图 33　　　　　　　　　　　图 34

（3）右脚慢慢屈膝，上体后坐，身体重心移至右腿，左脚尖翘起微向外撇；随后脚掌慢慢踏实，左脚前弓，身体左转，身体重心移至左腿，右脚收到左脚内侧，脚尖点地；同时左手向外翻掌由左后向上划弧至左肩外侧，肘微屈，手与耳同高，手心斜向上；右手随转体向上、向左下划弧落于左胸前，手

心斜向下,眼看左手。(图28~图30)

(4)与(2)动作相同,只是左右相反。(图31、图32)

(5)与(3)动作相同,只是左右相反。(图33~图35)

(6)与(2)动作相同。(图36、图37)

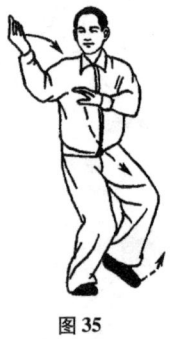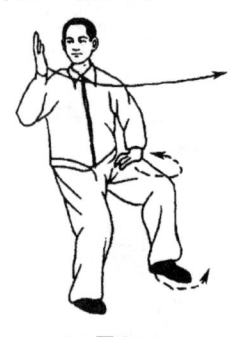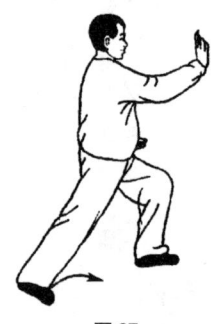

图35   图36   图37

[要点] 前手推出时,身体不可前俯后仰,要松腰松胯。推掌时要沉肩垂肘、坐腕舒掌,同时须与松腰、弓腿上下协调一致。搂膝拗步成弓步时,两脚跟的横向距离保持30厘米左右。

5. 手挥琵琶式

右脚跟进半步,上体后坐,身体重心至右腿上,上体半面向右转,左脚略提起稍向前移,变成左虚步,脚跟着地,脚尖翘起,膝部微屈;同时左手向左下、向上挑举,高与鼻尖平,掌心向右,臂微屈,右手收回放在左臂肘部里侧,掌心向左,眼看左手示指。(图38~图40)

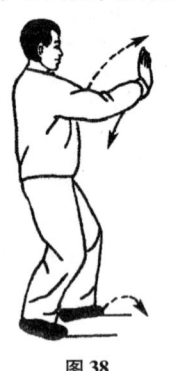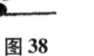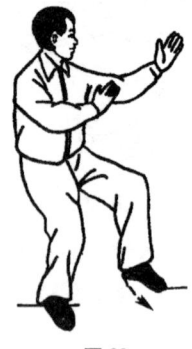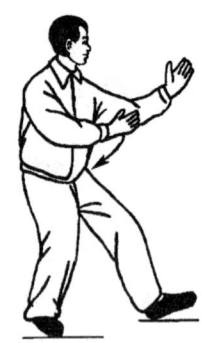

图38   图39   图40

［要点］身体要平稳自然,沉肩垂肘,胸部放松。左手上起时不要直向上挑,要由左向上、向前,微带弧形。右脚跟进时,脚掌先着地,再全脚踏实。身体重心后移和左手上起、右手回收要协调一致。

6. 左右倒卷肱式

(1)上体右转,右手翻掌(手心向上)经腹前由下向后上方划弧平举,臂微屈,左手随即翻掌向上;眼随着转体先看右手,再转向前方看左手。(图41、图42)

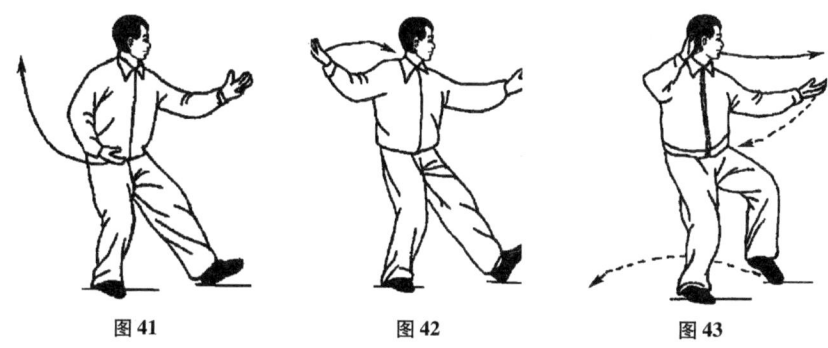

图41　　　　　　图42　　　　　　图43

(2)右臂屈肘折向前,右手由耳侧向前推出,手心向前,左臂屈肘后撤,手心向上,撤至左肋外侧;同时左腿轻轻提起向后(偏左)退一步,脚掌先着地,然后全脚慢慢踏实,身体重心移到左腿上,成右虚步,右脚随转体以脚掌为轴扭正,眼看右手。(图43、图44)

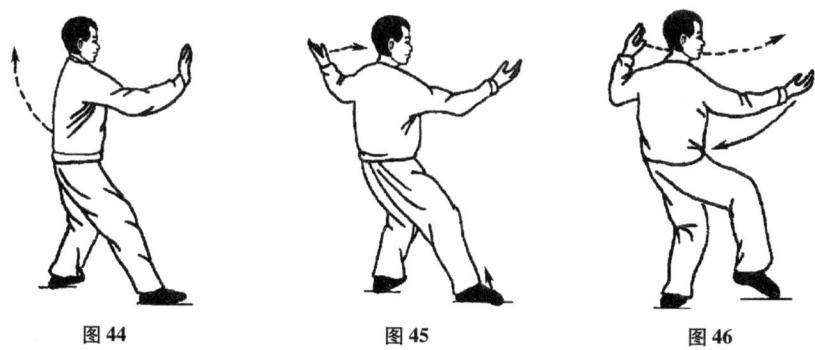

图44　　　　　　图45　　　　　　图46

(3)上体微向左转;同时左手随转体向后上方划弧平举,手心向上,右手随即翻掌,掌心向上;眼随转体先向左看,再转向前方看右手。(图45)

（4）与（2）动作相同，只是左右相反。（图46、图47）

（5）与（3）动作相同，只是左右相反。（图48）

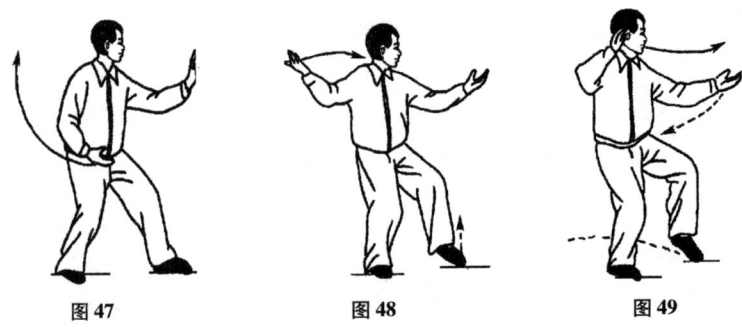

图47   图48   图49

（6）与（2）动作相同。（图49、图50）

（7）与（3）动作相同。（图51）

（8）与（2）动作相同，只是左右相反。（图52、图53）

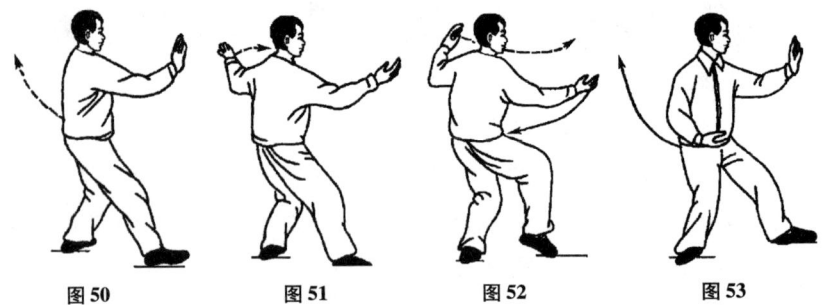

图50   图51   图52   图53

［要点］前推的手不要伸直，后撤手也不可直向回抽，随转体仍走弧线。前推时，要转腰松胯，两手的速度要一致，避免僵硬。退步时，脚掌先着地，再慢慢全脚踏实，同时，前脚随转体以脚掌为轴扭正。退左脚略向左后斜，退右脚略向右后斜，避免使两脚落在一条直线上。后退时，眼神随转体动作先向左右看，然后再转看前手。最后退右脚时，脚尖外撇的角度略大些，便于接做"左揽雀尾"的动作。

第三组

7. 左揽雀尾式

（1）上体微向右转；同时右手随转体向后上方划弧平举，手心向上，左

手放松,手心向下,眼看左手。(图54)

（2）身体继续向右转,左手自然下落逐渐翻掌,经腹前划弧至肋前,手心向上,右臂屈肘,右手心向下,收至右胸前,两手相对成抱球状;同时身体重心落在右脚上,左脚收到右脚内侧,脚尖点地,眼看右手。(图55、图56)

（3）上体微向左转,左脚向左前方迈出,上体继续向左转,右腿自然蹬直,左腿屈膝,成左弓

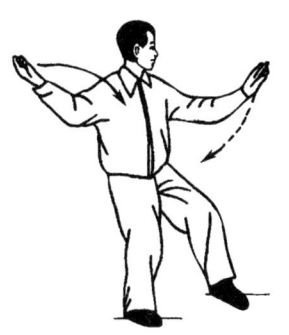

图54

步;同时左臂向左前方掤出(即左臂平屈成弓形,用前臂外侧和手背向前方推出),高与肩平,手心向后,右手向右下落放于右胯旁,手心向下,指尖向前,眼看左前臂。(图57、图58)

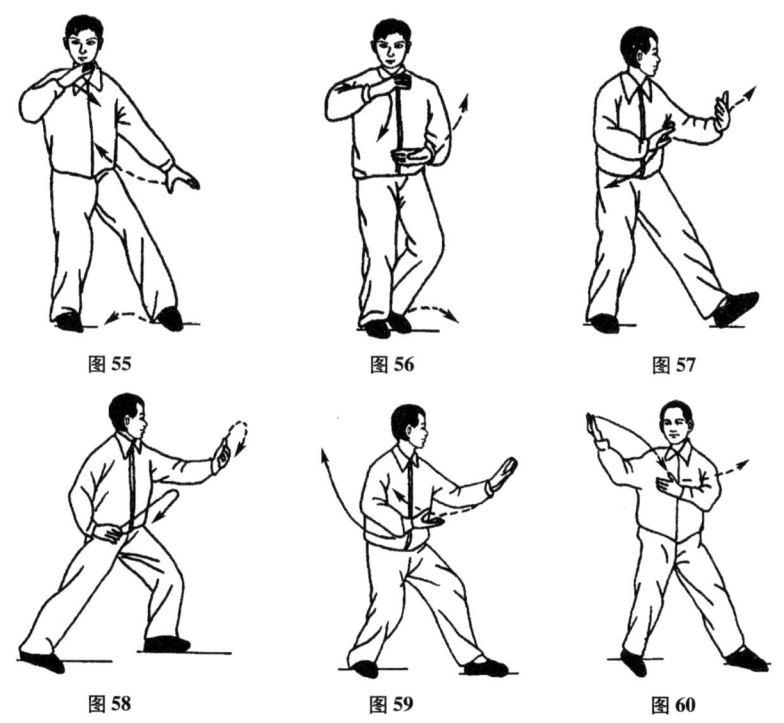

图55 图56 图57

图58 图59 图60

［要点］出时,两臂前后保持弧形,分手、松腰、弓腿三者必须协调一致。揽雀尾弓步时,两脚跟横向距离不超过10厘米。

（4）身体微向左转，左手随即前伸翻掌向下，右手翻掌向上，经腹前向上、向前伸至左臂下方；然后两手下捋，即上体向右转，两手经腹前向右后上方划弧，直至右手手心向上，高与肩平，左臂屈于胸前，手心向后；同时身体重心移至右腿，眼看右手。（图59、图60）

［要点］下捋时，上体不可前倾，臀部不要凸出，两臂下捋须随腰旋转，仍走弧线，左脚全掌着地。

（5）上体微向左转，右臂屈肘折回，右手附于左手腕里侧（相距约5厘米），上体继续向左转，双手同时向前慢慢挤出，左手心向后，右手心向前，左手臂要保持半圆；同时身体重心逐渐前移变成左弓步，眼看左手腕部。（图61、图62）

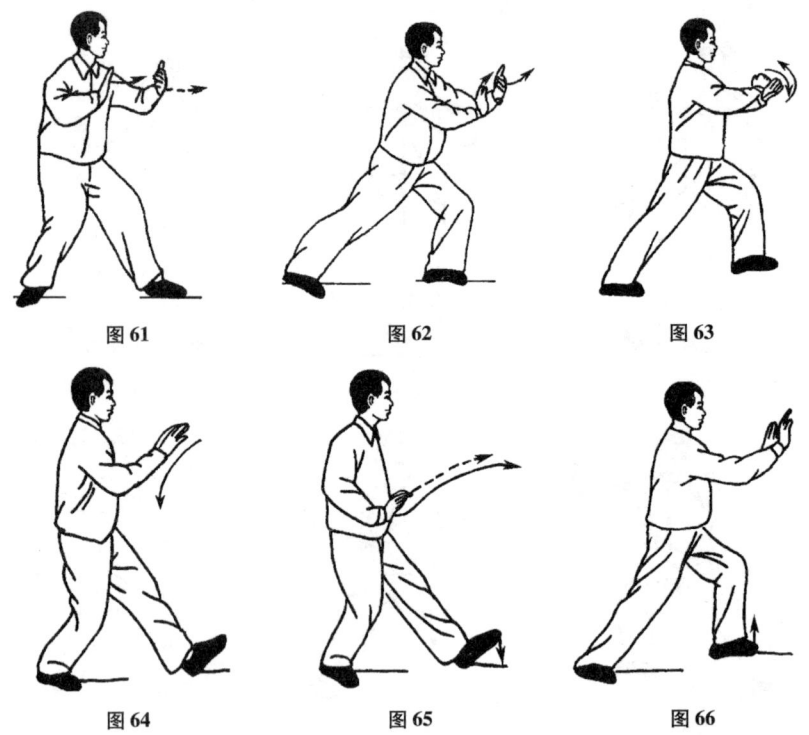

图61　　　　　　　　图62　　　　　　　　图63

图64　　　　　　　　图65　　　　　　　　图66

［要点］向前挤时，上体要正直，挤的动作要与松腰、弓腿相一致。

（6）左手翻掌，手心向下，右手经左腕上方向前、向右伸出，高与左手齐,手心向下,两手左右分开,宽与肩同;然后右腿屈膝,上体慢慢后坐,身体重心移至右腿上,左脚尖翘起;同时两手屈肘回收至腹前,手心均向前下方;眼向前平看。(图63～图65)

(7)上式不停,身体重心慢慢前移;同时两手向前,向上按出,掌心向前,左腿前弓成左弓步,眼平看前方。(图66)

[要点]向前按时,两手须走曲线,手腕部高与肩平,两肘微屈。

8. 右揽雀尾式

(1)上体后坐并向右转,身体重心移至右腿,左脚尖内扣,右手向右平行划弧至右侧,然后由右下方经腹前向左上划弧至左肋前,手心向上,左臂平屈于胸前,

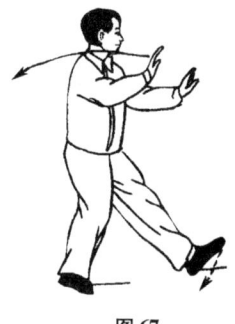

图67

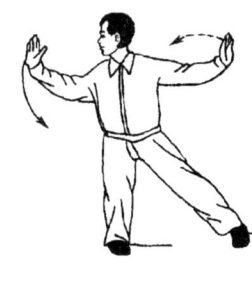

图68

左手掌向下与右手成抱球状;同时身体重心再移至左腿上,右脚收至左脚内侧,脚尖点地,眼看左手。(图67～图70)

(2)同"左揽雀尾式"第(3),只是左右相反。(图71、图72)

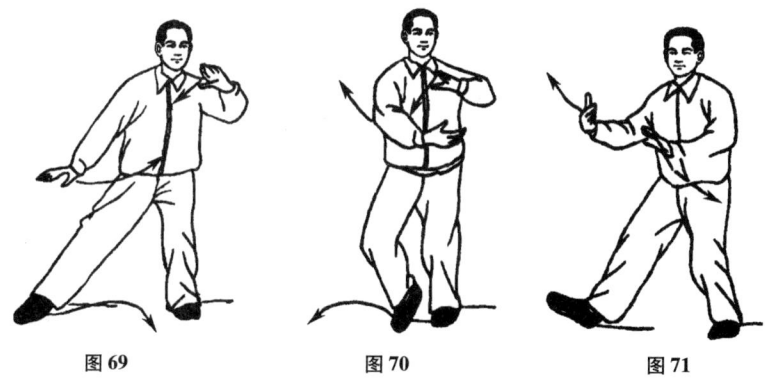

图69　　　　　　　图70　　　　　　　图71

(3)同"左揽雀尾式"第(4),只是左右相反。(图73、图74)

(4)同"左揽雀尾式"第(5),只是左右相反。(图75、图76)

(5)同"左揽雀尾式"第(6),只是左右相反。(图77～图79)

（6）同"左揽雀尾式"第（7），只是左右相反。（图80）

［要点］均与"左揽雀尾式"相同，只是左右相反。

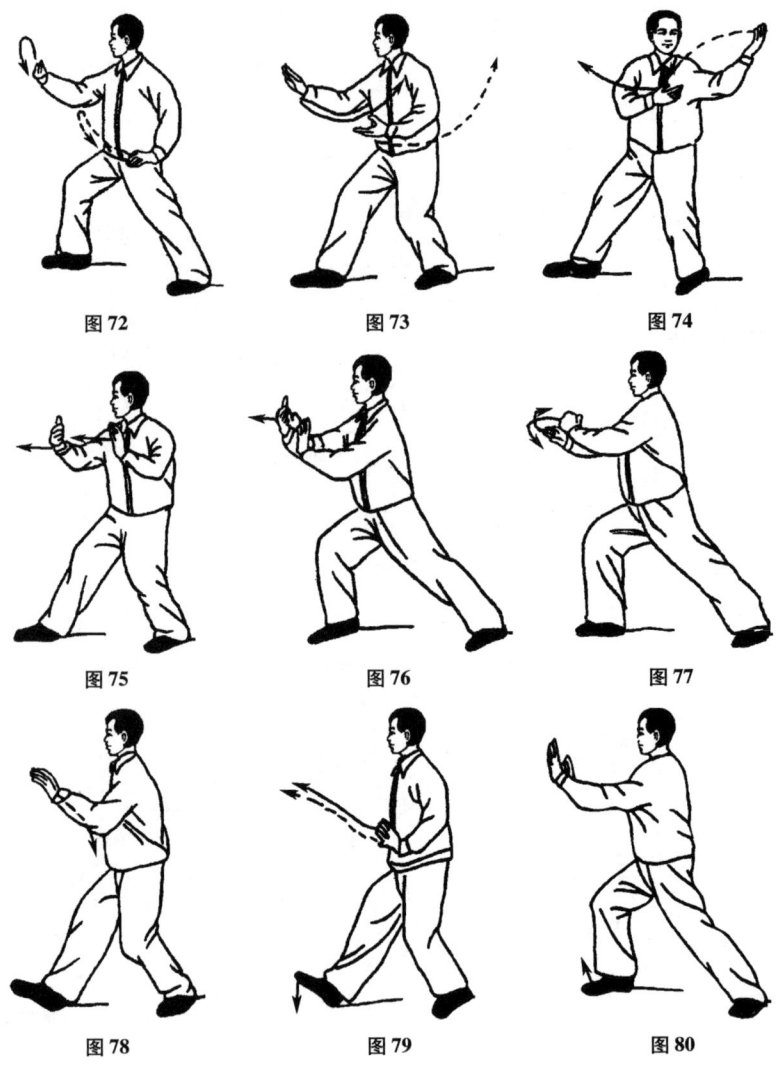

图72　　　　　　　　图73　　　　　　　　图74

图75　　　　　　　　图76　　　　　　　　图77

图78　　　　　　　　图79　　　　　　　　图80

第四组

9. 单鞭式

（1）上体后坐，身体重心逐渐移至左腿上，右脚尖向里扣；同时上体左转,两手(左高右低)向左弧形运转,直至左臂平举,伸于身体左侧,手心向左,右手经腹前运至左肋前,手心向后上方,眼看左手。(图81、图82)

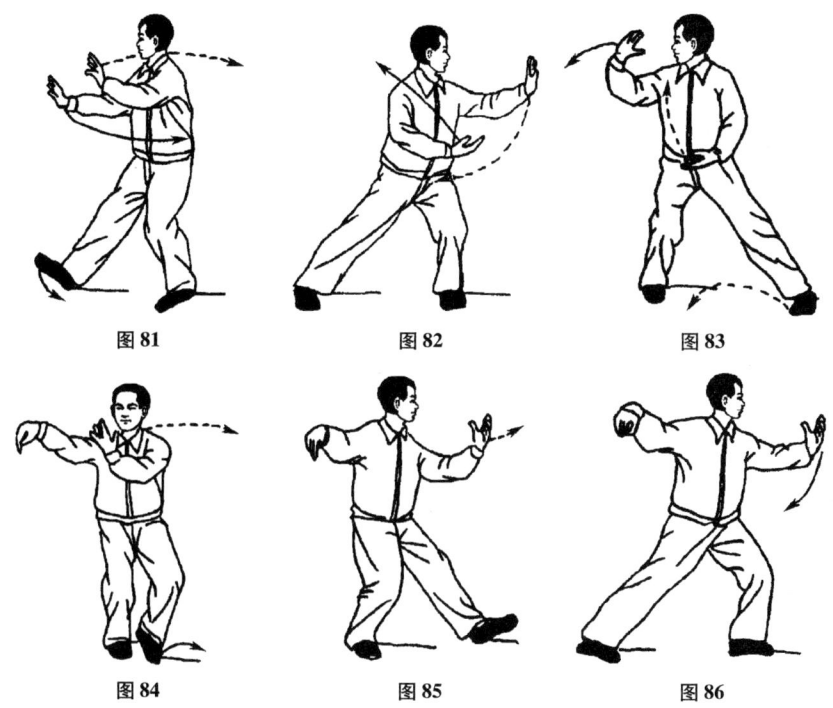

图81　　　　　　　　　图82　　　　　　　　　图83

图84　　　　　　　　　图85　　　　　　　　　图86

（2）身体重心再渐渐移至右腿上,上体右转,左脚向右脚靠拢,脚尖点地;同时左手向右上方划弧(手心由里转向外),至右侧方时变钩手,臂与肩平;左手向下经腹前向右上划弧停于右肩前,手心向里,眼看左手。(图83、图84)

（3）上体微向左转,左脚向左前侧方迈出,右脚跟后蹬,成左弓步;在身体重心移向左腿的同时,左掌随上体的继续左转慢慢翻转向前推出,手心向前,手指与眼齐平,臂微屈,眼看左手。(图85、图86)

〔要点〕上体保持正直,松腰。完成式时,右臂肘部稍下垂,左肘与膝上下相对,两肩下沉。左手向外翻掌前推时,要随转体边翻边推出,不要翻掌太快或最后突然翻掌。全部过渡动作,上下要协调一致。如面向南起势,单鞭的方向(左脚尖)应向东偏北(大约为15°)。

10. 云手式

（1）身体重心移至右腿上，身体渐向右转，左脚尖内扣，左手经腹前向右上划弧至右肩前，手心斜向后；同时右手变掌，手心向右前，眼看左手。（图87～图89）

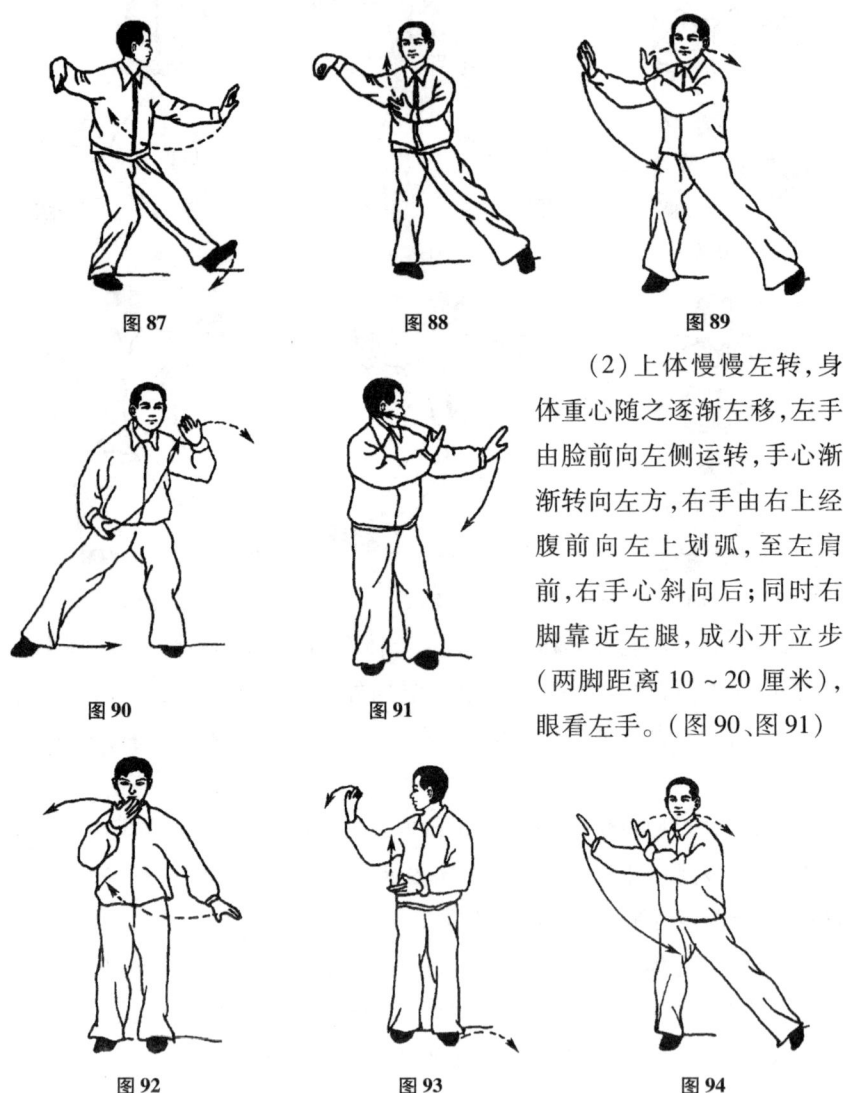

图87　　　　　　　图88　　　　　　　图89

（2）上体慢慢左转，身体重心随之逐渐左移，左手由脸前向左侧运转，手心渐渐转向左方，右手由右上经腹前向左上划弧，至左肩前，右手心斜向后；同时右脚靠近左腿，成小开立步（两脚距离10～20厘米），眼看左手。（图90、图91）

图90　　　　　　　图91

图92　　　　　　　图93　　　　　　　图94

（3）上体再向右转，同时左手经腹前向右上划弧至右肩前，手心斜向后，右手向右侧运转，右手心翻转向右；随之左腿向左横跨一步，眼看左手。（图92～图94）

（4）同（2）。（图95、图96）

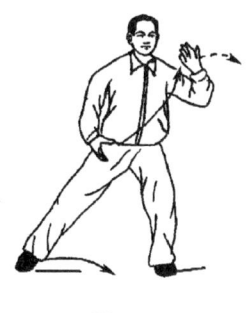
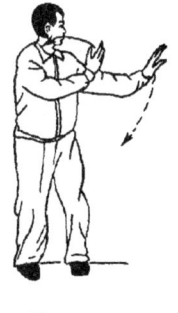

图95　　　　　　　　　图96

（5）同（3）。（图97～图99）

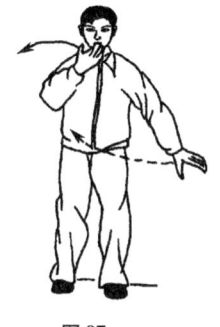
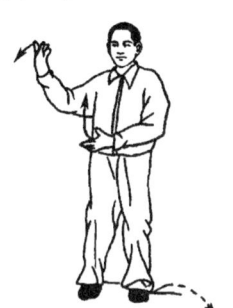
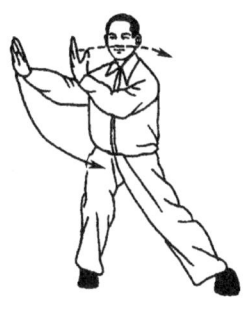

图97　　　　　　图98　　　　　　图99

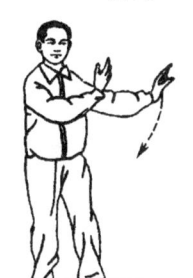

图100　　　　　　图101

（6）同（2）。（图100、图101）

［要点］身体转动要以腰脊为轴，松腰松胯，不可忽高忽低，两臂随腰的转动而运转，要自然灵活，速度要缓慢均匀。下肢移动时，身体重心要稳定，两脚掌先着地再踏实，脚尖向前。眼随左右手而推动。第三个"云手"，右脚最后跟步时，脚尖微向里扣，便于接"单鞭"动作。

11. 单鞭式

（1）上体向右转，右手随之向右运转，至右侧方时变成钩手，左手经腹

33

前向右上划弧至右肩前,手心向内,身体重心落在右腿上,左脚尖点地,眼看左手。(图102~图104)

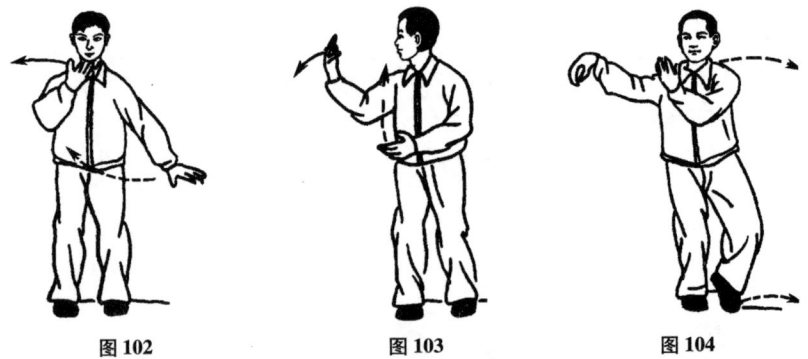

图102　　　　　　图103　　　　　　图104

(2)上体微向左转,左脚向左前侧方迈出,右脚跟后蹬,成左弓步;在身体重心移向左腿的同时,上体继续左转,左掌慢慢翻转向前推出,成单鞭式。(图105、图106)

[要点] 与前单鞭式相同。

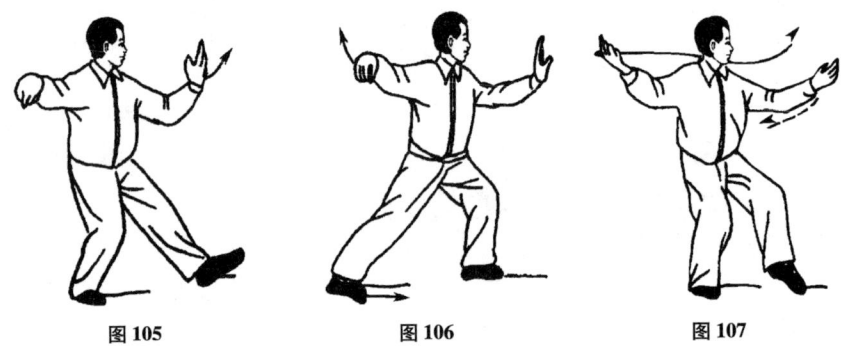

图105　　　　　　图106　　　　　　图107

第五组

12. 高探马式

(1)右脚跟进半步,身体重心逐渐后移至右腿上,右钩手变成掌,两手心翻转向上,两肘微屈;同时身体微向右转,左脚跟渐渐离地,眼看左前方。(图107)

(2)上体微向左转,面向前方,右掌经右耳旁向前推出,手心向前,手指与眼同高,左手收至左侧腰前,手心向上;同时左脚微向前移,脚尖点地,成

左虚步,眼看右手。(图108)

[要点] 上体自然正直,双肩要下沉,右肘微下垂,跟步移换重心时,身体不要有起伏。

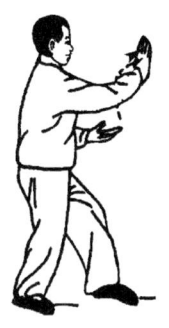

图108

13. 右蹬脚式

(1)左手手心向上,前伸至右手腕背面,两手相互交叉,随即向两侧分开并向下划弧,手心斜向下;同时左脚提起向左前侧方迈步(脚步略外撇),身体重心前移,右腿自然蹬直,成左弓步,眼看前方。(图109~图101)

(2)两手由外圈向里圈划弧,两手交叉合抱于胸前,右手在外,手心均向后;同时右脚向左脚靠拢,脚尖着地,眼平视右前方。(图112)

(3)两臂左右划弧分开平举,肘部微屈,手心向外,右脚向侧上方蹬出,脚尖内钩。(图113、图114)

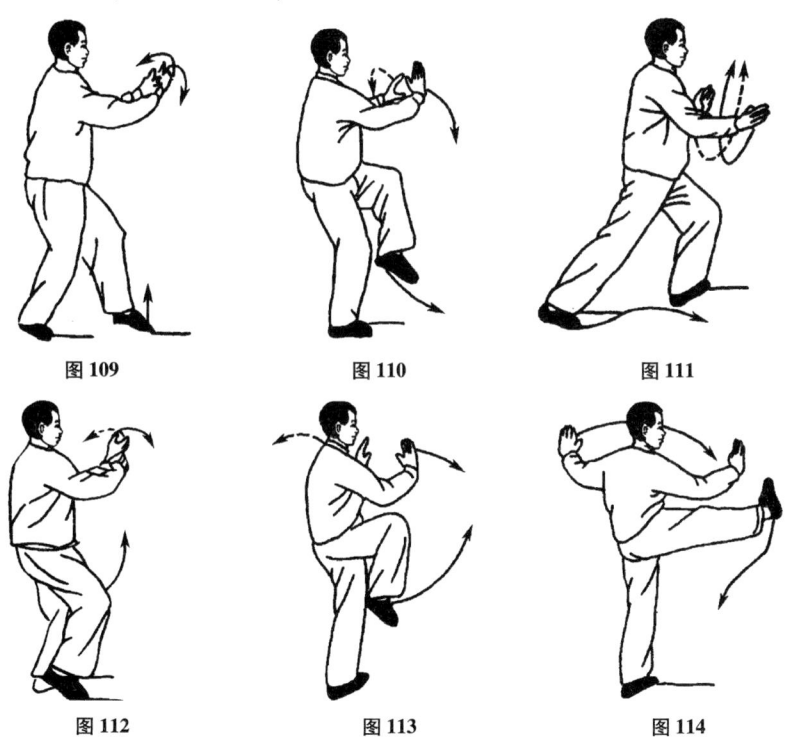

图109　　　　图110　　　　图111

图112　　　　图113　　　　图114

太极颐养图解

35

［要点］身体要稳,不可前俯后仰。两手分开时,腕部与肩齐平,蹬脚时,左腿微屈,右脚尖回钩,劲使在脚跟。分手和蹬脚须协调一致。右臂和右腿上下相对。如面向南起势,蹬脚方向应为正东偏南(约30°)。

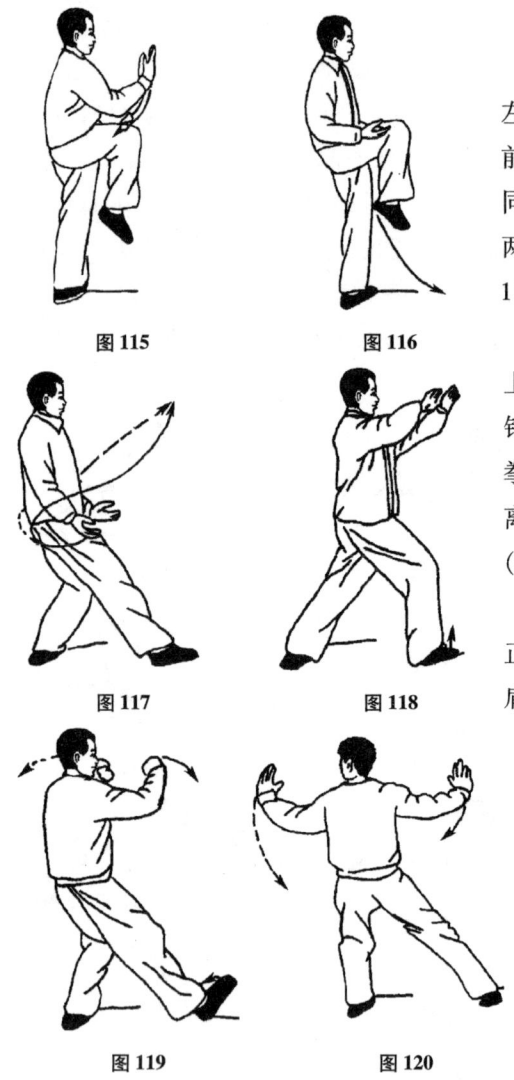

图 115　　　　　　图 116

图 117　　　　　　图 118

图 119　　　　　　图 120

14. 双峰贯耳式

(1)右腿收回,屈膝平举,左手由后向上、向前下落至体前,两手心均翻转向上,两手同时向下划弧分落于右膝盖两侧,眼看前方。(图115、图116)

(2)两拳分别从两侧向上、向前划弧至面部前方,成钳形状,两拳相对,高与耳齐,拳眼都斜向内下(两拳中间距离10~12厘米),眼看右拳。(图117、图118)

［要点］完成式时,头颈正直,松腰松胯,两拳松握,沉肩垂肘,两臂均保持弧形。双峰贯耳式的弓步和身体方向与右蹬脚方向相同。弓步的两脚跟横向距离同揽雀尾式。

15. 转身左蹬脚式

(1)左腿屈膝后坐,身体重心移至左腿,上体左转,右脚尖里扣;同时两拳变掌,由上向左、右划弧分开平举,手心向前,眼看左手。(图119、图120)

(2)身体重心再移至右腿,左脚收在右脚内侧,脚尖点地;同时两手由

外圈向里圈划弧合抱于胸前，左手在外，手心均向后，眼平看左方。（图121、图122）

〔要点〕 与右蹬脚式相同，只是左右相反，左蹬脚方向与右蹬脚成180°（即正西偏北，约30°）。（图123、图124）

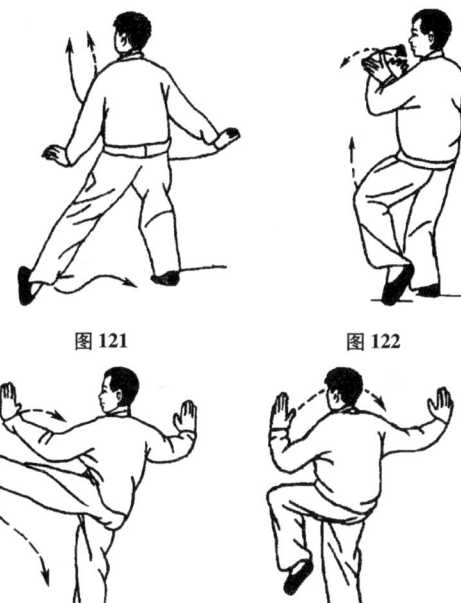

图121　　　　　　图122

图123　　　　　图124　　　　　图125

第六组

16. 左下势独立式

（1）左腿收回平屈，上体右转，右掌变成钩手，右掌向上、向右划弧下落，立于右肩前，掌心斜向后，眼看右手。（图125、图126）

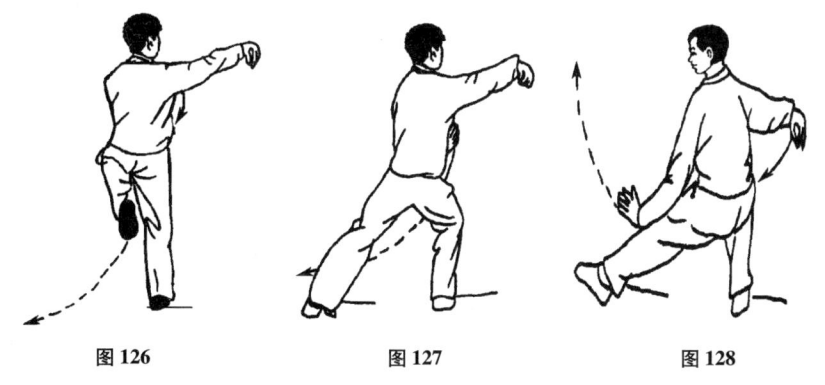

图126　　　　　　图127　　　　　　图128

（2）右腿慢慢屈膝下蹲，左腿由内向左侧（偏后）伸出，成左仆步，左手下落（掌心向外）向左下顺左腿内侧向前穿出，眼看左手。（图127、图128）

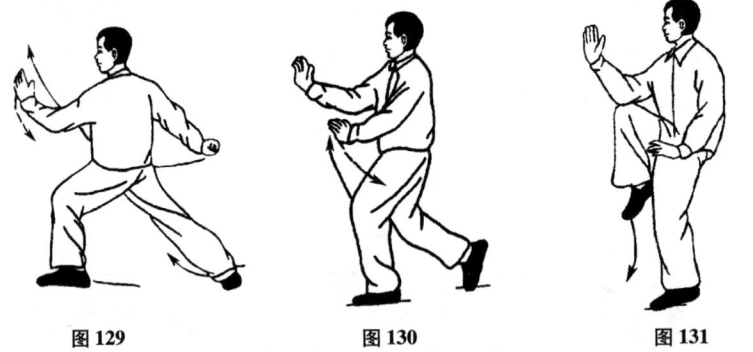

图129   图130   图131

〔要点〕右腿全蹲时，上体不可过于前倾。左腿伸直，左脚尖须向里扣，两脚脚掌全部着地。左脚尖与右脚跟踏在中轴线上。

（3）身体重心前移，左脚跟为轴，脚尖尽量向外撇，左腿前弓，右腿后蹬，右脚尖向里扣，上体微向左转并向前起身；同时左臂继续向前伸出（立掌），掌心向右，右钩手下落，钩尖向后，眼看左手。（图129）

（4）右腿慢慢提起平屈，成左独立式；同时右钩手变成掌，并由后下方顺右腿外侧向前以弧形摆出，屈臂立于右腿上方，肘与膝相对，手心向左，左手落于左胯旁，手心向下，指尖向前，眼看左手。（图130、图131）

〔要点〕上体要正直，左腿微屈，右腿提起时脚尖自然下垂。

17. 右下势独立式

（1）右脚下落于左脚前，脚掌着地，然后以左脚前掌为轴转动，身体随之左转；同时左手向后平举变钩手，右掌随着转体向左侧划弧，立于左肩前，掌心斜向后，眼看左手。（图132、图133）

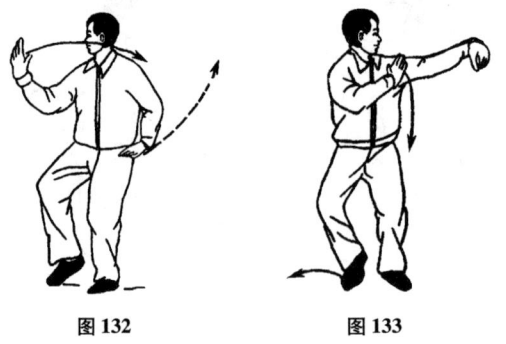

图132   图133

（2）同"左下势独立式"第（2），只是左右相反。（图134、图135）

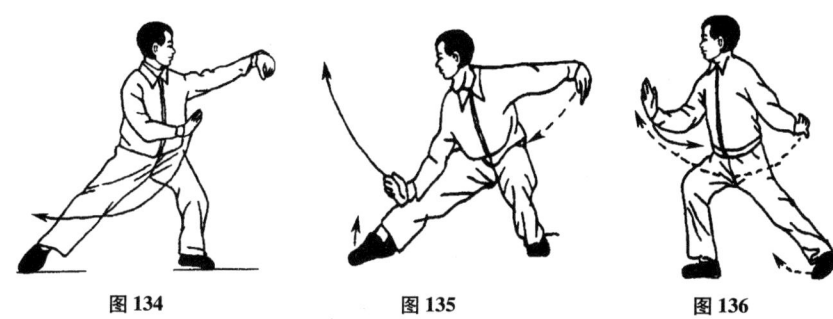

图 134　　　　　　　图 135　　　　　　　图 136

（3）同"左下势独立式"第（3），只是左右相反。（图 136）

（4）同"左下势独立式"第（4），只是左右相反。（图 137、图 138）

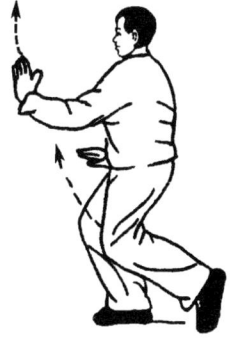
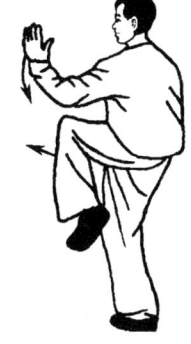

［要点］右脚尖触地后必须稍微提起，然后再向下仆腿，其他均与左下势独立式相同，只是左右相反。

第七组

18. 左右穿梭式

图 137　　　　　　　图 138

（1）身体微向左转，左脚向前落地，脚尖外撇，右脚跟离地，两腿屈膝成半坐盘式；同时两手在左胸前成抱球状（左上右下）；然后右脚收到左脚的内侧，脚尖点地，眼看左前臂。（图 139 ~ 图 141）

（2）身体右转，右脚向右前方迈出，屈膝弓腿，成右弓步；同时右手由脸前向上举并翻掌停在右额前，手心斜向上，左手先向左下再经体前推出，高与鼻尖平，手心向前，眼看左手。（图 142 ~ 图 144）

（3）身体重心略向后移，右脚尖稍向外撇；随即身体重心再移至右腿，左脚跟进，停于右脚内侧，脚尖点地；同时两手在右胸前成抱球状（右上左下），眼看右前臂。（图 145、图 146）

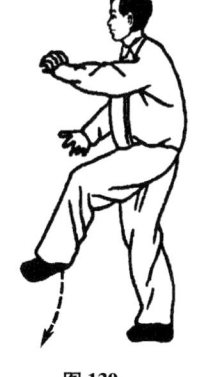

图 139

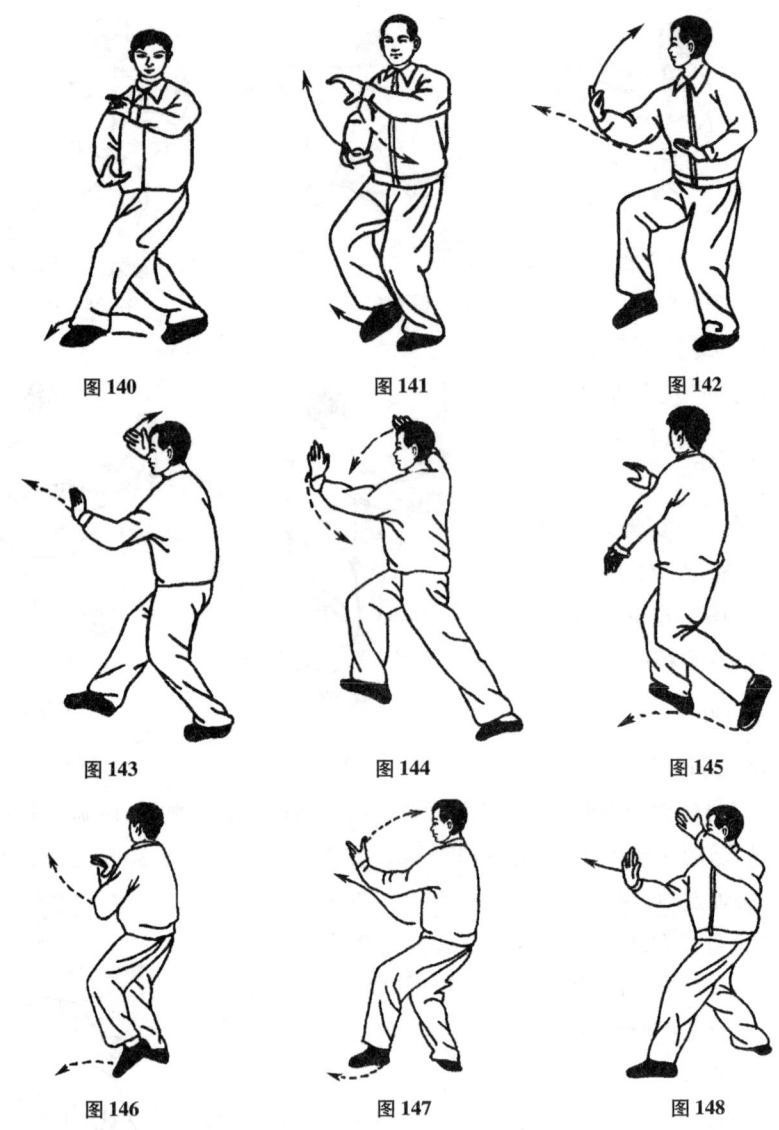

图 140　　　　　　　　图 141　　　　　　　　图 142

图 143　　　　　　　　图 144　　　　　　　　图 145

图 146　　　　　　　　图 147　　　　　　　　图 148

（4）同（2），只是左右相反。（图 147～图 149）

［要点］完成姿势面向斜前方（如面向南起势，左右穿梭方向分别为正西偏北和正西偏南，约 30°）。手推出后，上体不可前俯。手向上举时，防止引肩上耸。一手上举，一手前推要与弓腿松腰上下协调一致。做弓步时，

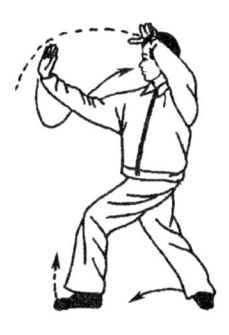
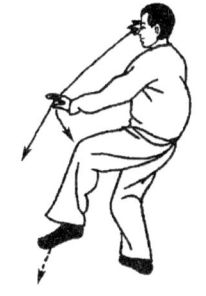
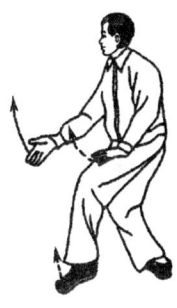

图 149　　　　　　　　图 150　　　　　　　　图 151

两脚跟的横向距离同搂膝拗步式,保持在 30 厘米左右。

19. 海底针式

右脚向前跟进半步,身体重心移至右腿,左脚稍向前移,脚尖点地,成左虚步;同时身体稍向右转,右手下落经体前向后、向上提至肩上耳旁,再随身体左转,由右耳旁斜向前下方插出,掌心向左、指尖斜向下;与此同时,左手向前、向下划弧落于左胯旁,手心向下,指尖向前,眼看前下方。(图 150、图 151)

[要点] 身体要先向右转,再向左转,完成姿势,面向正西(假设面向南起势)。上体不可太前倾。避免低头和臀部外凸。左腿要微屈。

20. 闪通臂式

上体稍向右转,左脚向前迈出,屈膝弓腿成左弓步;同时右手由体前上提,屈臂上举,停于右额前上方,掌心翻转斜向上,拇指朝下,左手上起经胸前向前推出,高与鼻尖平,手心向前,眼看左手。(图 152 ~ 图 154)

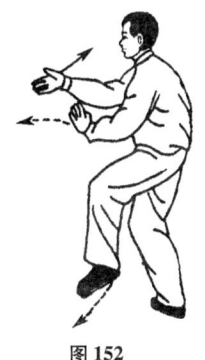
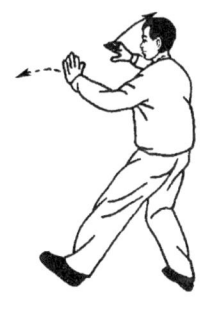
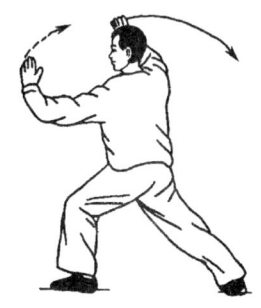

图 152　　　　　　　　图 153　　　　　　　　图 154

　　[要点] 完成姿势上体自然正直,松腰松胯;左臂不要完全伸直,背部肌肉要伸展开。推掌、举掌和弓腿动作要协调一致。弓步时,两脚跟横向距离同揽雀尾式(不超过10厘米)。

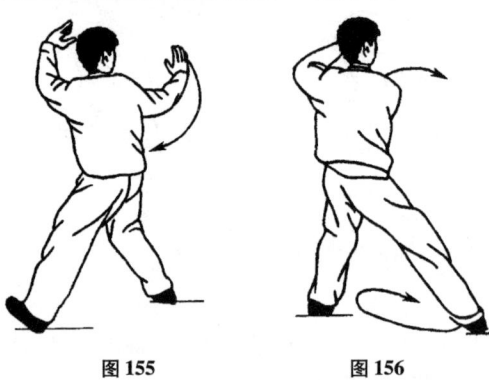

图155　　　　　　图156

第八组

21. 转身搬拦捶式

　　(1)上体后坐,身体重心移至右腿上,左脚尖里扣,身体向右后转,然后身体重心再移至右腿上;与此同时,右手随着转体向右、向下(变拳)经腹前划弧至左肋旁,拳心向下,左掌上举于头前,掌心斜向上,眼看前方。(图155、图156)

　　(2)向右转体,右拳经胸前向前翻转撇出,拳心向上,左手落于左胯旁,掌心向下,指尖向前;同时右脚收回后(不要停顿或脚尖点地)向前迈出,脚尖外撇,眼看右拳。(图157、图158)

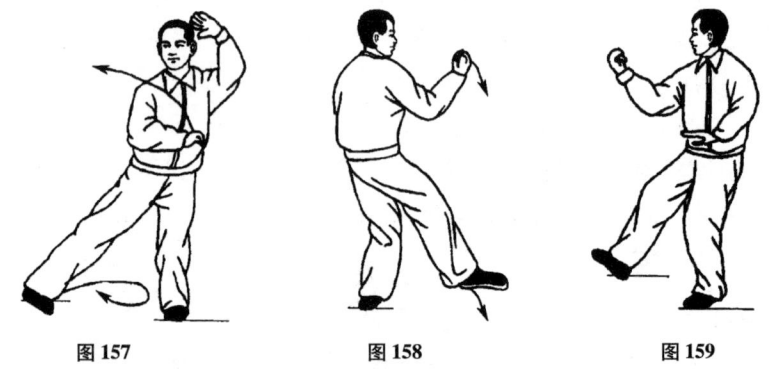

图157　　　　　　图158　　　　　　图159

　　(3)身体重心移至右腿上,左脚向前迈一步;左手上举经左侧向前上划弧拦出,掌心向前下方;同时右拳向右划弧收到右腰旁,拳心向上,眼看左手。(图159、图160)

　　(4)左腿前弓成左弓步;同时右拳向前打出,拳眼向上,高与胸平,左手附于右小臂里侧,眼看右拳。(图161)

［要点］右拳不要握得太紧,右拳回收时,小臂要慢慢向内旋划弧,然后再向外旋停于右腰旁,拳心向下,向前打拳时,左肩随拳略向前引申,沉肩垂肘,右臂要微屈,弓步时,两脚横向距离同揽雀尾式。

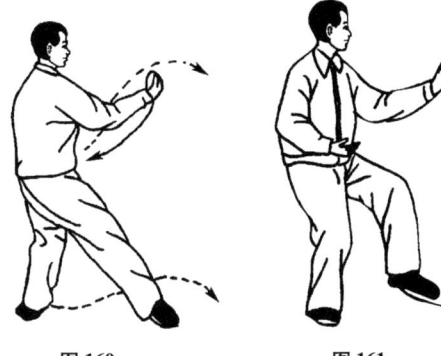

图 160　　　　　图 161

22. 如封似闭式

（1）左手由右腕下向前伸出,右拳变掌,两手手心逐渐转向上并慢慢分开回收;同时身后坐,左脚尖翘起,身体重心移至右腿,眼看前方。（图 162 ~ 图 164）

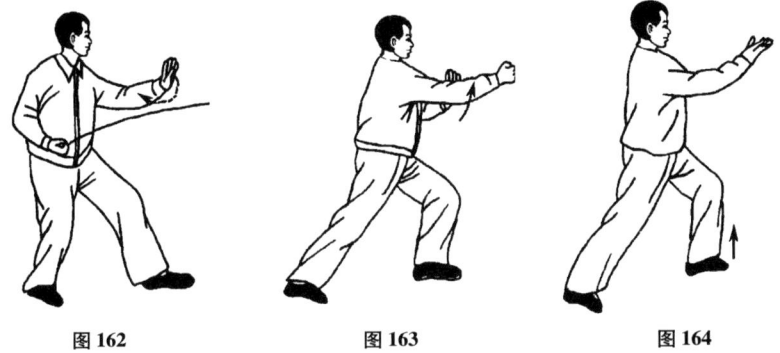

图 162　　　　　图 163　　　　　图 164

（2）两手在胸前翻掌,向下经腹前再向上、向前推出,腕部与肩平,手心向前;同时左腿前弓成左弓步,眼看前方。（图 165 ~ 图 167）

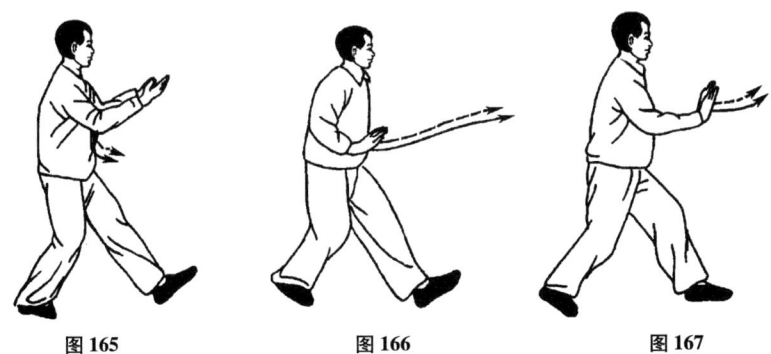

图 165　　　　　图 166　　　　　图 167

［要点］身体后坐时，避免后仰，臀部不可凸出。两臂随身体回收时，肩、肘部略向外松开，不要直线形抽回，两手推出宽度不要超过两肩。

23. 十字手式

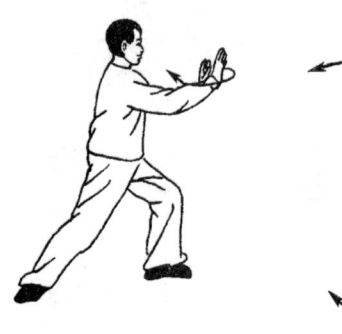

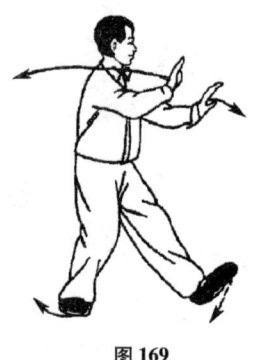

图168　　　　　　　　图169

（1）屈膝后坐，身体重心移向右脚，左脚尖里扣，向右转体，右手随着转体动作向右平摆划弧，与左手成两臂侧平举，掌心向前，肘部微屈；同时右脚尖随着转体稍向外撇，成右侧弓步，眼看右手。（图168、图169）

（2）身体重心慢慢移至左腿，右脚尖向里扣，随即向左收回，两脚距离与肩同宽，两腿逐渐蹬直，成开立步；同时两手向下经腹前向下划弧交叉合抱于胸前，两臂撑圆，腕高与肩平，右手在外，成十字手，手心均向后，眼看前方。（图170、图171）

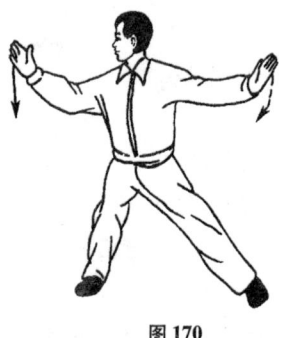

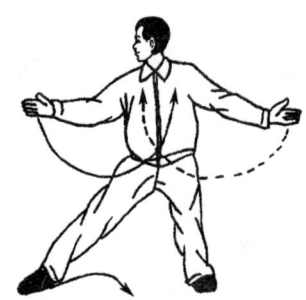

图170　　　　　　　　　图171

［要点］两手分开和合抱时，上体不要前俯，站起后，身体自然正直，头要微向上顶，下颏微向后收，两臂环抱时须圆满舒适，沉肩垂肘。

24. 收势

两手向外翻掌，手心向下，两臂慢慢下落，停于身体两侧，眼看前方。（图172～图174）

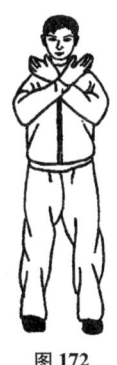
图 172

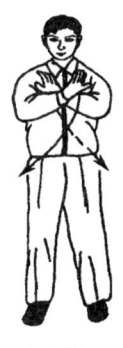
图 173

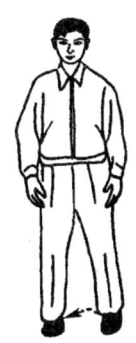
图 174

［要点］两手左右分开下落时,要注意全身放松;同时气也徐徐下沉
(呼气略加长)。呼吸平稳后,把左脚收到右脚旁,再走动休息。

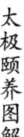

二十四式太极拳

一、主要动作的基本要求

（一）主要手型、手法

1. 拳

拇指压于示、中指第二节上，握拳松紧适度，拳面要平。

2. 掌

五指自然舒展、掌心微含。

3. 勾手

屈腕，五指指尖自然靠拢。

4. 冲拳

拳至腰间向前打出，高不过肩，低不过胸。

5. 贯拳

两臂自下而上，经两侧贯出与耳同高，同时臂向内旋、拳眼相对斜向下，两臂呈弧形。

6. 搬拳

屈臂俯拳，自对侧面上，以肘关节为轴将前臂翻至目的点。

7. 双推掌

竖掌、两掌自胸前同时前推，宽不过肩，高不过眼。

8. 单推掌

掌经耳旁内旋立掌前推,指尖不过眼。

9. 搂掌

掌自对侧经体前搂至膝外侧,掌心向下。

10. 拦掌

掌经体侧向上向胸前拦,掌心朝对侧,指尖斜朝上。

11. 云手

两掌在体前上下交替呈立圆形运转。

12. 抱掌

两掌合抱,两臂呈弧形,两腋虚空。

13. 挑掌

侧掌自下而上屈臂上挑,指尖向上,腋下虚空。

14. 掤

屈臂呈弧形举于体前,掌心朝内。

15. 捋

臂呈弧形,双手向左(或右)侧后捋,呈弧形运动。

16. 挤

一臂屈于胸前,另一手扶屈臂的腕部或前臂内侧,两臂同时向前挤,高不过肩。

17. 按

掌自上而下运动为下按;掌自后经下向前弧形推出为前按。

(二)主要步型、步法

1. 弓步

前腿屈膝前弓、膝不过脚尖,脚掌全着地;另一腿向后自然伸直,脚尖内扣,两脚横宽不过肩。

2. 虚步

一腿半屈全着地承担体重,脚尖斜向前;另一腿微屈,脚前掌(或脚跟)虚点地。

3. 独立步

一腿直立;另一腿屈膝提起。双眼高于水平线。

4. 仆步

一腿全蹲,脚尖稍外撇;另一腿向体侧自然伸直,脚尖内扣、斜平行于地面。左右脚掌全着地。

5. 丁步

一腿半屈承担体重,另一腿以前脚掌点地于半屈脚内侧,两脚掌呈"丁"字形。

6. 上步

一腿支撑体重;另一腿提起经支撑腿旁向前迈步,重心不断变换,最后后脚掌着地。

7. 退步

一腿支撑体重;另一腿提起向后退一步。

8. 侧步

一腿支撑体重;另一腿提起向体侧开步,随重心侧移,先脚前掌、后全脚掌着地。如需再侧行,另一腿也以同样动作,向同一方向并步。

9. 蹬脚

一腿微屈承担体重;另一腿提起、脚尖向上、脚跟向前蹬出,直至腿伸直,脚高要求不低于腰。

二、练法图解

(一)起势

1. 预备式

两脚并拢,自然直立,悬顶竖颈,松肩垂臂,含胸拔背,思想放松,心情

平静,注意力集中一分钟。(图1)

2. 两脚开立

重心右移,左脚缓缓离地约半拳高向左侧行半步再着地,重心回移中线。(图2)

3. 两臂前举

两臂缓举与肩同高、同宽,手心向下。(图3)

4. 屈膝按掌

上体保持端正,两腿屈膝下蹲。同时两掌下按于腰腹前。整个起势均要两眼平视前方。(图4)

[要点] 沉肩垂肘,松腰敛臀,两臂下落与下蹲协调一致,呼吸自然。

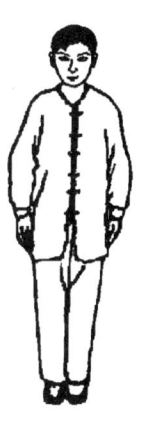

图1

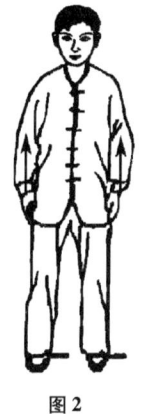

图2

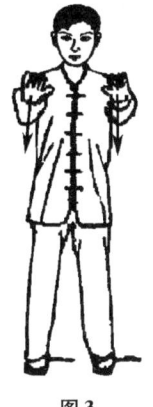

图3

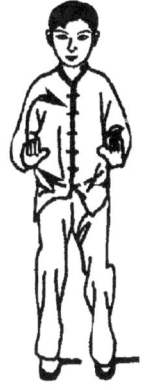

图4

(二)左右野马分鬃式

1. 收脚抱球

上体微右转,重心缓移至右腿,同时,右手向上、向右、向左划半圆弧,左手相对向上、向右划半圆弧,使两臂成抱球状,掌心相对,左脚提起收于右脚内成左丁步,眼看右手。(图5)

2. 转体迈步

在上式基础上,上体向左缓慢转约30°,同时左脚向左前方跨一步,脚跟着地,眼看左前方,同时,右手向右下方,左手向左上方逐渐分开,身体逐

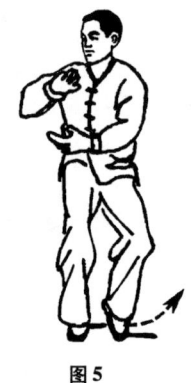
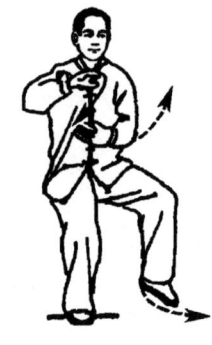
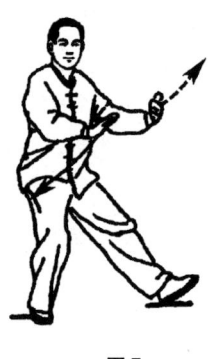

图 5　　　　　　　　图 6　　　　　　　　图 7

渐向左移。(图6、图7)。

3. 弓步分手

在上式基础上,右脚全脚着地,并以脚掌为轴、脚跟向外转,身体重心逐步前移,成左弓步。左手运至左前方与眼平,右手落右胯旁,掌心向下,指尖朝前,眼平视左前方。完成左分鬃。(图8)

[要点] 上体正直,后腿微屈,呼吸自然。

4. 后坐跷脚

上体逐步后坐,将重心移至右腿。两膝微屈,左脚尖上翘,眼看左手。(图9)

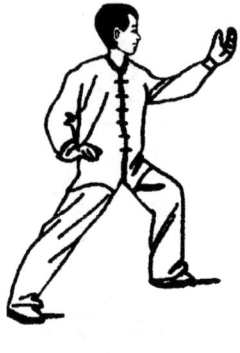

图 8

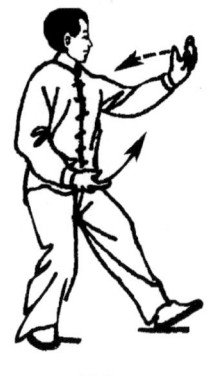
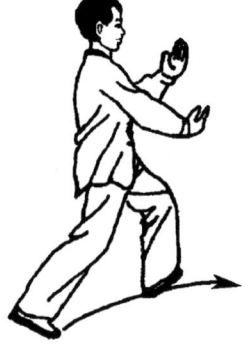
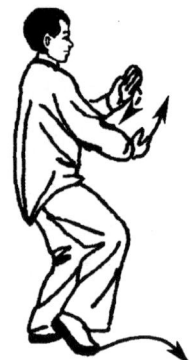

图 9　　　　　　　　图 10　　　　　　　　图 11

5. 收脚抱球

动作与左分鬃1同,但方向相反。逐步使身体在左前方成抱球状,重心左实右虚。(图10、图11)

6. 转体迈步

身体缓缓向右转,右脚向右前方跨步,脚跟着地,眼看左手,同时,右手向右上,左手向左下方划弧分开。(图12)

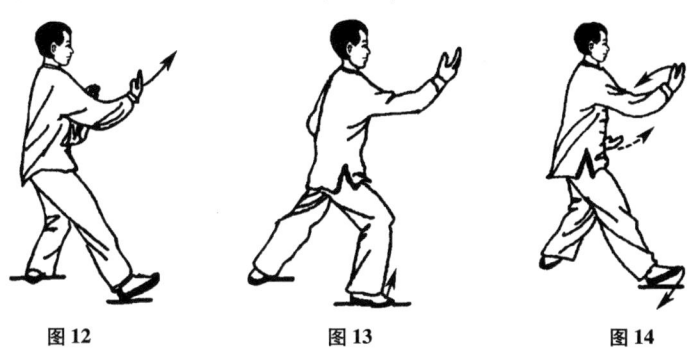

图12　　　　　　　图13　　　　　　　图14

7. 弓步分手

在上式基础上,重心前移、形成右弓步、右手运至右前方、高与眼平、左手落于左胯侧,眼看右手。完成右分鬃。(图13)

以上5、6、7动作与左分鬃1、2、3同,但动作方向相反。

8. 后坐跷脚

再做一次左分鬃。身体微后坐,使右脚尖稍向外转,重心移至右脚。(图14)

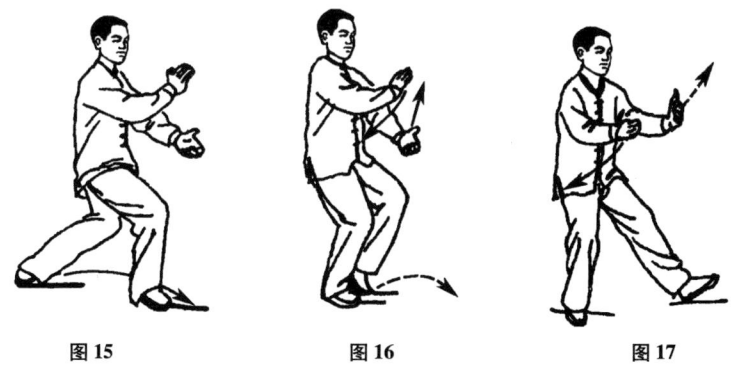

图15　　　　　　　图16　　　　　　　图17

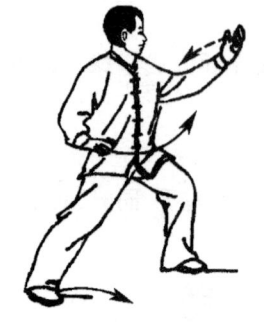

图18

9. 收脚抱球

动作同1(图5),文字略。(图15)

10. 转身迈步

动作同2(图6、图7),文字略。(图16、图17)

11. 弓步分手

动作同3(图8),文字略。(图18)

[要点]野马分鬃共做3个,1、3为左方向,2为右方向。上体保持放松正直,不前俯后仰,上下肢动作协调一致,动作舒展圆缓。

(三)白鹤亮翅式

1. 跟步抱球

上体微左转,左手翻掌向下,左臂平屈胸前,重心移至左脚,右脚向前跟半步,位于左脚内侧后约两拳处。同时,右手向前左上划弧,掌心向上,呈左前方抱球状,眼看左手。(图19)

2. 后坐转体

落实右脚,上体后坐,重心移至右腿,腿微屈,身体转向右前方,两手微合后向掌心方向运动,右手上托,左掌下按。(图20)

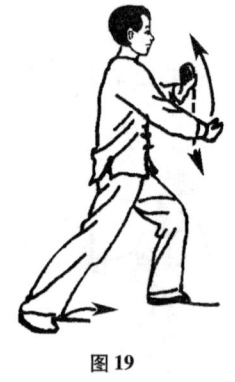

图19

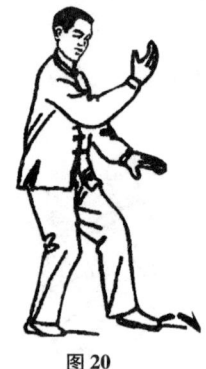

图20

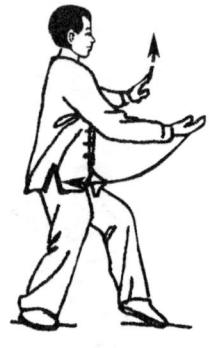

图21

3. 虚步分手

两手继续上下分开,身体再微向左转,面向正前方。最后右手上举于右前方,指尖略高于头,掌心向左,左手落于左胯旁约3拳处,掌心向下,指

尖向前,眼平视正前方。（图21）

［要点］上体舒展正直,忌挺胸翘臀,上下肢动作要协调。

（四）左右搂膝拗步式

1. 转体绕臂

身体微向左又向右转,重心渐移至右腿。右手先向前下方作向右胯方向运动,掌心斜向上,并向右上方运动,左手由下而上、由外向内划弧绕于左肩前,眼看左手。（图22、图23）

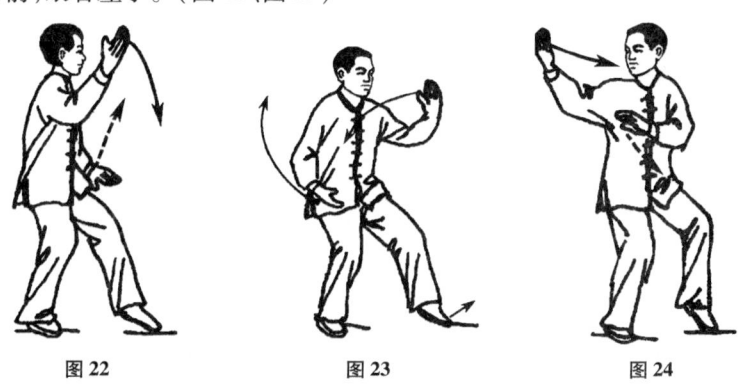

图22　　　　　　图23　　　　　　图24

2. 收脚运臂

随着身体右转,将左脚收于右腿内侧、脚尖点地成虚步。同时,右臂由右胯划弧至右上方,与耳同高,掌心斜向上;左手继续划弧落于右胸前,掌心斜向下,眼看右手。（图24）

3. 弓步搂推

上体左转,左脚前跨一步,脚跟先着地,呈左弓步;与此同时,左手向下经左膝前搂过落于左胯旁,右掌经耳侧向前推出于右前方,成立掌,与鼻同高,眼看右手,完成左搂膝拗步。（图25、图26）。

4. 转体后坐

重心后移至右腿,上体后坐,左脚尖上翘,外旋约一拳宽。右前臂向胸前收拢,掌心向左斜前方。左手随体转向外划弧,掌心由向下渐转至向斜上方,眼看右手。（图27）

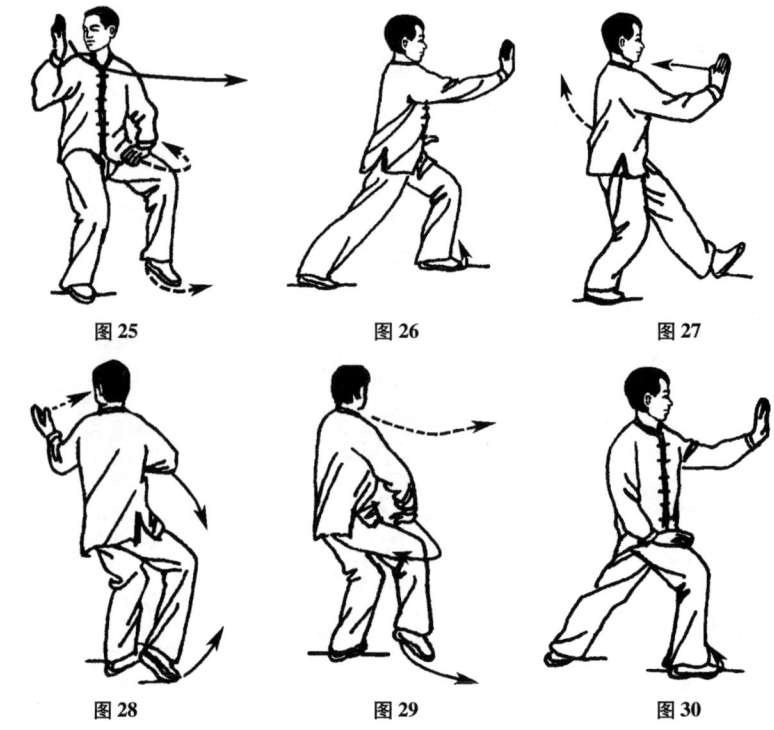

图 25　　　　　　　图 26　　　　　　　图 27

图 28　　　　　　　图 29　　　　　　　图 30

5. 收脚运臂

动作同 2（图 24），但左右方向相反。（图 28）

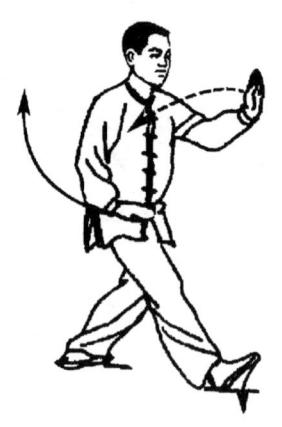

6. 弓步搂推

动作同 3（图 25、图 26），但左右方向相反。（图 29、图 30）

7. 后移转体

动作同 4（图 27），但左右方向相反。（图 31）

8. 收脚掌臂

动作同 5（图 28），但左右方向相反。（图 32）

9. 弓步搂推

动作同 3（图 25、图 26），方向相同。（图 33、图 34）

图 31

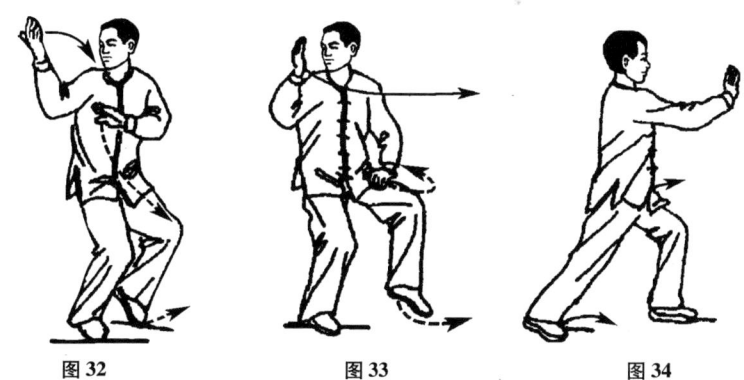

图32　　　　　　　　图33　　　　　　　　图34

〔要点〕搂膝拗步共做3个,1、3是左式,2是右式。注意做动作时上下肢协调一致、舒展大方,弓步时两脚跟横向间距不超过肩宽。

(五)手挥琵琶式

1. 跟步伸臂

在上式基础上,重心前移,右脚向前半步,落于左脚跟后,横向距离约两拳,随之右臂略向前伸,眼看右手。(图35)

2. 虚步举臂

上体后坐,重心全落在右腿,左脚上提并向前跨一步,脚跟着地成虚步。同时,左手向上内方划小半弧停于左前方,与鼻高,掌心向右,右手渐收至左肘内侧,掌心向左,眼观左手。(图36、图37)

〔要点〕腿、臂部均要成圆弧形、微屈,动作稳、准、圆。

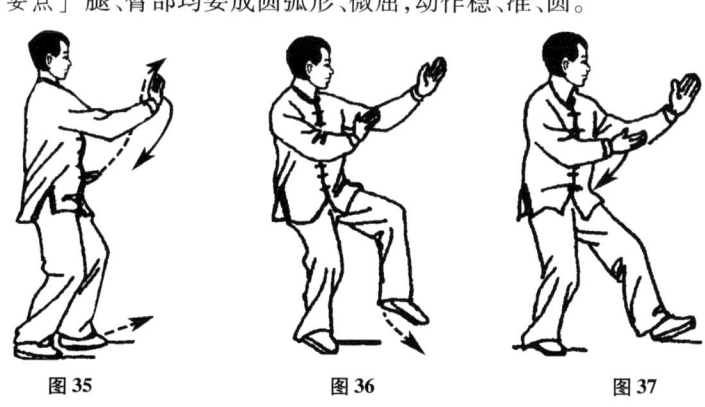

图35　　　　　　　　图36　　　　　　　　图37

（六）左右倒卷肱式

1. 转体平臂

上体微右转，右手经腹前向右侧上方划大弧，指尖同耳平，掌心向上，眼看右手；同时左手掌心外旋向上，左臂向左前方伸展，上体左转，眼看左手，呈两臂平举，但肘部微屈。（图38、图39）

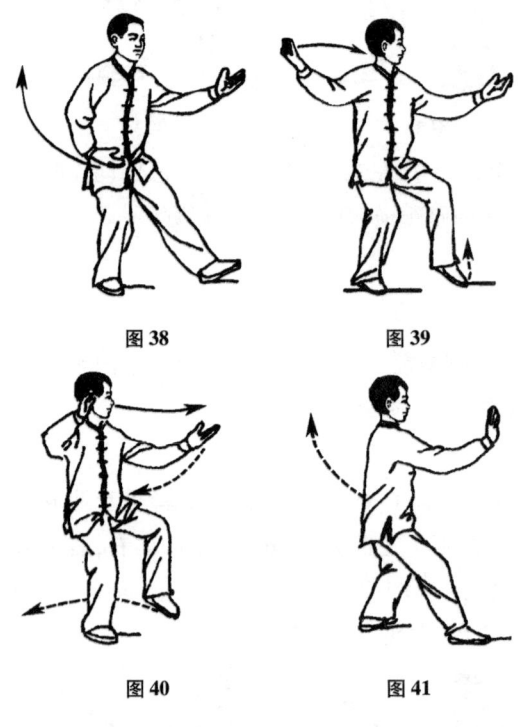

图38　　　　图39

图40　　　　图41

2. 提脚屈肘

左脚缓提，同时右臂屈肘于耳侧，掌心向前，眼看左手。（图40）

3. 退步推掌

左脚向后退一大步，前脚掌先着地，将重心后移至左脚，渐变成右虚步。同时右手成立掌向前推出，左手屈肘回收至左胯旁，掌心向上。上体微左转，右脚跟随上体微动调正，眼看右手，完成左倒卷膝。（图41）

4. 转体平臂

动作同1（图39），但左右相反。（图42）

5. 提脚屈肘

动作同2（图40），但左右相反。（图43）

6. 退步推掌

动作同3（图41），但左右相反。（图44）

7. 转体平臂

动作完全同1（图39），如图44、图45所示。

8. 提脚屈肘

动作完全同2（图40），如图46所示。

9. 退步推掌

动作完全同3（图41），如图47所示。

10. 转体平臂

动作完全同4（图42），如图48所示。

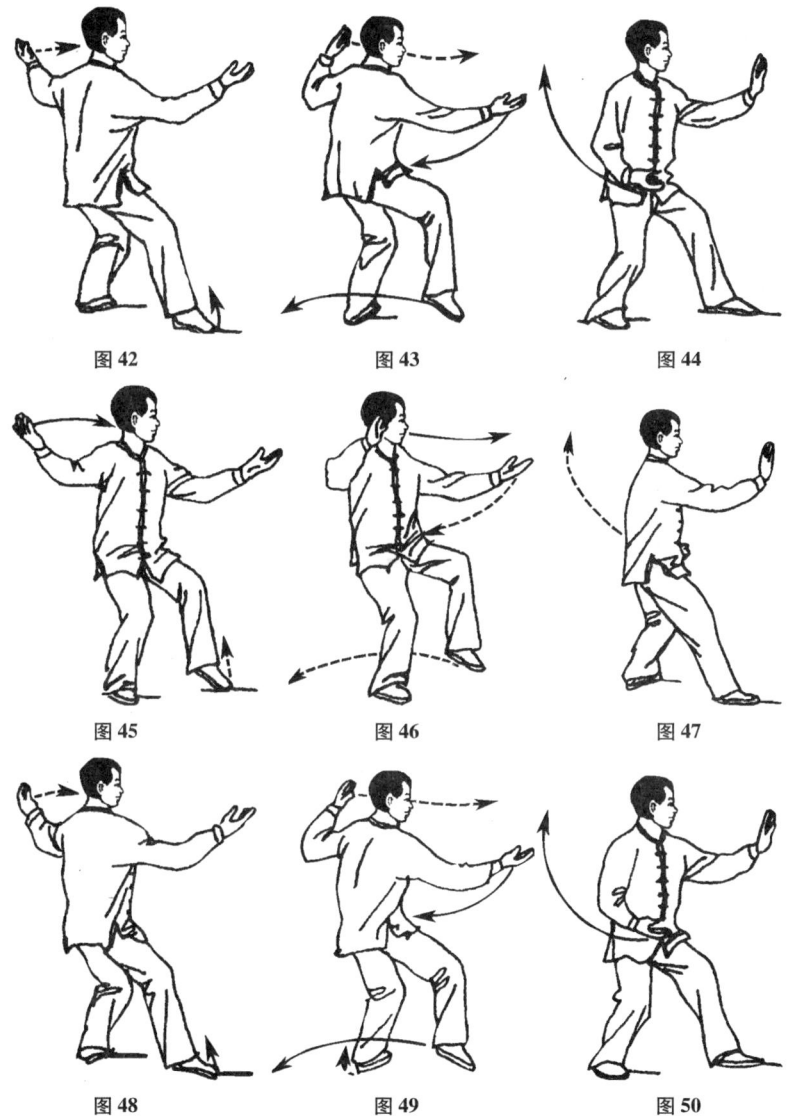

图 42　　　　　　图 43　　　　　　图 44

图 45　　　　　　图 46　　　　　　图 47

图 48　　　　　　图 49　　　　　　图 50

11. 提脚屈肘

动作完全同5(图43),如图49所示。

12. 退步推掌

动作完全同6(图44),如图50所示。

[要点]左右倒卷肱共做4个,1、3为左式,2、4为右式。两臂平举的方向应为左前或右前方,提脚(屈膝)与屈肘应同时,上下肢动作协调,脚跟方向、眼神应与转体一致。

(七)左揽雀尾式

1. 转身抱球

上体右转,以右脚跟、左脚尖为轴,使右脚尖、左脚跟相应调整方向。同时,右手向上向右划弧后屈臂于右胸前,左手向下向右划弧后至右腹前,使两臂成抱球状,掌心相对,左脚收至右脚内侧,成左丁虚步,眼看右手。(图51～图53)

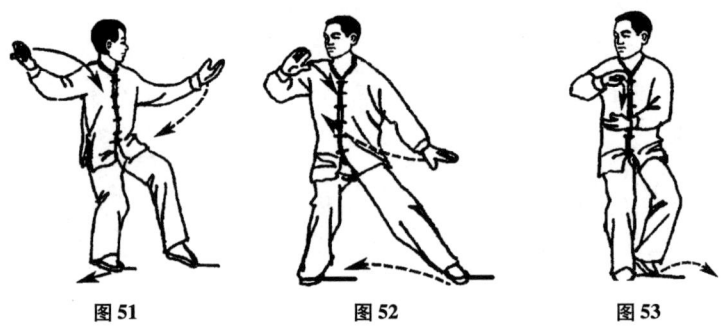

图51　　　　　　图52　　　　　　图53

2. 弓步掤臂

上体微左转,左脚向左前方上一步,先脚跟、后脚掌全着地,缓慢之移成左弓步,重心也随之移动。同时左臂屈臂向左前方掤出,屈腕,掌心向内;右臂自然落于右胯旁,掌心向下指尖朝前。右腿自然绷直,眼看左手。(图54、图55)

3. 转体伸臂

上体微左转,重心微向前。左手随即前伸并翻掌,向下经腹前划弧至右胸前;右手稍向内上方屈肘后即向上方划弧,眼看左手。(图56)

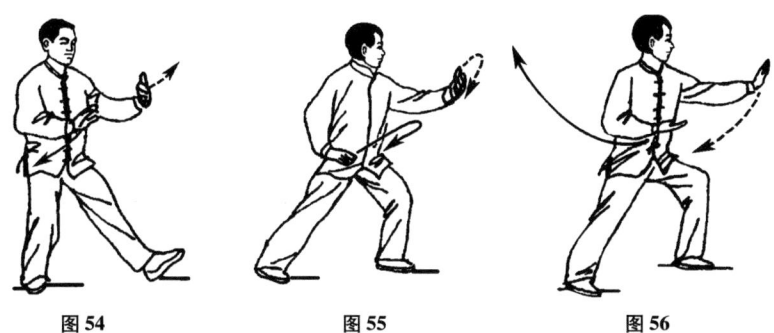

图 54　　　　　　　图 55　　　　　　　图 56

4. 转体后将

在上式的基础上,上肢运转的同时,上体转向右,重心缓移至右腿并屈膝。此时,右臂已至右上方,手与耳平,左手在右胸前,靠近右肘,两掌心斜向对,眼看右手。(图 57)

5. 弓步前挤

身体微左转,右手向前下方运至胸前,左手从胸前屈臂与右手相平,掌心相对,相距约两拳,然后

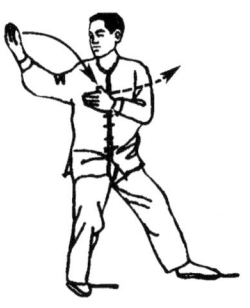

图 57

同往前挤。重心随上体继续左转和前移,渐变为左弓步。右手变为右立掌,左手变为左横掌,双手成十字手后,右掌转腕翻于左手之上,左掌翻腕朝前下方,呈双掌向前,手与胸同高。(图 58 ~ 图 60)

6. 后坐收手

两掌向左右方分开与肩同宽,并随即翻掌向上屈肘,随上体重心的后坐而回收于胸前。重心后移至右腿,眼平视前方。(图 61)

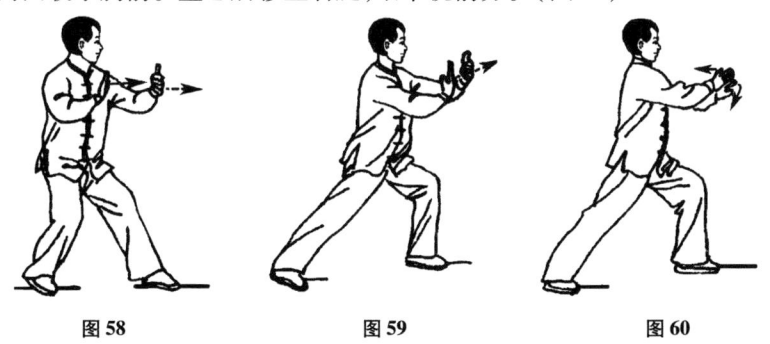

图 58　　　　　　　图 59　　　　　　　图 60

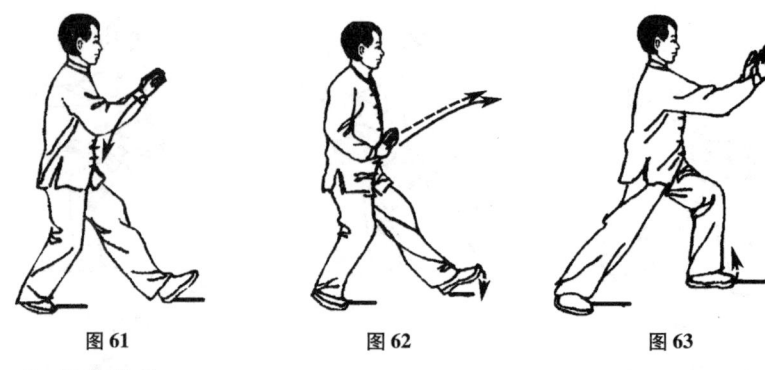

图61　　　　　　　　图62　　　　　　　　图63

7. 弓步推掌

双掌收于腹前后，同时向上、向前方并排呈弧线推出，身体重心随两臂运动缓缓向前，由后坐姿势变为左弓步。（图62、图63）

〔要点〕运作时上体保持舒松正直，不可俯仰、凸臀，双手推、按动作（捋、挤、按）应与上体和下肢动作协调一致。

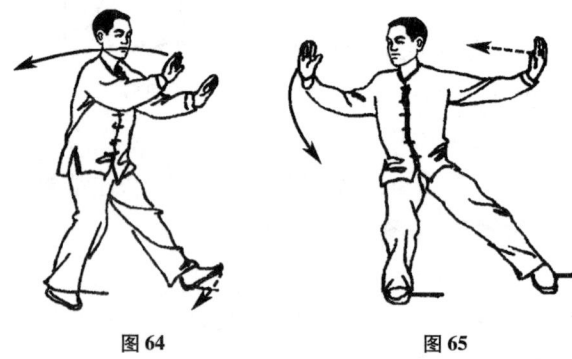

图64　　　　　　　　图65

（八）右揽雀尾式

1. 转体扣脚

身体后坐并向右转，将重心移至右腿，左脚尖翘起内扣一个角度，右手平行向右后方划弧至右侧，掌心向外，双臂呈圆环状，眼看右手。（图64、图65）

2. 收脚抱球

右臂向下向内、左臂向右向内分别向腹胸部划弧，形成抱球势，掌心相对；同时，上体重心左移，右脚向左脚收拢成左丁步，眼看左手。（图66、图67）

3. 弓步掤臂

同（七）左揽雀尾式第2（图54、图55），但左右方向相反，如图68、图69所示。

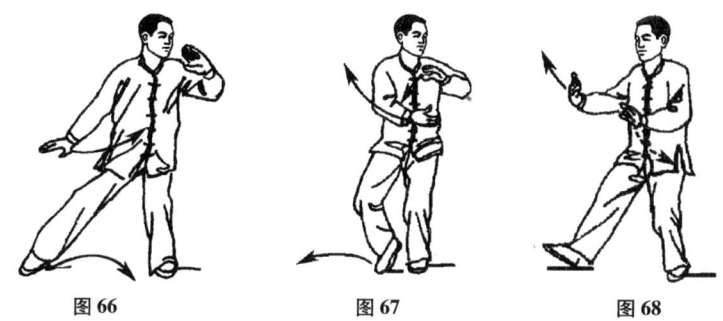

图 66　　　　　　　　图 67　　　　　　　　图 68

4. 伸臂后将

同(七)左揽雀尾式第 3、4(图 56、图 57),但左右方向相反,如图 70、图 71 所示。

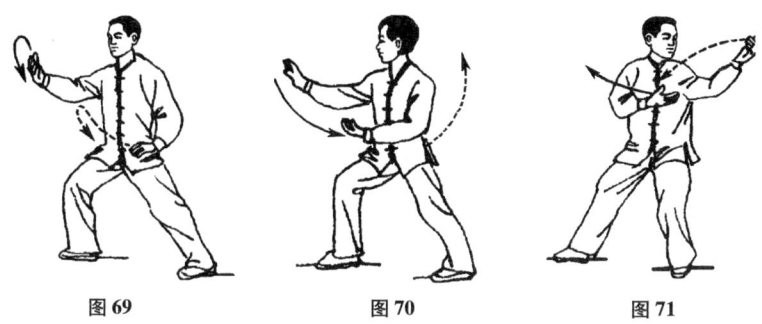

图 69　　　　　　　　图 70　　　　　　　　图 71

5. 弓步前挤

同(七)左揽雀尾式第 5(图 58 ~ 图 60),但左右方向相反,如图 72 ~ 图 74 所示。

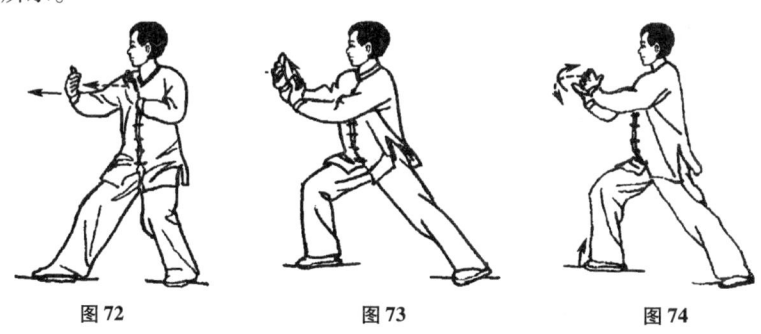

图 72　　　　　　　　图 73　　　　　　　　图 74

6. 后坐收手

同(七)左揽雀尾式第 6(图 61),但左右方向相反,如图 75 所示。

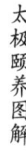

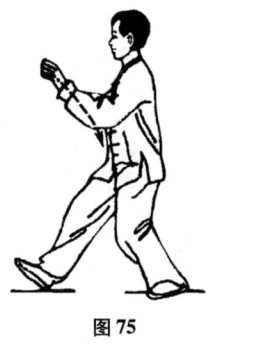
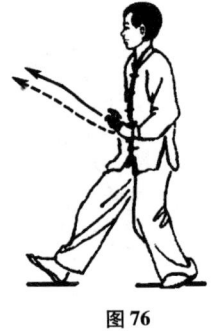
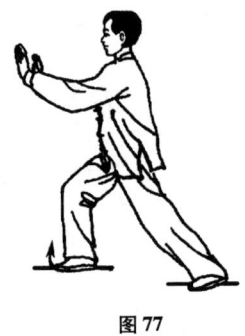

图 75　　　　　　　图 76　　　　　　　图 77

7. 弓步推掌

同（七）左揽雀尾式第 7（图 62、图 63），但左右方向相反，如图 76、图 77 所示。

［要点］与（七）左揽雀尾式要点相同。

（九）单鞭势式

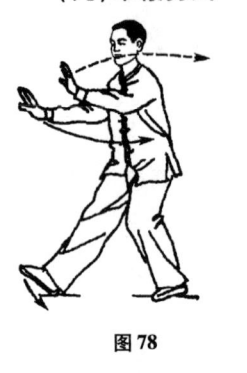
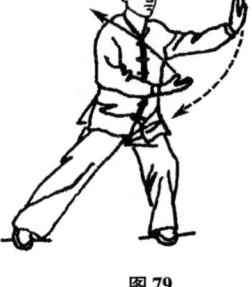

图 78　　　　　　　图 79

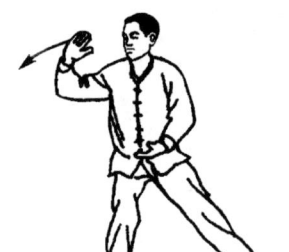
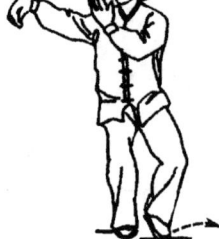

图 80　　　　　　　图 81

1. 转体扣脚

上体后坐，重心缓移至左脚，右腿自然伸直、右脚尖内扣，同时上体左转，左臂向左上方划弧，指尖与鼻尖相平，掌心向外。右手向左经腹前至左胸前，掌心斜向右上方，眼看左手。（图 78、图 79）

2. 丁步勾手

上体向右转，将重心逐步从左脚移至右脚，同时左臂向右上方经胸前划弧至右前方，腕与肩相平、掌心向外；左手向下向内划弧经腹前至右胸

前,掌心向后。在上肢动作时,左腿同时收于右脚内侧成右丁步,右手屈腕变勾手,眼看右手。（图80、图81）

3. 弓步推掌

上体向左转,左脚随之向前跨一步,脚跟、脚掌先后着地,重心缓慢移至左脚。与此同时,左手向上经面前向左划弧至左前方,掌腕外旋变立掌向前推出,右臂保持勾手随身体微转。（图82、图83）

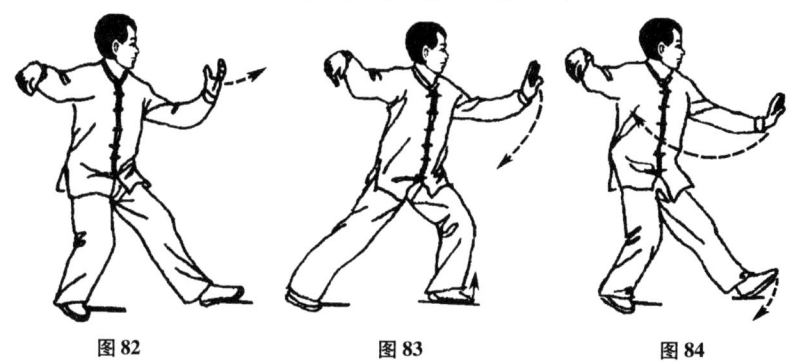

图82　　　　　　　图83　　　　　　　图84

［要点］注意沉肩、垂肘、松腰、沉胯、舒指展掌。

（十）云手式

1. 转体扣脚

上体后坐,使重心缓移至右腿,左脚尖内扣;同时,左手向下经腹前划弧至右肩前,掌心斜向后,右手由勾手变立掌,掌心向前,眼看左手。（图84、图85）

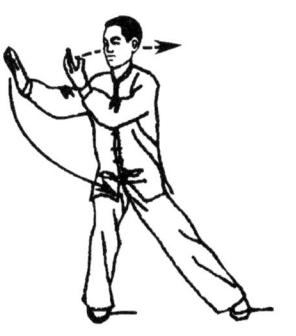

图85

2. 云手收脚

上体缓左转,重心左移至左脚、微蹲;同时,左手经面前向左划弧,至左前方时转腕使掌心向外,右手向下经腹前向左划弧至左手时内侧,掌心斜向后上方,此时右脚应收至左脚内侧约一拳处,两脚平行,眼看左手。（图86、图87）。

3. 云手跨步

上体缓右转,重心缓移至右脚,左脚向左侧方跨一步,脚尖、脚跟先后着地。同时,右手经面前向右划弧,至右前方时转腕掌心向外;左手向下、向右经腹前划弧至右肘内侧,掌心斜向后上方,眼看左手。(图88、图89)

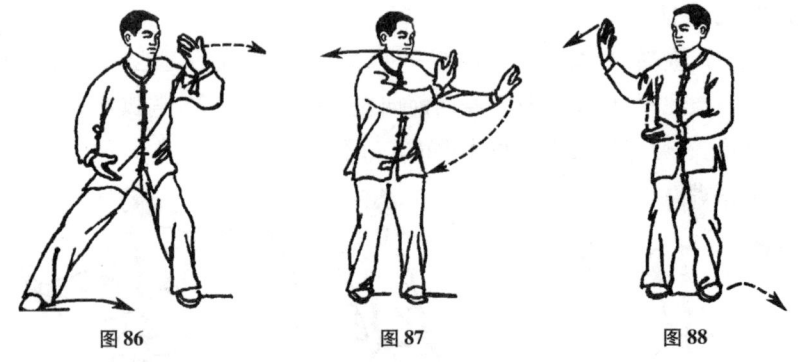

图86　　　　　　　　图87　　　　　　　　图88

4. 云手收脚

同2(图86、图87)。如图90、图91所示。

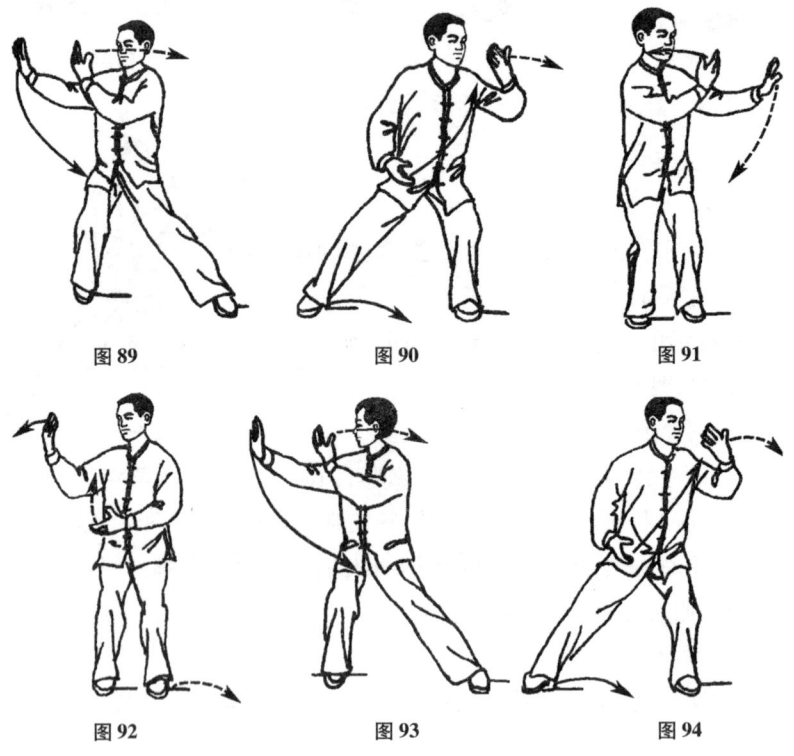

图89　　　　　　　　图90　　　　　　　　图91

图92　　　　　　　　图93　　　　　　　　图94

5. 云手跨步

同3(图88、图89)。如图92、图93所示。

6. 云手收脚

同2(图86、图87)。如图94、图95所示。

［要点］云手共做3个。两手交叉在面前做立圆运作,要求手上不过眉,下不低于腰腹。眼随手动。

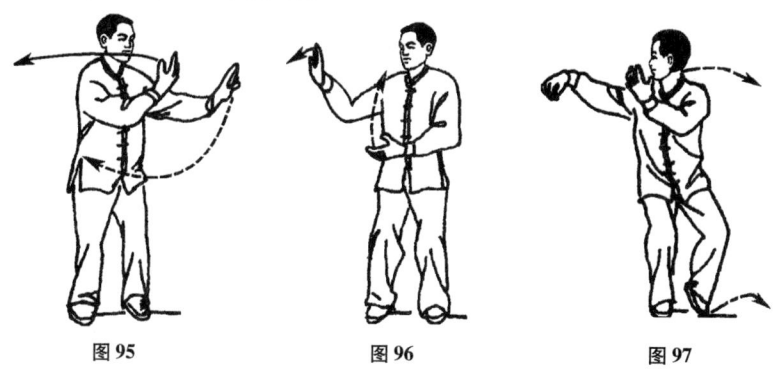

图95　　　　　　　图96　　　　　　　图97

(十一) 单鞭势式

1. 转体勾手

重心缓移至右脚,上体右转。右手向上、向右经面前划弧运至右侧上方、高于眼平,掌心向内;左手向下经腹部划弧至右肩前,掌心向内,随后右手由掌变为勾手,指尖向下,屈腕与耳平,同时,左脚跟提起成丁步,眼看右手。(图96、图97)

2. 弓步推掌

上体缓左转,左脚向左前方跨一步,脚跟、脚尖先后着地,重心前移成左弓步。同时左手经面前向左上方划弧,至左前方时翻腕,掌心向外,并继续

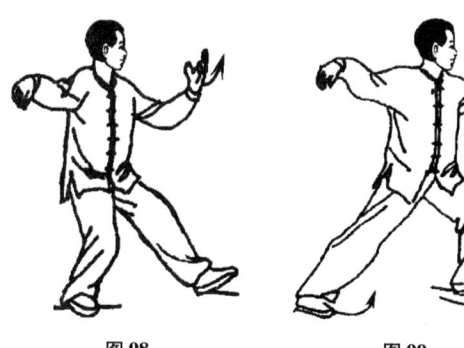

图98　　　　　　　图99

向左前方推出,腕与肩同高,眼看左手。(图98、图99)

[要点]同(九)"单鞭式"。

(十二)高探马式

1. 跟步翻掌

重心前移,右脚跟半步,上体微右转,右勾手变掌,左手转腕,使两掌心均向上。重心落于右脚,左脚跟提起,眼看左手。(图100)

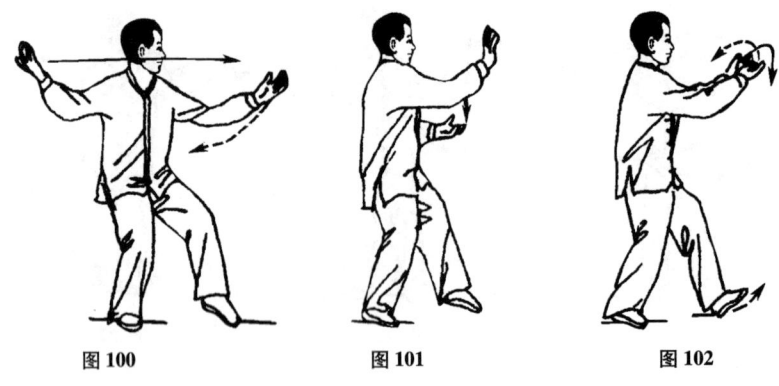

图100   图101   图102

2. 虚步推掌

上体左转,右手屈臂经耳侧向前推(探)掌,掌心斜向前下方,指尖同鼻高。同时左手屈肘内收至腰侧,掌心向上,左脚尖点地成虚步,眼看右手。(图101)

[要点]上下肢动作协调一致,勾变掌、翻腕、跟步同时进行。

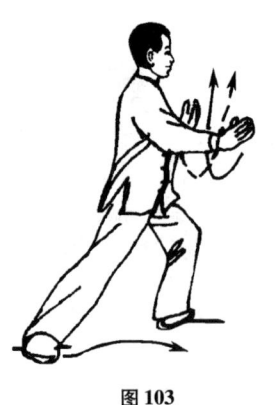

图103

(十三)右蹬脚式

1. 活步穿掌

左手向右腕上方穿出,两腕交叉,两掌背相对,同时左脚提起向左前方挪小半弓步,脚跟着地,眼看左手。(图102)

2. 弓步翻掌

重心向左脚转移,屈膝前弓,右腿自然伸直,成左弓步。左腕内旋掌心向内,使两掌心相对呈横向球状,眼看左手。(图103)

3. 收脚合抱

重心定于左脚,右脚收于左脚内侧,脚尖点地成虚步,同时两手向左右方分开划弧,再转向内经腹前交叉合抱于胸前,手心向内,右手在外,眼看右前方。(图104)

4. 提膝翻掌

右腿屈膝提起,左腿慢慢伸直成独立式,同时两手随势上提,转腕翻掌向上升成立掌,眼看右前方。(图105)

5. 蹬脚举掌

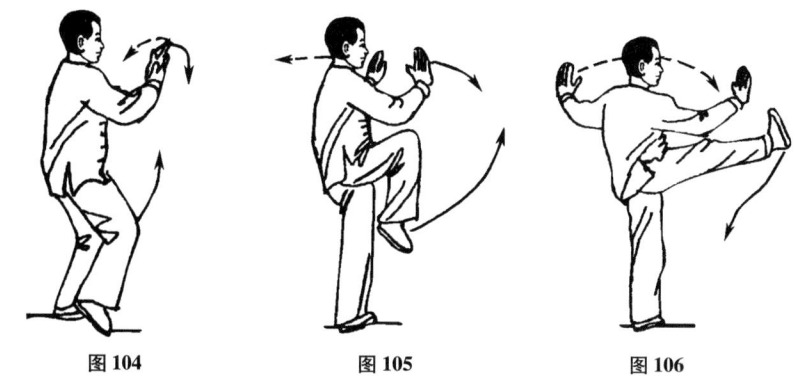

图104　　　　　　图105　　　　　　图106

右脚尖翘起向右前方缓蹬右腿,力贯脚跟,脚高与腰平,同时两手臂向左右方分开平举,立掌,掌心向外,眼看右手。(图106)

〔要点〕蹬脚难度较大,要求上下肢动作协调,重心变换动作要柔和,左腿独立时要站得稳。上体保持正直,不弯腰凸臀。初学者蹬脚高度可稍低,宜逐步提高。

(十四)双峰贯耳式

1. 屈膝举臂

右腿屈膝脚下落,恢复左独立式,左手向内划弧至胸前,两臂曲肘平收于胸前(膝盖上方),掌心向上,眼看两手。(图107)

2. 屈膝落臂

左腿屈膝半蹲,右脚向右前方落(跨)一步,脚跟、脚

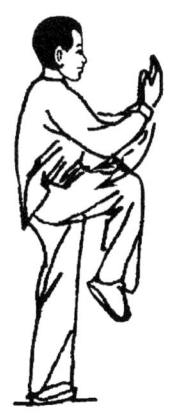

图107

67

掌先后落地;同时两手向下划弧分落于胯两侧,掌心向上,指尖朝前,眼平视前方。(图 108、图 109)

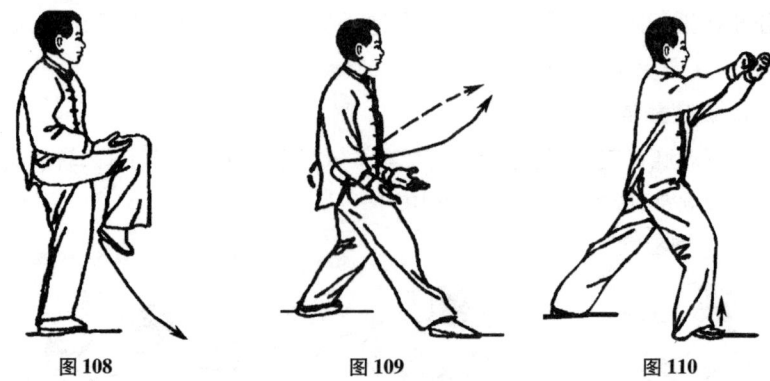

图 108　　　　　　　图 109　　　　　　　图 110

3. 弓步贯拳

重心缓移至右腿,右腿随之屈膝,成右弓步。同时,两手继续向后,并旋腕变拳经左右两侧向前上方划弧至面部前方,两臂稍内屈,拳微内扣,拳眼斜向下方,高不过耳,两拳相距约一拳。(图 110)

〔要点〕 弓步与贯拳应协调一致,定势时应沉肩曲肘。

(十五)转身左蹬脚式

1. 转身扣脚

继上式,上体后坐重心后移,左腿半屈支撑全身,上体左转,右脚尖内扣脚掌着地,两拳变掌向左右分开成平举臂,掌心向前,眼看左手。(图 111、图 112)。

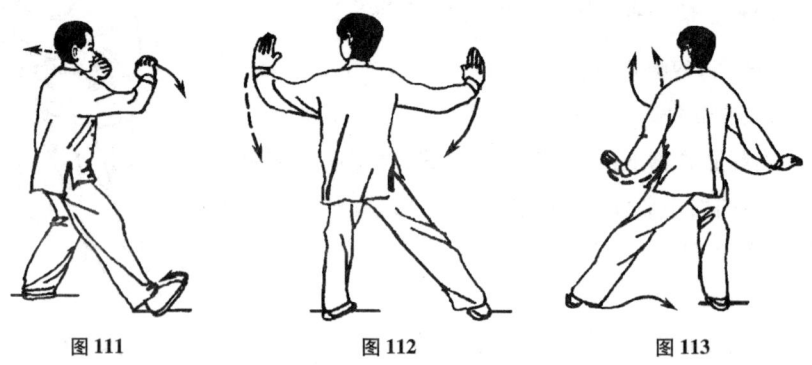

图 111　　　　　　　图 112　　　　　　　图 113

2. 收脚合抱

重心再移至右腿,左脚收至右脚内侧,脚尖点地成虚步。同时,两手由两侧向下向内划弧交叉合抱于胸前,左手在外,手心向面部,眼看左前方。(图113、图114)

3. 提膝翻掌

同(十三)右蹬脚式第4(图105),但左右方向相反,如图115所示。

4. 蹬脚举掌

同(十三)右蹬脚式第5(图106),但左右方向相反,如图116所示。

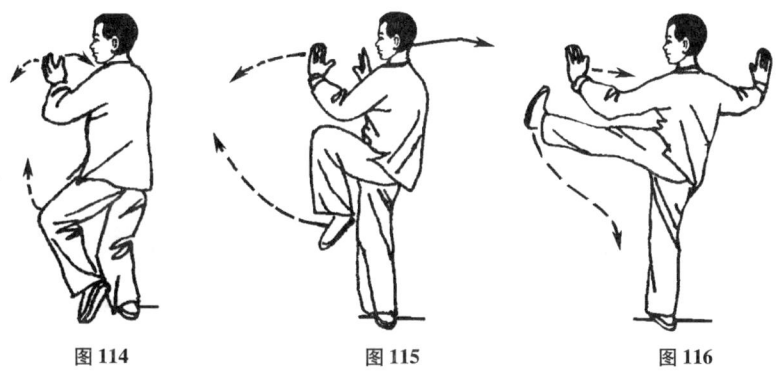

| 图114 | 图115 | 图116 |

[要点] 与(十三)右蹬脚式要点相同。

（十六）左下势独立式

1. 收腿勾手

左腿屈膝前脚下落,脚尖下垂成右独立式。同时上体微右转,右手掌变勾,勾尖朝下,左掌向右上方划弧,经面前停于右肩前,掌心斜向后,眼看右手。(图117、图118)

2. 仆步穿掌

右腿屈膝下蹲,左脚向

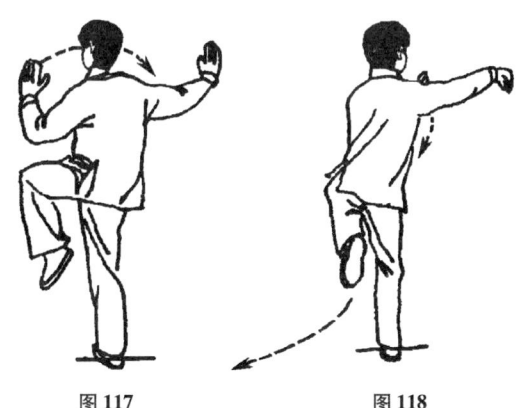

| 图117 | 图118 |

左侧伸出成左仆步。同时左手向下向左经左大腿内侧穿出,掌心向外,眼看左手。(图119、图120)

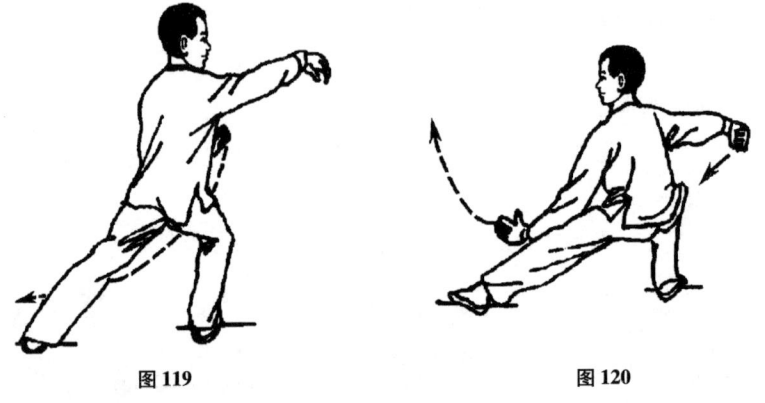

图119　　　　　　　　　　　图120

3. 弓步立掌

右腿蹬直,脚尖内扣,左腿逐步屈膝,身体重心前移,渐变为左弓步。同时,左臂随势向前上方成立掌,掌心向右,右勾手向前方划弧。(图121)

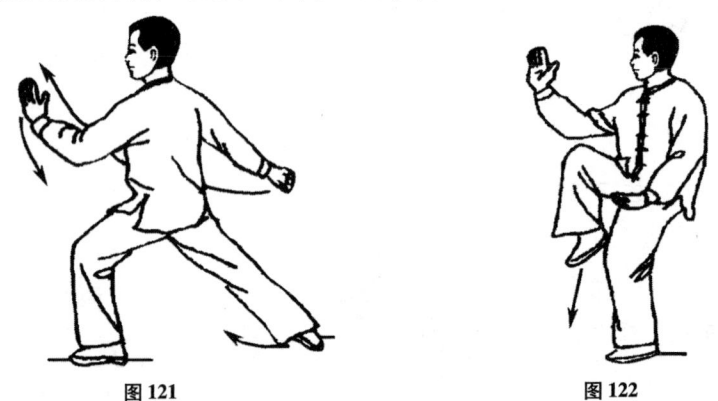

图121　　　　　　　　　　　图122

4. 提膝挑掌

重心全移至左腿,右腿屈膝并缓缓提起成独立式,同时右手转腕,由勾变掌经右腿外侧,屈肘挑掌立于右腿上方,成立掌,掌心向左,掌高齐眉。左手自然下落于左胯旁,掌心向下、指朝前,眼看右手。(图122)

[要点]仆步穿掌时上体要正直,掌下落,穿掌要自然转腕。右手挑掌时,左手下落有一个按的动作。

(十七)右下势独立式

1. 落脚勾手

右脚下落于左脚右前方,脚尖点地,上体微向左转,左脚跟随之内旋,重心仍在左脚。同时右掌随体转经面部向左划弧停于左肩前,掌心斜向后;左手半屈时向左上方划弧,并变勾手,勾尖朝下,与肩平齐,眼看左手。(图123、图124)

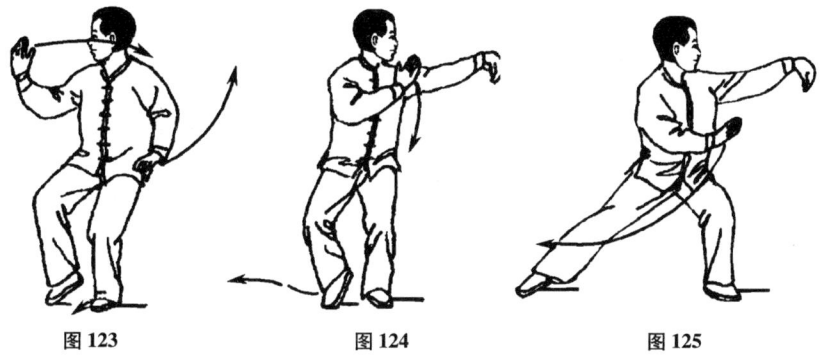

图 123　　　　　　　图 124　　　　　　　图 125

2. 仆步穿掌

同(十六)左下势独立式第2(图119、图120),但左右相反。如图125、图126所示。

3. 弓步立掌

同(十六)左下势独立式第3(图121),但左右相反。如图127所示。

4. 提膝挑掌

同(十六)左下势独立式第4(图122),但左右相反。如图128所示。

[要点] 与(十六)左下势独立式要点相同。

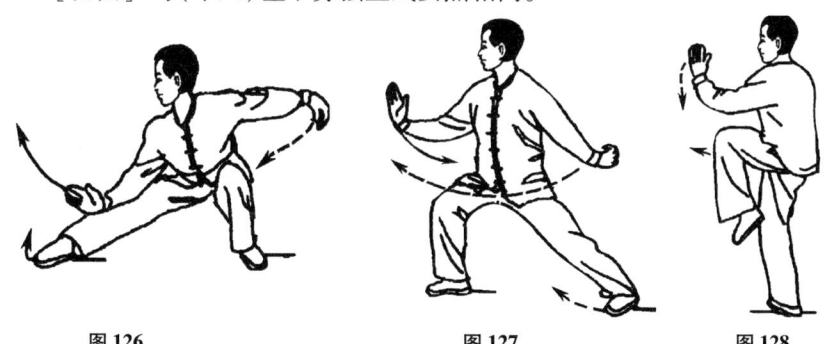

图 126　　　　　　　图 127　　　　　　　图 128

（十八）左右穿梭式

1. 落脚抢球

左脚向左前方落步,上体左转,重心缓移至左脚,并屈膝支撑。右脚随上体左转向前收于左脚内侧,脚尖点地成虚步。收脚与抱球动作应一致。左手前臂内转,由立掌变平掌,掌心向下,右手随转体向左前方划弧屈臂于左腹前,掌心向上,两手斜相对成抱球状,眼看左手。（图129～图131）

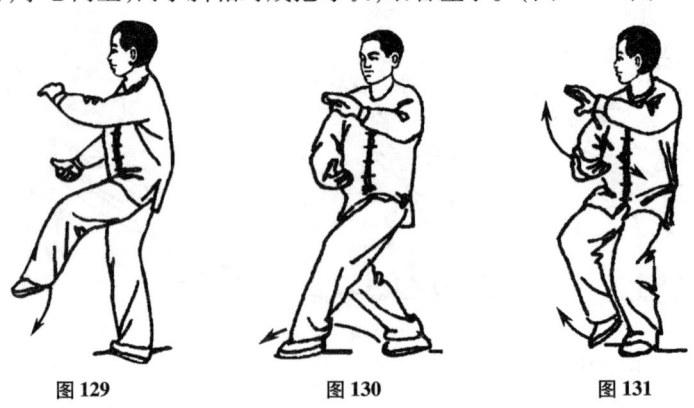

图 129　　　　　　图 130　　　　　　图 131

2. 弓步推架

上体右转,右脚向右前跨一步,脚跟、脚掌先后着地,重心前移,并渐变为右弓步。同时,右手向右前上方划弧,架掌于头部右上方,略高于头,掌心斜向前上方,左手经胸前向右前方,指尖与鼻平,立掌朝前,眼看左手。此为左穿梭。（图132、图133）

3. 收脚抱球

重心稍后移,将右脚尖稍外展,随后将重心移至右脚,左脚缓提向前收于右脚内侧成虚步。同时右臂向内、向下,屈于右胸前,左臂向下向右划弧停于腹前,两掌相对成抱球状,眼看左手,完成

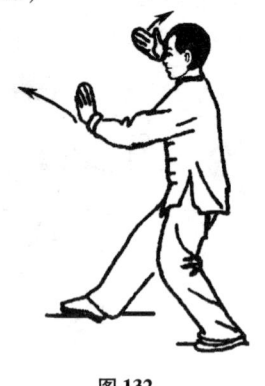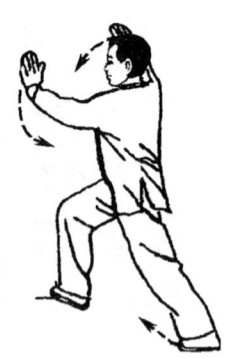

图 132　　　　　　图 133

左穿梭。（图134、图135）

4. 弓步架推

同2（图132、图133），但左右方向相反，如图136、图137所示。此为右穿梭。

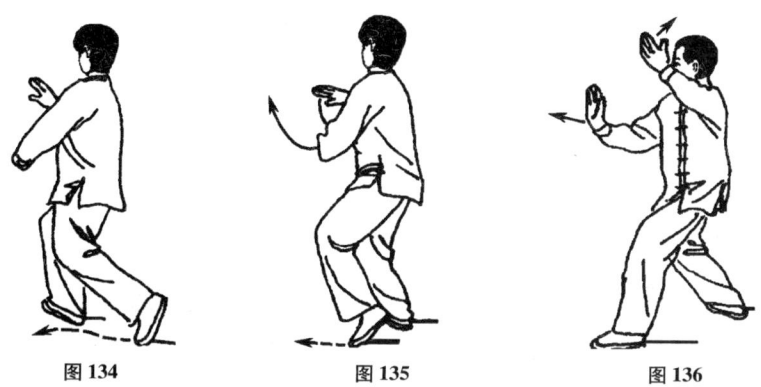

图134　　　　　　图135　　　　　　图136

［要点］保持上体正直，沉胯敛臀，上下肢动作一致。

（十九）海底针式

1. 跟步提手

重心稍前移，随即提右脚，向前紧跟半步，重心后坐移至右腿，屈膝承重，提起左脚离地一拳高。同时，上体随之微右转，右臂下落划弧向右上方，随之转腕转掌停于右耳侧，掌心向左。左手向前下方自然下落停于左腿上方，掌心向下指朝前，眼看右前方。（图138）

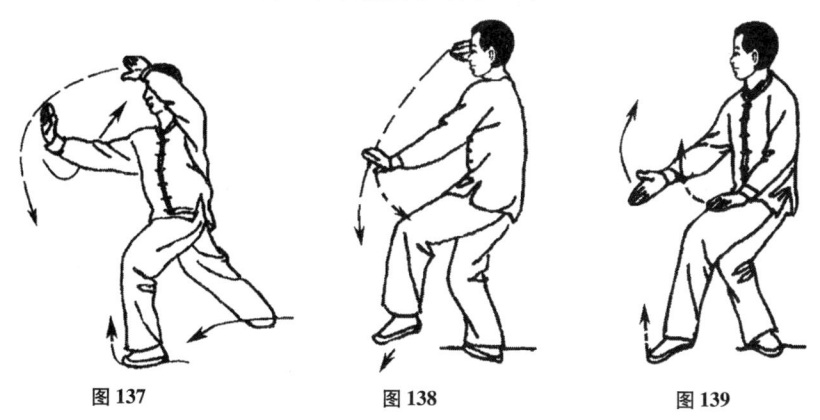

图137　　　　　　图138　　　　　　图139

2. 虚步插掌

左脚稍前点地成虚步,上体左转。右手由上而下划弧插于左膝前上方,掌心向左,指朝下。左手向后下方划弧后停于左胯旁,掌心向下、指朝前,眼看前下方。(图139)

[要点] 上体先右后左转动,上体保持正直。

(二十)闪通臂式

1. 提手提脚

右臂微屈向上提齐胸高,左手向前上方提起划弧停于右肘内侧,两掌心斜相对。同时,左腿微屈上提至离地一拳高,眼看右手。(图140)

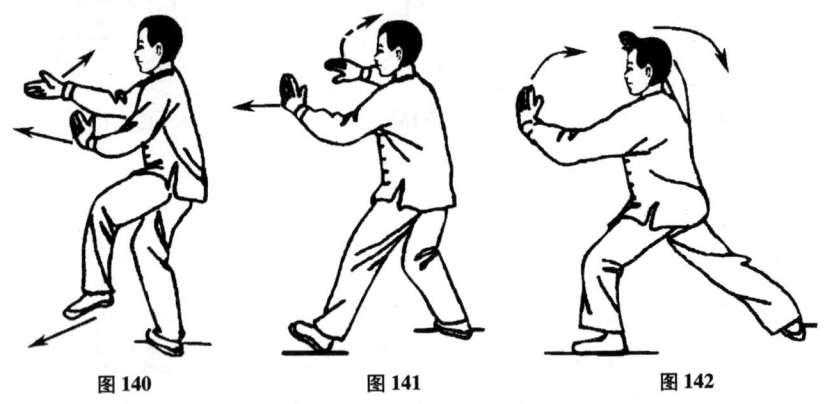

图140   图141   图142

2. 跨步翻掌

左脚向前跨一步,脚跟着地,脚尖上翘。同时,右前臂向内上、曲肘、转腕,掌心向外与眼平,左臂稍上掌心相向,与右臂成环状,眼看右手。(图141)

3. 弓步推掌

重心继续前移,左脚掌落地,逐渐成左弓步。同时,上体微右转,右手向右上方划弧,掌心斜向上,略高于头;左臂向右前方推出,掌心斜向右,指尖斜向上与鼻同高,眼看左手。(图142)

(二十一)转身搬拦捶式

1. 后坐扣脚

重心后移至右脚,屈膝承重,左脚尖上翘内扣,上体右转,同时,右手向

右向下划弧落于体右侧,掌心斜向外,指朝上。左手向上向右划弧停于头左侧,指尖斜向右上方,略高于头,眼看右手。(图143)

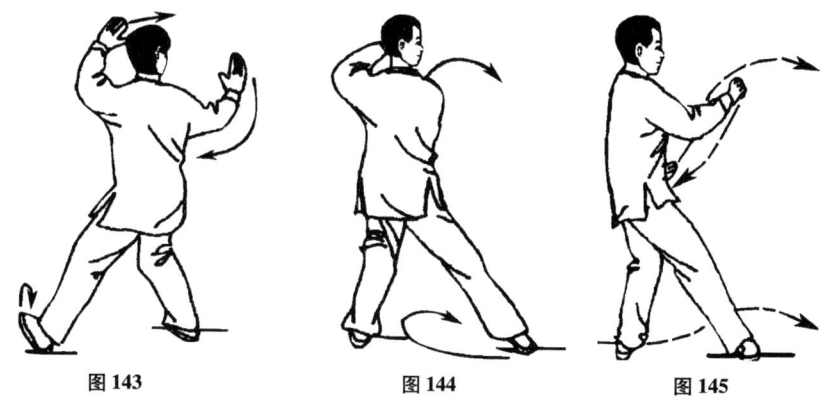

图143　　　　　　图144　　　　　　图145

2. 转身握拳

重心移至左脚,屈膝承重,上体继续右转。同时,右手由掌变拳,经腹前至左肋旁,拳眼向下。左掌基本保持不变,眼看右前方。(图144)

3. 搬拳收脚

身体右转,右拳经胸前以肘关节为轴向上向前搬出,拳眼向上,拳背为力点,左手自然落于左胯旁,掌心向下指朝前。同时,右脚经左脚内侧收起再向右前方迈出,脚尖外撇脚跟着地,眼看右拳。以上完成了搬拳动作。(图145)

4. 上步拦掌

上体右转,重心移至右腿,脚掌着地屈膝承重。同时,左手经体侧向前划弧拦出,肘微屈,掌心向前下方。右拳内旋,右臂向右后方划弧收至右腰侧,拳心向上,眼看左手。(图146)

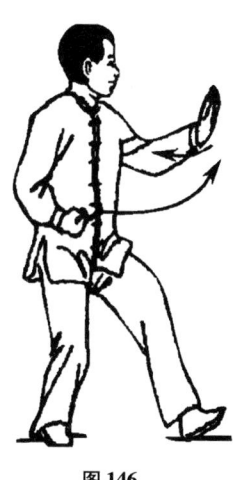

图146

5. 弓步打拳

重心左移,左腿屈膝承重成左弓步;同时,右拳用力向前打出,拳眼斜向上齐胸高,左手微后,手掌附于右臂内侧,眼看右拳,完成捶拳动作。(图147)

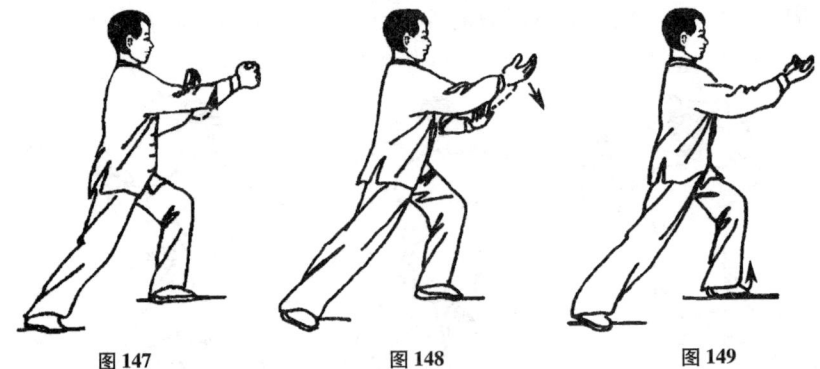

图 147   图 148   图 149

［要点］搬拳应与收跨出右脚同步，拦拳应与左脚跨步同步，捶掌应与左弓步同步。上下一致，同时完成。

(二十二) 如封似闭式

1. 穿手翻掌

左手由右腕下向前穿出，同时右拳变掌，两掌心翻向上，先并列后向左右缓缓分开，宽不过肩，眼看双掌。（图 148、图 149）

2. 后坐收掌

重心后移至右腿，左脚尖上翘。同时，两臂曲肘内收，经胸前转腕翻掌下按于腹前，掌心朝前下方，眼看前方。（图 150、图 151）

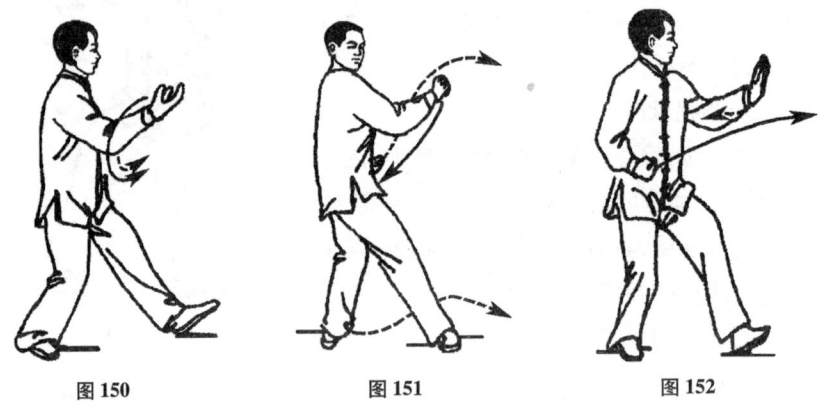

图 150   图 151   图 152

3. 弓步推掌

重心前移，左脚掌着地，左腿屈膝承重，成左弓步。同时，两掌由腹前

朝前上方弧形推出,前臂微曲,掌心斜向上,高与肩平,宽不过双肩,眼平视前方。(图152、图153)

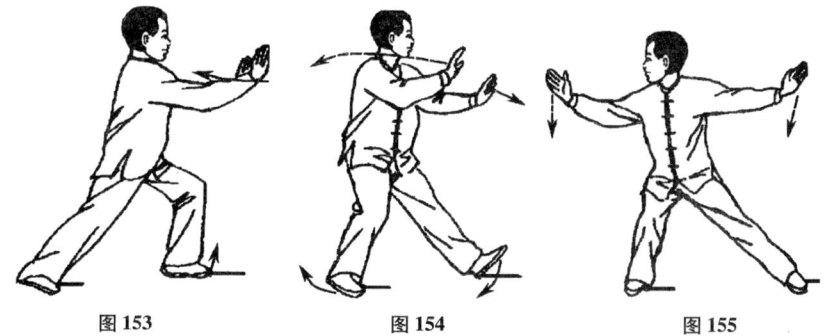

图153　　　　　　　　图154　　　　　　　　图155

[要点]上体正直,后坐不挺腹,前推时不凸臀。

(二十三)十字手式

1. 转体平臂

上体后坐右转,重心移至右腿,左脚尖上翘内扣。右手随转体向右平摆划弧,与左臂形成平举,两掌心向外,两肘微曲。随之右脚尖向外摆,眼看右手。(图154、图155)

2. 收脚合抱

重心缓移至左腿,左腿屈膝承重,右脚尖内扣,随即提起向左并步收回,两脚与肩同宽。同时两手下落经腹前向上屈臂合抱于胸前,双腕同肩高,双掌心向后成十字手,右手在前。双腿同时逐渐伸直,眼看正前方。(图156、图157)

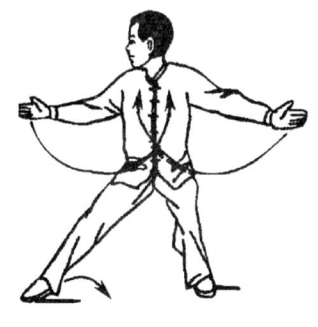　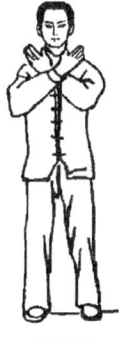　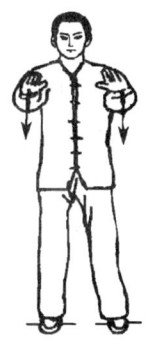

图156　　　　　　　　图157　　　　　　　　图158

［要点］两手平举、合抱与变换重心动作要慢、稳、协调一致,注意合抱时不要弯腰凸臀。

(二十四)收势

1. 翻掌举臂

下身不动,两掌同时内旋翻掌向下,转腕,两前臂由内向外伸出,平举,高与胸齐,宽不过肩,掌心向下,臂微曲,眼平视前方。(图158)

2. 落手垂臂

两手自然慢慢下落至体侧,掌心向内指朝下,眼平视前方。(图159、图160)

3. 收脚还原

重心缓移至右脚,慢提左脚脚跟,脚尖离地约半拳,向右收落于右脚内侧,缓慢着地,再移重心于双脚间,自然站立,平视前方。(图161)

［要点］动作要十分缓慢柔和,并与呼吸相配合,一般举臂时吸气,两手下按时呼气,气沉丹田。

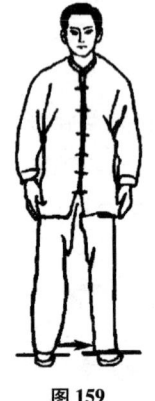
图159

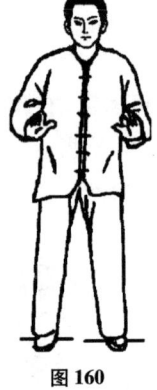
图160

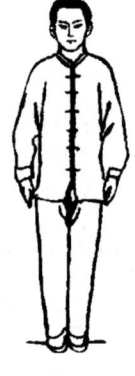
图161

四十二式太极拳

（一）起势

1. 两脚开立

两脚并拢，自然直立，悬顶竖颈，松肩垂臂，思想放松，心情平静，精神集中，自然呼吸，目平视向前约一分钟后，左脚轻轻提起，向左开半步，与肩同宽。（图1、图2）

2. 两臂前举

两臂缓缓往上举，与肩同高、同宽，掌心向下。（图3）

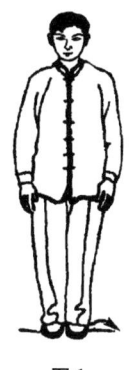

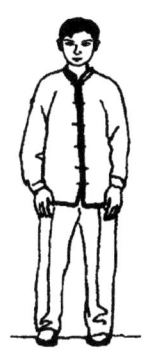

图1   **图2**

3. 屈膝下按

上体端直，两腿屈膝下蹲；同时两手下按于腰腹前，掌膝相对，眼平视前方。（图4）

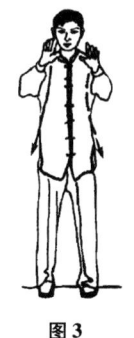

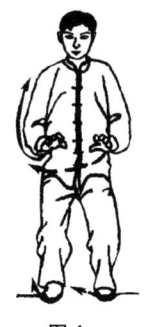

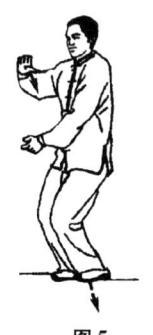

图3   **图4**   **图5**

（二）右揽雀尾式

1. 右转抱球

右脚尖外撇，重心渐移右腿，上体微向右转，右臂向右上划弧屈于胸前，掌心向上，两手成抱球状，左脚收于右脚内侧，虚步点地，眼看右手。（图5）

2. 弓步挪臂

上体向左转，左脚向左前方平跨一步，脚跟轻落地，重心前移成左弓步；同时左臂向左前方挪出，高与肩平，掌心向内，指朝右，右手自然下落于右胯旁，掌心向下，指朝前，右腿自然绷直，眼看左手。（图6、图7）

3. 收脚抱球

上体微左转，重心再前移至左脚，右脚收至内侧；左臂内旋屈于左胸前，右臂外旋向左划弧后至左腹前，两手掌心相对成抱球状，眼看左手。（图8）

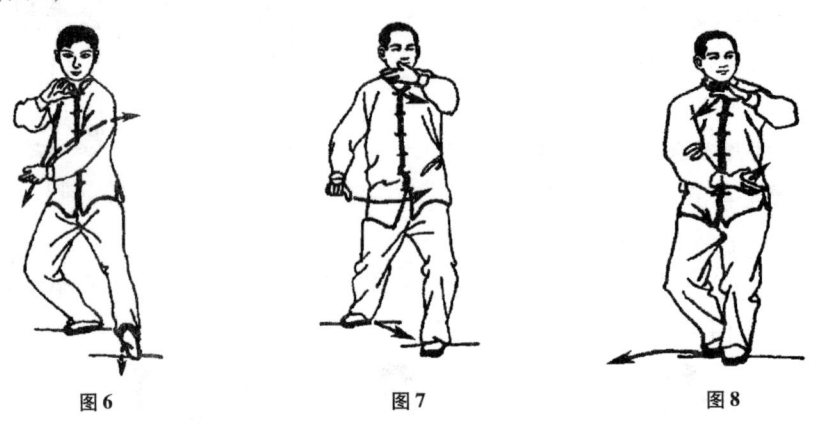

图6　　　　　　　　图7　　　　　　　　图8

4. 迈步挪臂

上体右转，右脚向右前方跨一步，先脚跟后脚掌着地，随之缓缓屈膝变为右弓步；同时，右臂向前方挪出，掌心向内，指朝左，略高于肩，左掌向左下方落于左胯旁，掌心向下，指朝前，目视右手。（图9、图10）

5. 向后捋坐

上体微右转，右掌前伸，掌心向下，左掌同时翻转上托，至右腕下方，随

之双掌向后下方捋至腹前,掌心斜相对,上体随之后坐,重心由右脚移至左脚,目视右掌。(图11、图12)

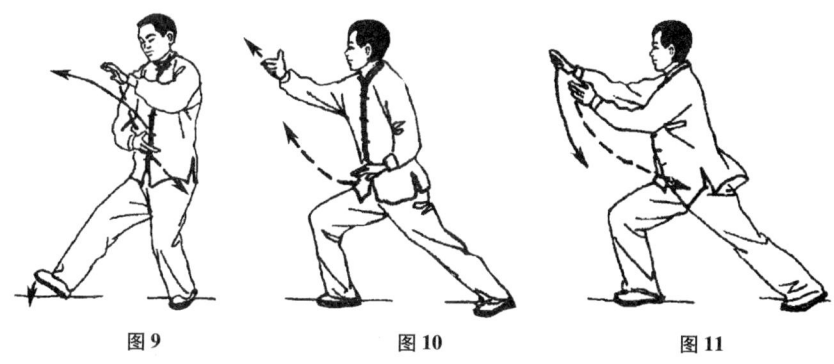

图9　　　　　　　　图10　　　　　　　　图11

6. 弓步前挤

上体微左转,左右手同时划弧抬至胸前,右掌在前,掌心向后,左掌在后,掌心向外,左掌指附于右腕内侧,两掌一齐向前推出;同时重心向前移,右腿屈膝变为右弓步,眼视前方。(图13、图14)

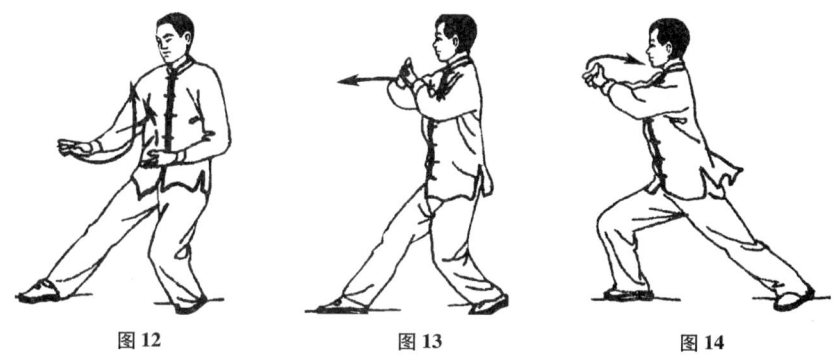

图12　　　　　　　　图13　　　　　　　　图14

7. 转身竖掌

重心慢慢后移至左脚,屈膝承重,右脚尖上翘内扣脚掌着地,右腿自然伸展;同时上体微右转后左转,随之右臂翻掌外旋,经右前方划弧后屈肘至左肩前,前臂及掌竖直,掌心向上,指朝斜上方,左掌仍附于右腕内侧随右掌划弧,最后掌心向右,指朝前,目视右掌。(图15、图16)

8. 转掌收脚

上体微右转,重心右移至右脚,左脚收至右脚内侧,脚尖点地成丁虚

步；同时右臂内旋肘外旋，转掌向右前方成立掌，腕与肩平，左掌仍附于右腕内侧，眼看右手。（图17）

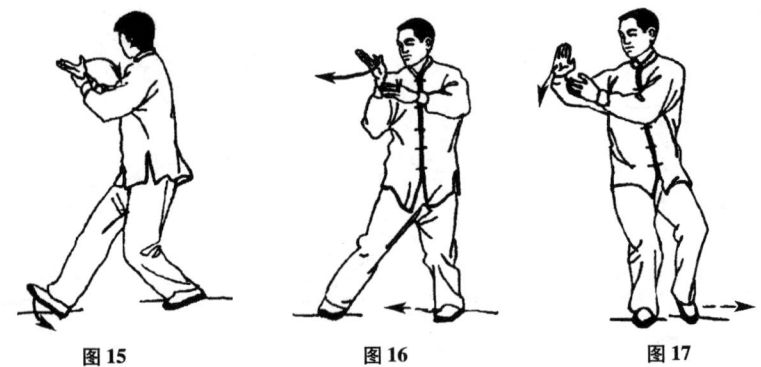

图15　　　　　　图16　　　　　　图17

（三）左单鞭式

1. 钩手跨步

上体左转，随之左脚向前跨一步，脚跟着地；同时右掌变钩手，左掌向左划弧至面前，目视左掌。（图18）

2. 弓步推掌

上体再左转，重心前移成左弓步，左掌翻掌带臂向前推出，腕同肩高，眼看左手。（图19）

（四）提手式

1. 转体旋臂

重心后坐体右转，随之左脚尖上翘内扣，左掌向右平摆划弧，眼看左

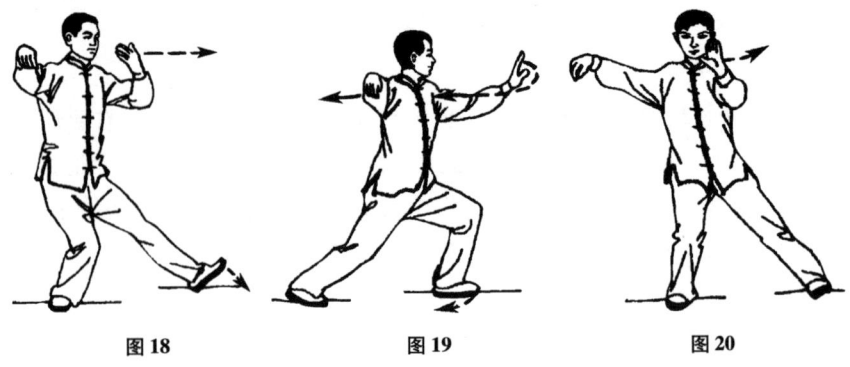

图18　　　　　　图19　　　　　　图20

手。（图20）

2. 提脚提手

重心左移，左脚屈膝承重，右脚稍上提再落下，脚尖上翘，脚跟点地；同时右臂内旋屈肘，成侧立掌举于右前方，指尖齐眉掌心向左，左臂屈收侧掌于右肘内侧，掌心向右指尖斜向上，眼看右手。（图21、图22）

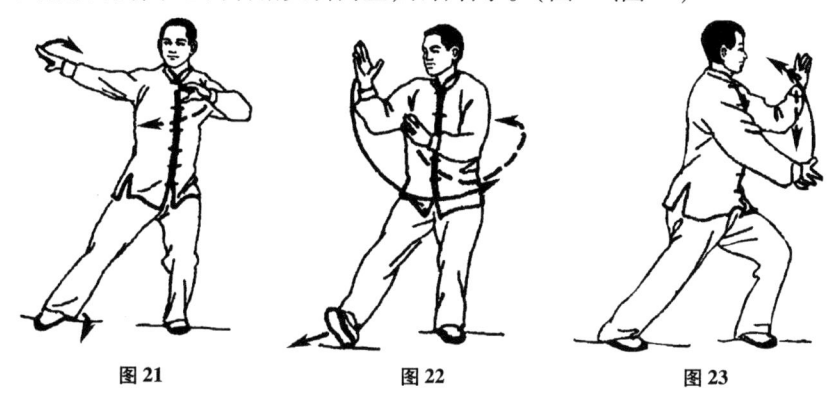

图21　　　　　　　图22　　　　　　　图23

（五）白鹤亮翅式

1. 转体抱球

上体左转，右脚稍后撤，脚尖内扣，重心渐右移；两手随转体同时向左稍下方划弧，右掌翻掌向上停于腹前，左掌停于面前，两手成抱球状，眼看左手。（图23）

2. 坐体合手

重心继续右移，右腿屈膝承重，上体后坐并右转，两手向右上方靠拢，右手平臂掌心向左，左手立掌附于右腕内侧，眼看右手。（图24）

3. 分手亮翅

上体微左转，左脚稍向后收，脚尖点地成虚步，重心稍向后移，两手朝右上、左下划弧分开，右掌高齐额，掌心向内，左掌停于左胯侧，掌心向下，指朝前，眼平视前方。（图25）

（六）搂膝拗步式（二式）

1. 转体绕臂

上体微向左转后又向右转，重心移至右腿，左腿提起一拳高位于右腿

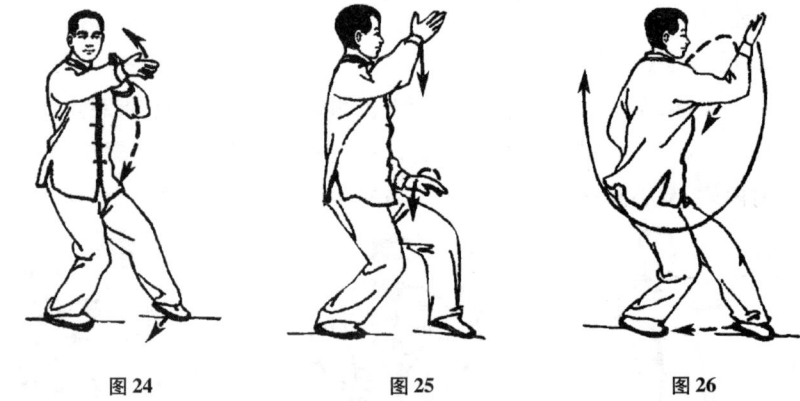

图 24　　　　　　　图 25　　　　　　　图 26

内侧;同时,右手向左下方经腹前再向右上方划一大弧,立掌停于右前方,高与头平,掌心斜向内上,左手向右上方划弧后停于右肋前,掌心向下,眼看右手。(图 26、图 27)

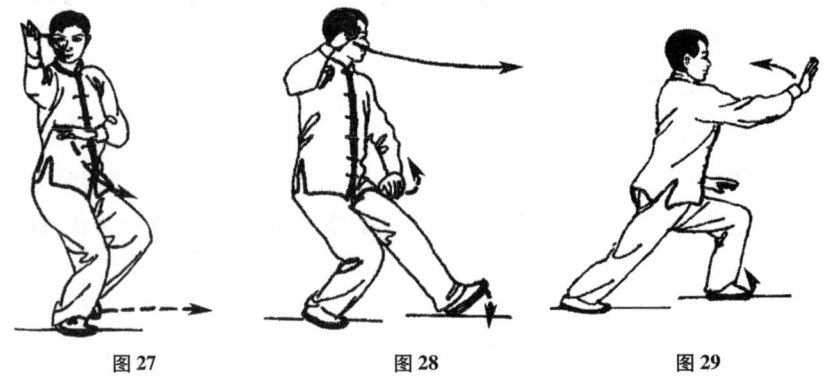

图 27　　　　　　　图 28　　　　　　　图 29

2. 推掌搂膝

上体左转,左脚向前跨一步,脚跟脚尖先后着地,重心前移渐成左弓步。同时,右手经身旁随弓步向前推出,腕与肩平,掌心斜向前,左手向左下方由腹前搂过左膝,按于左胯侧,眼看右手。此为左搂膝拗步。(图 28、图 29)

3. 绕臂上步

重心稍向后,提起左脚尖向外撇,上体左转,重心移向左脚,随之提起右脚,向前经由左脚内侧并向右前方上一步,脚跟着地;同时,右臂向左划

弧经腹前停于左肋旁,平掌,左手向左上方划弧,高与头平,掌心斜向上;眼先看左手,后平视前方。(图30~图32)

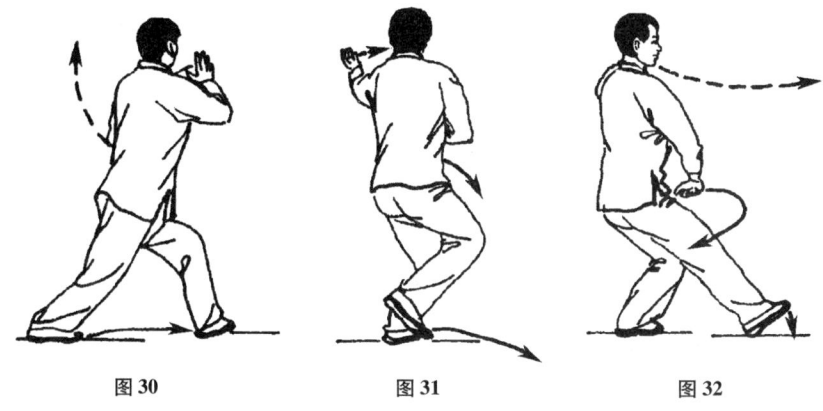

图30   图31   图32

4. 推掌搂膝

动作同上(图29),但方向左右相反。重心前移成右弓步;同时左掌向前推出,右掌搂过右膝停于右胯侧,眼看左掌。(图33)

(七)撇身捶式

1. 上步握拳

重心稍后,右脚尖稍外撇,上体随之右转,并将重心前移至右腿,提起左脚虚附于右脚内侧;同时,左臂向前下方划弧,转腕握拳落于小腹前,右手经体侧向上、向内划弧横停于左臂内侧,眼看左前方。(图34、图35)

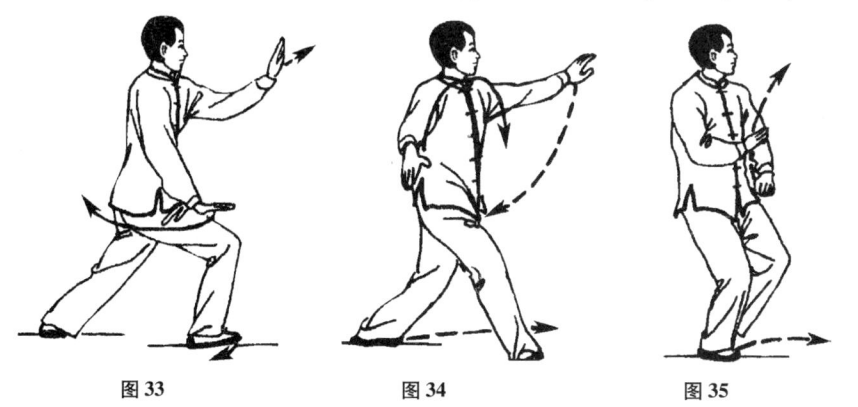

图33   图34   图35

2. 弓步撇拳

左脚向左前方跨出一步,脚跟、脚尖依次着地,随重心前移成左弓步;同时左拳经体前上举经面前向左前方翻转撇打,拳背向前,拳高与头平,右手随左拳动作仍附于左前臂内侧。(图36、图37)

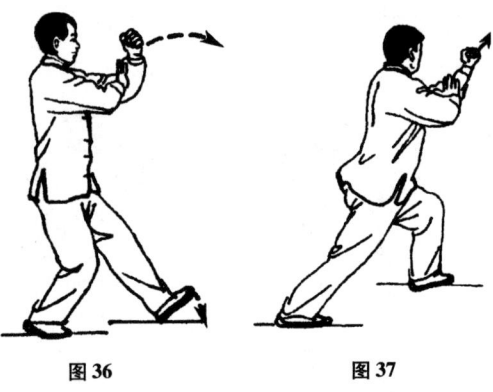

图36　　　　图37

(八)捋挤势式(二式)

1. 后坐抹掌

重心稍后移,左脚尖内扣,上体右转,左拳变掌,右掌向右平抹划弧后,再次收于左前臂内侧,眼看左掌。(图38)

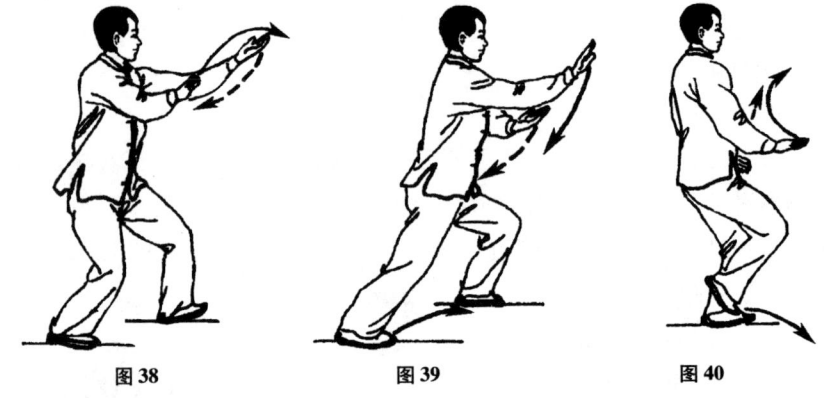

图38　　　　图39　　　　图40

2. 弓步后捋

重心前移,渐成左弓步,上体继续右转,右掌由左向右前方划弧平抹,掌心斜向下,左掌落于右肘内侧下方,掌心斜向上;随后,两掌同时向下,向后捋,直至左掌停于左胯旁,右掌停于腹前,重心移至左脚,右脚收于左脚侧,目视右前方。(图39、图40)

3. 后坐旋臂

右脚向右前方上步,脚跟着地;同时两手翻转(左前臂内旋,右前臂外

旋）屈臂上举,收于胸
前,掌心相对,目视前
方。（图41）

4. 弓步前挤

重心渐前移,成右
弓步;同时两臂向前挤
出,撑成圆形,左掌贴于
右腕内侧,掌心向外,指
尖斜向上,右掌心向内,
指尖向左,高与肩平,目视右掌。（图42）

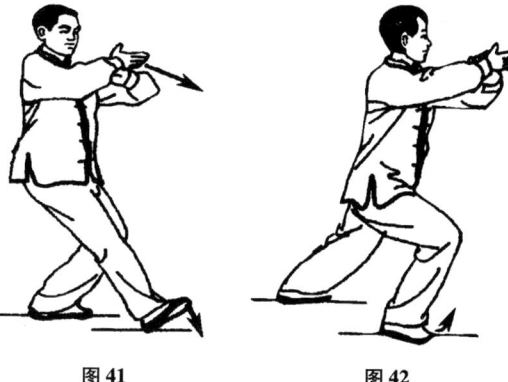

图41　　　　　　　图42

5. 后坐穿臂

重心后移,右脚尖内扣,上体左转,右掌翻转向上,左掌划一小弧后从
右前臂向斜上方穿出,掌心斜向前下方。（图43）

6. 弓步后捋

动作同2,唯手脚和动作左右相反。（图44、图45）

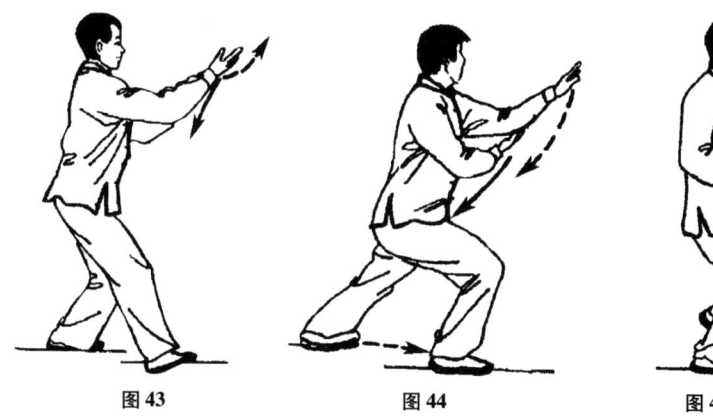

图43　　　　　　　图44　　　　　　　图45

7. 后坐旋臂

动作同3,唯手脚和动作左右相反。（图46）

8. 弓步前挤

动作同4,唯手脚和动作左右相反。（图47）

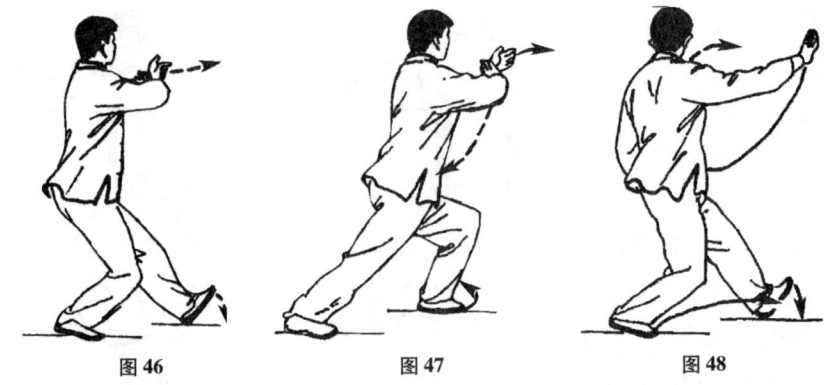

图46　　　　　　　图47　　　　　　　图48

(九)进步搬拦捶式

1. 后坐划弧

重心向后转,左脚尖外撇,上体左转,左掌向下划弧,掌心向上,右掌向右前方伸展,掌心斜向下,头随上体转动。(图48)

2. 跟步收拳

重心前移,左脚尖着地,右脚收于左脚内侧,左掌向左上方划弧收于体前,掌心向下,右掌向左下方划弧,变拳收于腹前,拳心向下,眼平视前方。(图49)

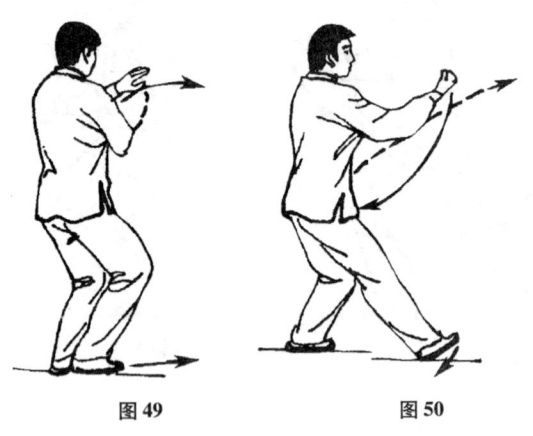

图49　　　　　　　图50

3. 搬拳按掌

右脚向前上步,脚跟着地,脚尖外撇,右拳随势由左臂内侧向前翻转搬出,拳心向上,与胸齐平,左掌由上向左下按至左胯旁,眼看右拳。(图50)

4. 上步拦掌

重心向前,上体右转,右前臂内旋向右后划弧至体右侧,拳心向下;同时,左前臂外旋,左掌向前上方划弧前伸至体前,掌心向右;随后左脚向前上一大步,脚跟着地,右拳心转向上,左掌心翻向下,拦于体前,眼看左掌。(图51、图52)

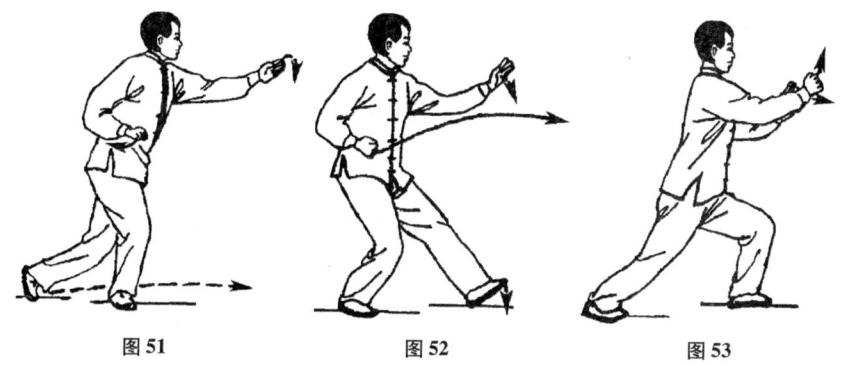

图51　　　　　　　　　图52　　　　　　　　　图53

5. 弓步冲拳

重心前移成左弓步;同时左拳向前打出,拳眼向上与胸平,左掌收于右前臂内侧,眼看右拳。(图53)

（十）如封似闭式

1. 穿掌收臂

左掌从右前臂下穿出,掌心向上,右拳随之变掌,掌心转向上;随后上体后坐,左脚尖上翘,双掌分开屈臂内旋,收至胸前,与肩同高、同宽,掌心斜相对,眼视前方。(图54、图55)

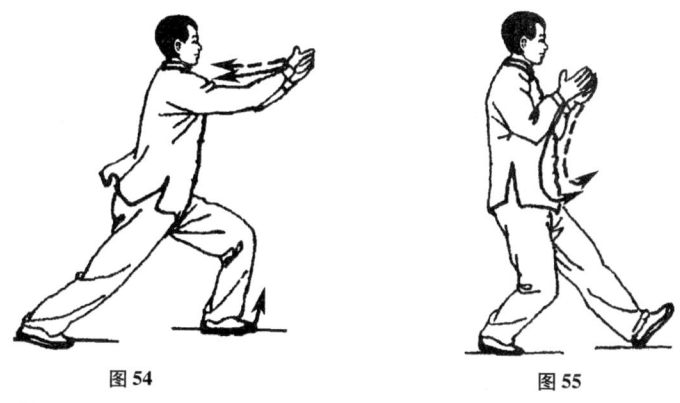

图54　　　　　　　　　　　图55

2. 落掌推掌

双掌翻转向下,落至腹前;同时重心前移至左脚,将右脚收至左脚侧后方,脚尖点地,与左脚相距约一拳成右丁步;同时两掌向前推出,掌心向前,双掌与肩同宽,腕与肩平,目视双掌。(图56、图57)

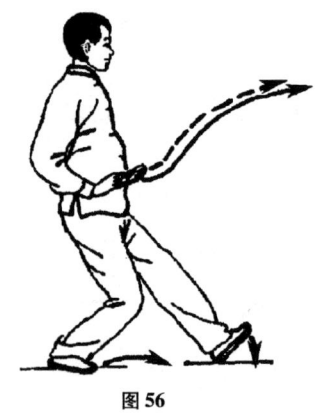

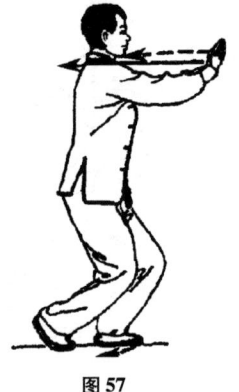

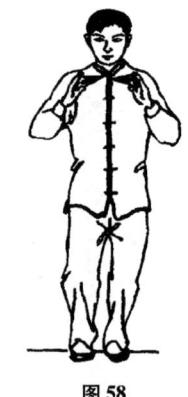

图 56　　　　　　　图 57　　　　　　　图 58

（十一）开合手式

双掌开合

以右脚掌、左脚跟为轴，依次向右辗转，变右丁步为双脚并立，踏实；同时两掌转成立掌，掌心相对，屈肘收于胸前，并稍向左右分开，至双掌与肩同宽；随后重心移至左脚，提起右脚跟，双掌向内合拢至与头同宽，眼看双掌。（图58、图59）

（十二）右单鞭式

开步展臂

身体稍向右转，右脚向右横开一步，脚跟着地；随即两臂内旋，虎口相对，掌心向外，目视左

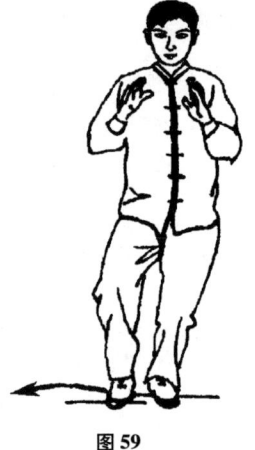

图 59

掌。重心右移，成右侧弓步（横裆步），两掌向左右平展分开，平举，掌心向外，指尖向上，目视左掌。（图60、图61）

（十三）肘底捶式

1. 旋臂抱球

重心左移，左脚尖内扣，上体稍左转，右前臂外旋掌心转向上，右掌向内下方划小弧后至右肩前，左掌向左下方划弧至体侧，随后重心右移；上体右转，提起左脚收于右脚内侧，左臂向右经腹前划弧至右体侧，掌心向上，右肘外展掌心向下，两臂、两掌相对成"抱球"状，眼看右掌。（图62、图63）

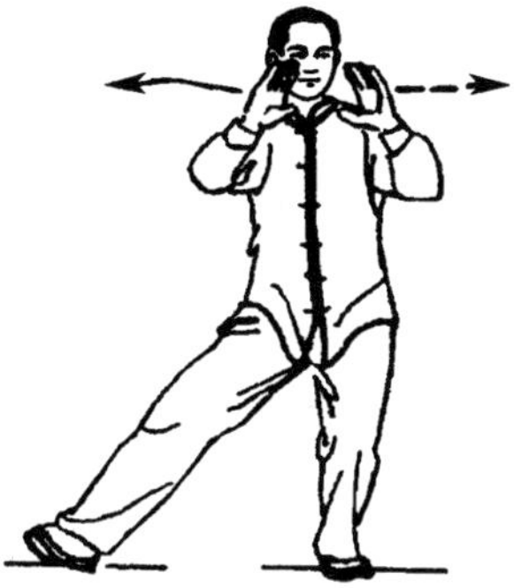

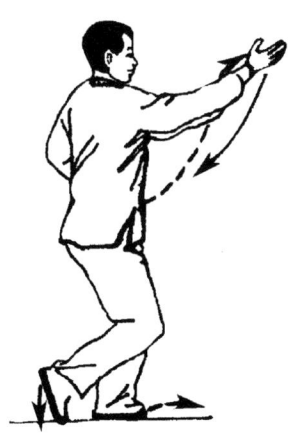

图 60 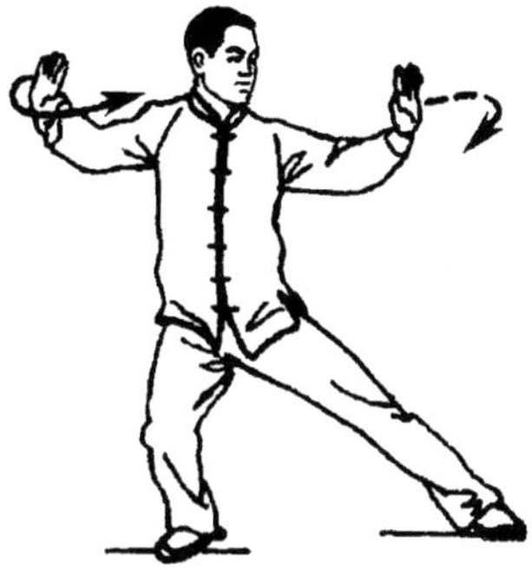 图 61

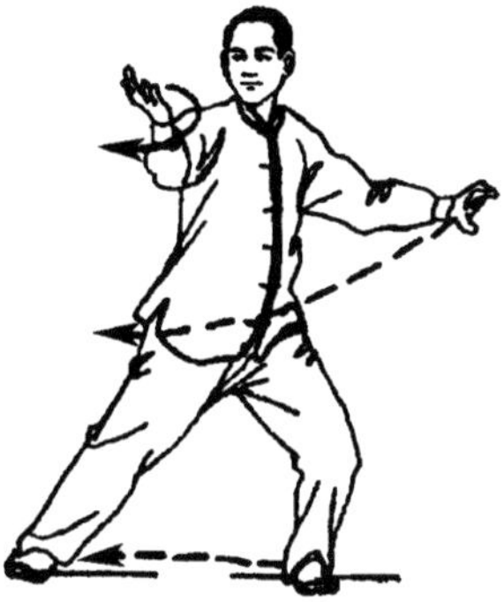

图 62 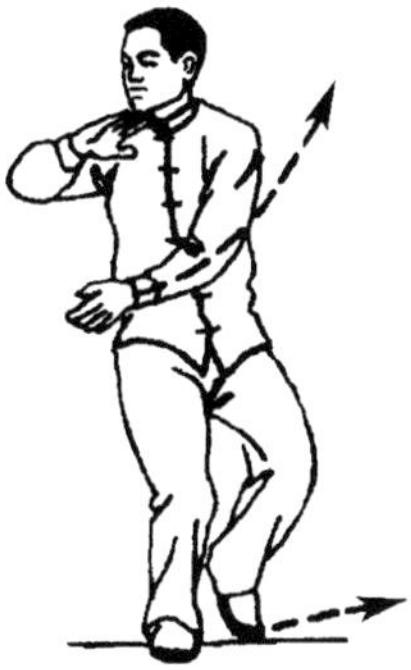 图 63 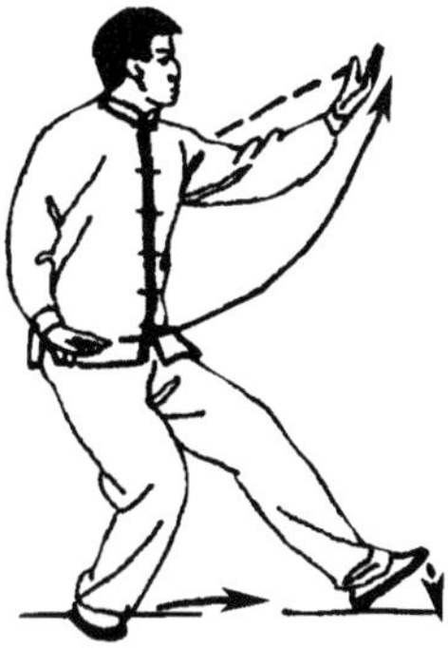 图 64

2. 上步后坐

上体左转,左脚向左前方上步,脚跟着地,脚尖外撇重心后坐;同时,左掌经腹前向左上方划弧,掌心向内,高与头平,右掌经左胸前划弧落于右胯旁,目视左掌。(图 64)

3. 跟步伸掌

上体继续左转,重心前移,右脚前跟半步,脚尖落于左脚后侧,右臂随上体向前上方划弧,掌心斜向上,高与头平,左臂随之向左下方划弧至体左侧,眼看右掌。(图 65)

图 65

4. 劈掌收捶

右脚跟着地,重心移右腿,左脚进步,脚跟着地,脚尖上翘,成左虚步,左掌在体侧变侧立掌,向前上方经右腕上方向前劈出,指尖与眉平,右掌内收变拳至左肘侧下方,拳眼向上,成肘底捶。(图66)

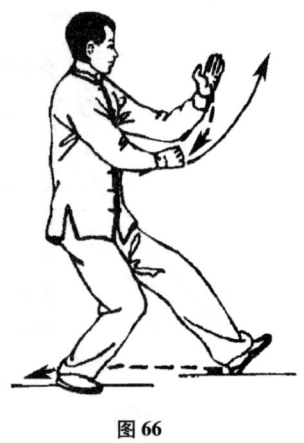

图66

(十四)转身推掌式(二式)

1. 撤脚竖掌

左脚撤至右脚后侧,前脚掌着地,右拳变掌上举,腕高齐眉,掌心向上,左掌翻转下落至右胸前,掌心向下,眼看右掌;随后以右脚跟、左脚掌为轴,向左转身90°,重心保持在右脚上,左掌竖起,指尖与头平,眼视前方。(图67、图68)

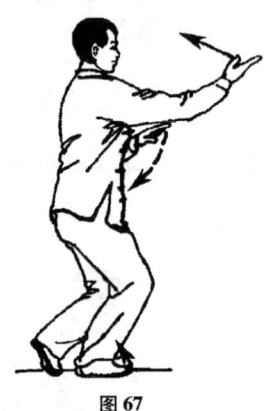

图67

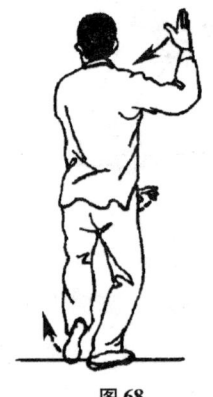

图68

2. 上步推掌

左脚向前偏左上步,脚跟着地,右掌屈收至右耳旁,掌心斜向前下方,左掌经腹前向左划弧,目视前方;随后重心前移,转腰顺肩,右掌顺势向前推出,掌心向前,指尖与鼻尖平,左掌经左膝上方搂过,按于左胯旁;同时,右脚顺势收至左脚内侧,前脚掌着地,成右丁步,眼视右掌。(图69、图70)

3. 转身竖掌

以左脚跟、右脚掌为轴,向右转身90°,重心保持在左脚上,左臂随势向左

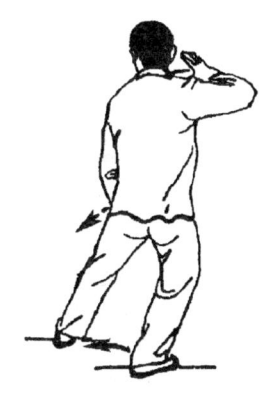

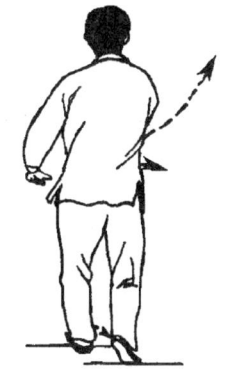

图 69　　　　　　　　　　　　　　图 70

上方举起,掌高与头平,右掌收至左胸前掌心向下;随后,右脚向右前方上步,脚跟着地,左掌屈于左耳侧,右掌落于腹前,眼平视前方。(图71、图72)

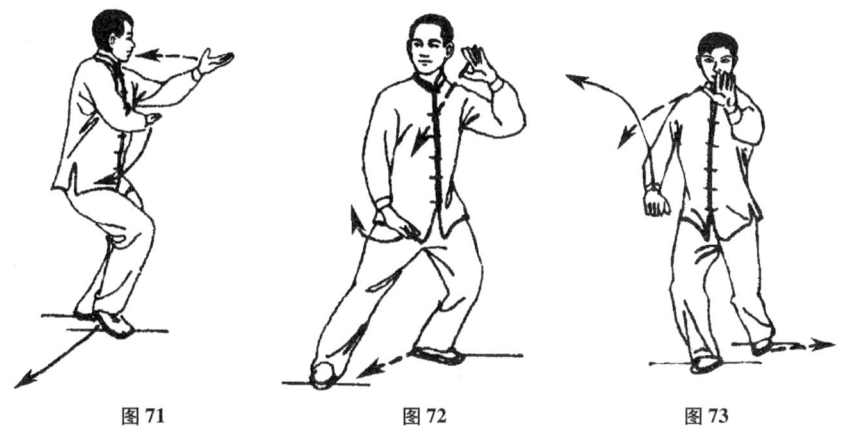

图 71　　　　　　　　　图 72　　　　　　　　　图 73

4. 上步推掌

动作与2相同,唯手脚和动作左右相反。(图73)

上式完成后,上体稍右转,左脚向左撤半步,转入下式。

(十五)玉女穿梭式(二式)

1. 撤步后捋

左臂向右划弧至右胸前,掌心转向上,右掌经左前臂上方向前伸探至体前,掌心斜向下,腕与肩齐平,目视右掌。随后,上体左转,重心左移,两

掌同时向下后方捋运,左掌捋至左胯旁,右掌捋至腹旁,右脚顺势收至左脚内侧,目视双手。(图74、图75)

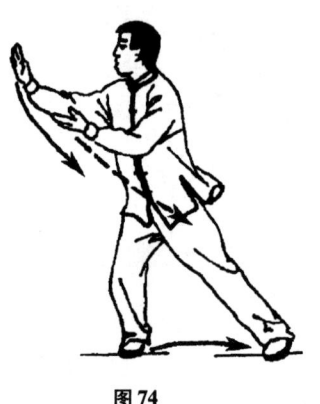 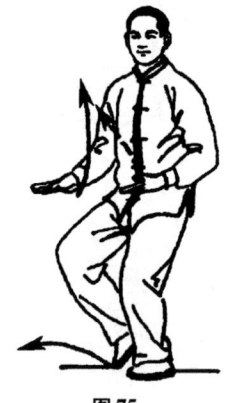

图74　　　　　　　　　　　　　　　图75

2. 合掌旋掌

右脚向右前方上步,脚跟着地,两臂上举,使两掌对合于胸前,右掌在前,掌心向后,指尖向左,左掌在后,掌心向前,指尖附于右腕内侧,使两前臂成圆环状,眼看右掌。随后,重心前移,上体右转,右脚掌着地,左脚跟步至右脚内侧后方,前脚掌着地,右掌转腕,掌心向上,掌指自左向前划一平弧,右掌随之运动,掌指附于右腕内侧,眼看右掌。(图76、图77)

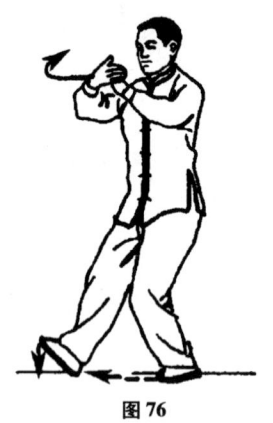 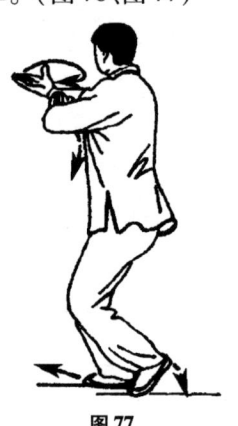

图76　　　　　　　　　　　　　　　图77

3. 分掌推掌

重心后移,左脚跟落地,上体左转后坐,提起右脚向右前方上一步,脚跟着地,右掌屈肘内旋向右后上方划弧至右肩前上方,掌心斜向外上方,左掌随右掌稍向上运动,后经胸前向下收于左腰际,目视前方。随后,重心前移成右弓步,上体右转,左掌顺势向前上方推出,掌心向前,指尖与鼻尖平,右掌转腕架于右额前上方,掌心斜向上,眼看左掌。至此,已完成"玉女穿梭"右式。(图78、图79)

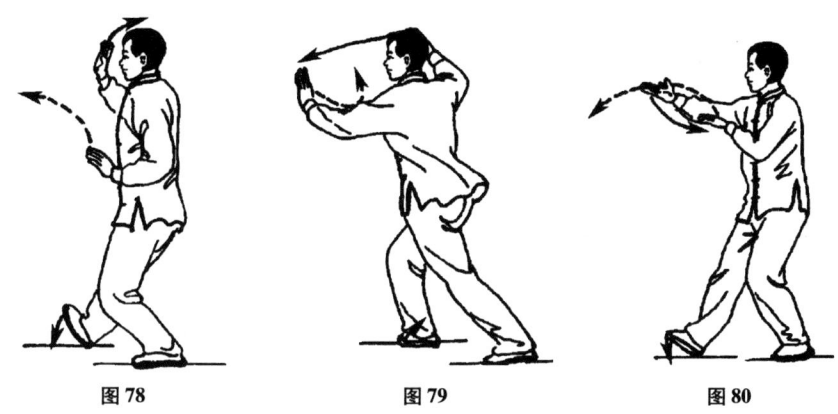

图78   图79   图80

4. 转体变掌

重心后移,右脚尖内扣翘起,上体左转,右臂随转体向左向下,翻掌落于右胸前,掌心向上,左掌向左经右前臂上方划弧穿出,掌心向下,两掌心上下斜相对,目视左掌。(图80、图81)

5. 弓步后捋

动作同1,唯手脚和动作左右相反。(图82、图83)

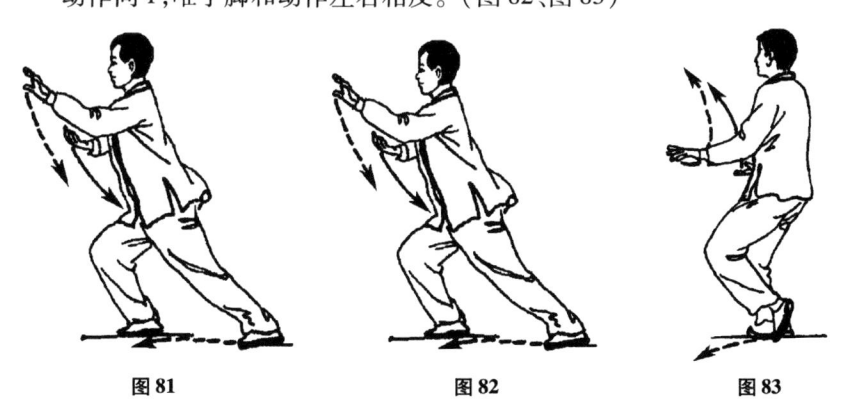

图81   图82   图83

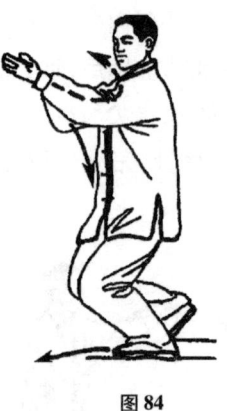

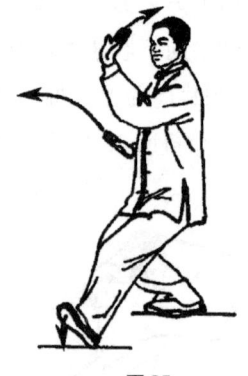

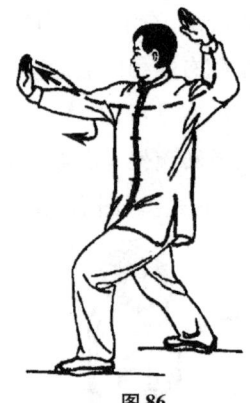

图84   图85   图86

6. 合掌旋掌

动作同2,唯手脚和动作左右相反。(图84)

7. 分掌推掌

动作同3,唯手脚和动作左右相反(图85、图86)。

至此完成"玉女穿梭"左式。

(十六)右左蹬脚式

1. 转体翻掌

重心后移,左脚尖内扣,上体右转,左臂向内旋,左掌翻转落于体前,掌心向上,腕与肩平,右掌向左划弧后收至左肘内侧,掌心斜向下,眼看左掌。(图87)

2. 弓步穿掌

重心前移,成左弓步,上体及头部左转,右掌从左前臂上方穿出后向右上方划弧伸展,左臂屈肘向后划弧收至腰侧,掌心向上。(图88)

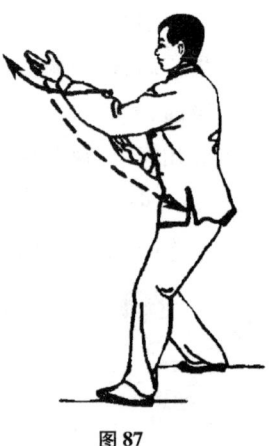

图87

3. 收脚抱拳

上体再右转,右脚收至左脚内侧,右掌向下、向左划一圆弧至胸前,左掌向上、向右划一圆弧至胸前,两掌交叉合抱,右掌在外,双掌心向内,目视右前方。(图89)

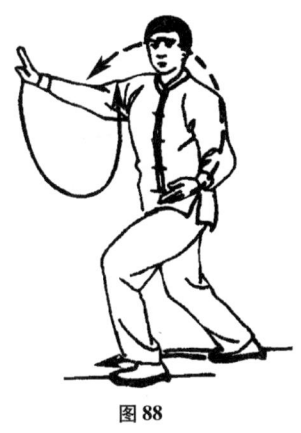

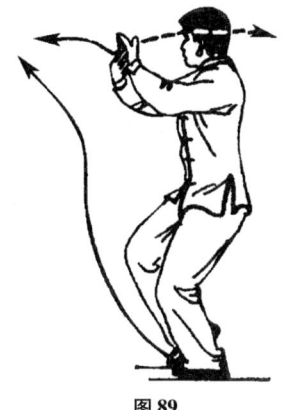

图88　　　　　　　　　　　　　　　图89

4. 分掌蹬脚

右腿屈膝提起,向右前方缓缓蹬出,脚尖上翘,脚跟高于腰部;两掌同时分别向右前方和左方划弧分开,右掌掌心向前停于右脚尖上方,腕齐肩,左掌掌心向左,两臂伸展,肘稍屈,目视右掌。(图90)

至此完成右蹬脚。

5. 收腿合臂

右腿屈收向右前方落下,脚跟着地,右臂稍内收,掌心旋向上,左掌下落经腰部向胸前划弧至右肘内侧,掌心斜向下,目视右掌。(图91)

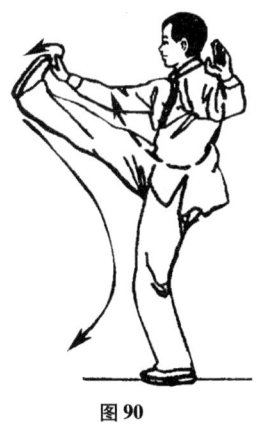

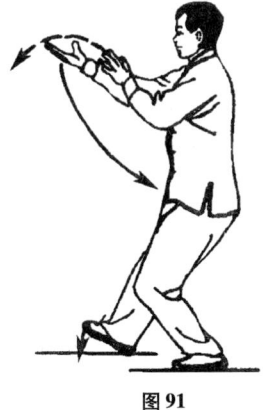

图90　　　　　　　　　　　　　　　图91

6. 弓步穿掌

动作同2,唯手脚和动作左右相反。(图92)

7. 收脚抱掌

动作同3,唯手脚和动作左右相反。(图93)

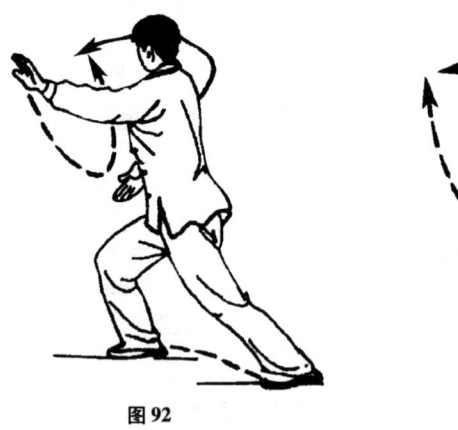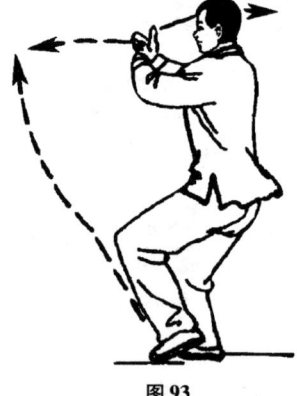

图92   图93

8. 分掌蹬脚

动作同4,唯手脚和动作左右相反。(图94)

至此完成左蹬脚。

(十七)掩手肱捶式

1. 收腿合臂

左脚屈收落于右脚内侧,两前臂屈肘内旋,使两掌掩合于头前,与头同宽,掌心向脸,目视两掌。(图95)

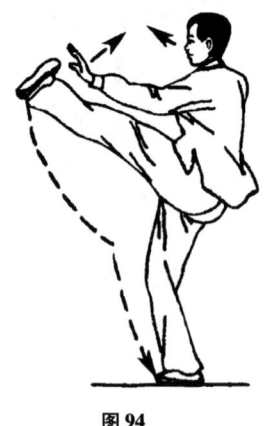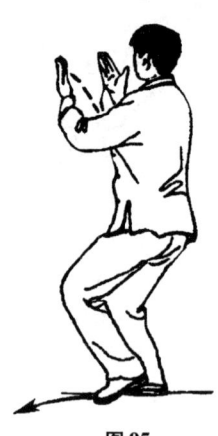

图94   图95

2. 开步叉掌

上体右转,重心右移,轻提左脚向左开步,左脚尖上翘,两前臂向下、向内旋,两掌翻落交叉于小腹右侧,左掌贴于右掌背,掌心均向下,目视两掌。(图96)

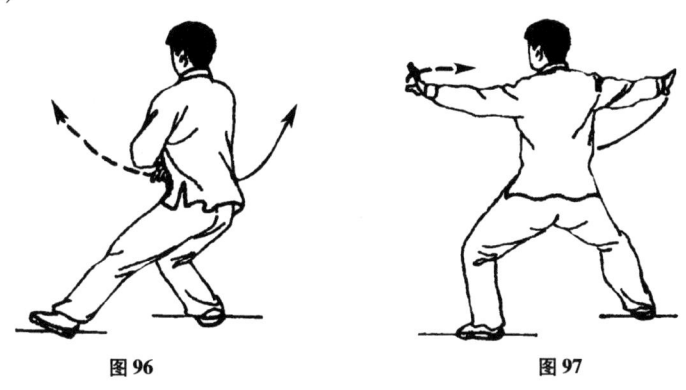

图96　　　　　　　　　　图97

3. 马步分掌

上体转正,重心移至两腿之中成马步,两掌向两侧分开,掌心向外,高与肩平,目视前方。(图97)

4. 左掌右拳

上体微右转,重心右移,两腿半蹲,左臂内旋,掌心向上,高与肩平,右掌内收变拳,屈臂停于胸前,拳心向上,目视左掌。(图98)

5. 弓步冲拳

上体左转,重心左移,转腰顺肩成左弓步,右拳内旋向前方冲打,拳心

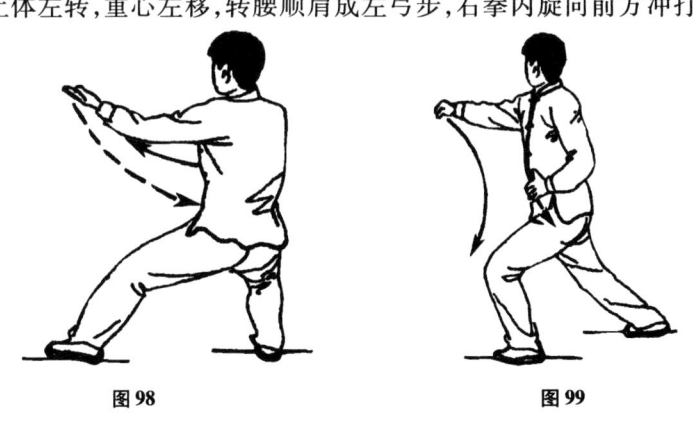

图98　　　　　　　　　　图99

转向下,左掌后收,掌心贴于左腹前,指尖向右,目视右拳。(图99)

(十八)野马分鬃式(二式)

1. 弓步按掌

上体左旋,右拳变掌,由上向下按至腹前,双脚保持左弓步,右掌以拇指附于腹部为轴,其余四指依次离腹下垂,指尖向下,目视右手。(图100)

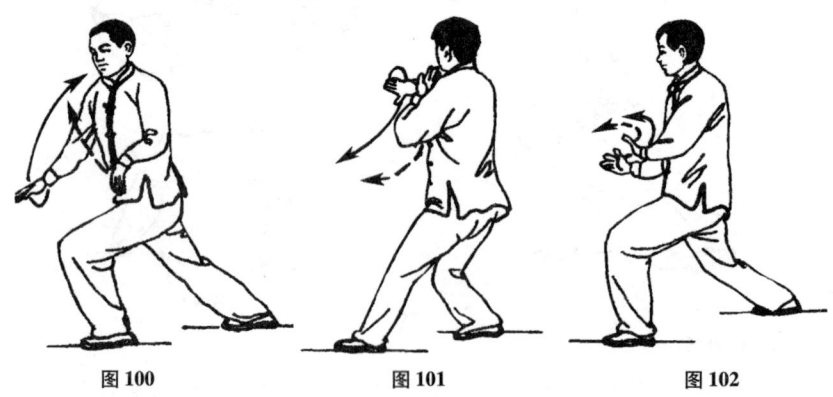

图100　　　　　　　图101　　　　　　　图102

2. 反向抱掌

上体右转,重心右移,右臂屈肘内旋并向内、向上划弧,停于右肩前,拇指向下,掌心向外略高于肩,左臂上提内旋,掌背停于右掌背内,掌心向内,双掌成反向交叠,两臂撑圆,目视双掌。(图101)

3. 弓步横掌

上体左旋,重心左移成左弓步;同时,右臂向左、向下划弧,掌心向左前方成横掌停于腹前,左臂向内划弧下落停于左腹前,掌心向上,两掌斜对,目视双掌。(图102)

4. 划腹翻掌

左腿向前伸半步,重心右移,两掌同时自右向左在腹前划一小圆弧,并转腕转掌,变成俯掌,掌心向下并列于胸前,指尖向前,目视双掌。(图103)

5. 提腿托掌

重心后移,左腿屈膝上提,左臂外旋先向左

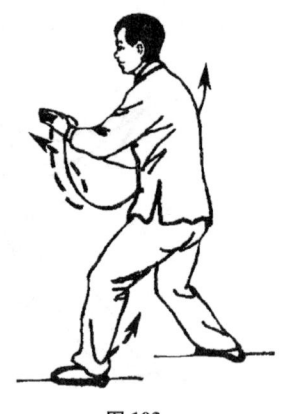

图103

后向内划一圆弧并向前伸,掌心向上停于左腿上方,右掌先向下后向右上方划弧停于右肩前方,掌心向外,指尖朝前,目视前方。(图104)

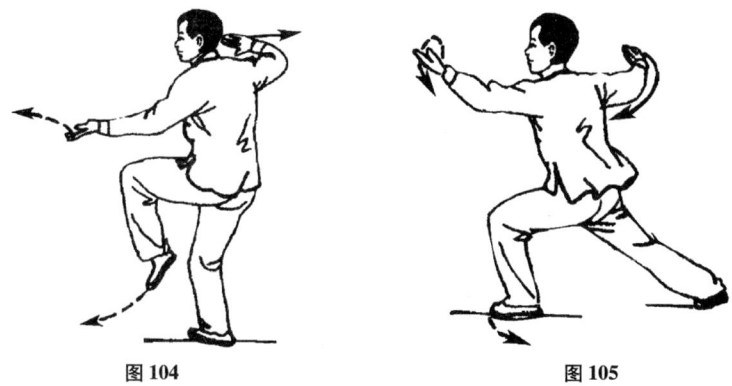

图104　　　　　　　　　　　　图105

6. 弓步张臂

左脚向前上步,重心向前成左弓步,左掌乘势向前穿,指尖朝前,掌心向上,右臂向右伸张,掌心向外,两臂伸张如弯弓状,肩与腕平,目视左掌。(图105)

7. 转体翻臂

重心后移,左脚尖外撇,上体左转;同时左前臂内旋,翻转掌心向外,肘部微屈,右臂外旋,屈时收掌于右胸侧,掌心向内,目视左掌。(图106)

8. 提腿托掌

重心前移,上体左转,右腿屈膝向前提起;右掌向下向内划弧后,上托

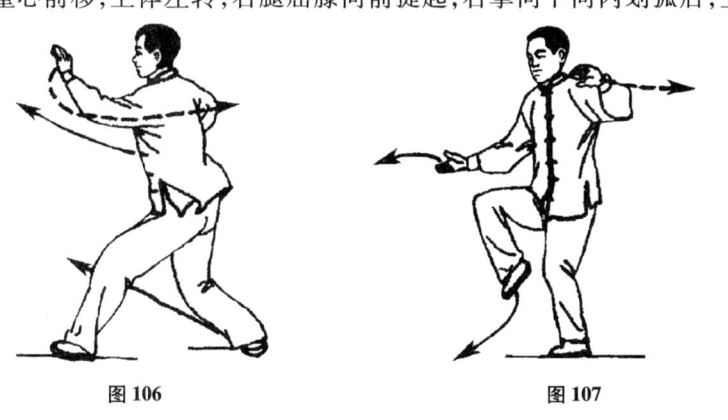

图106　　　　　　　　　　　　图107

于右腿上方,掌心朝上;左臂向左后方划弧后,屈肘停于体左侧,腕与肩平,掌心向外,眼看右掌。(图107)

9. 弓步张臂

动作同6,唯手脚和动作左右相反。(图108)

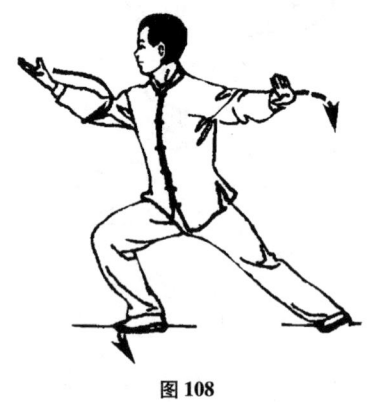

图108

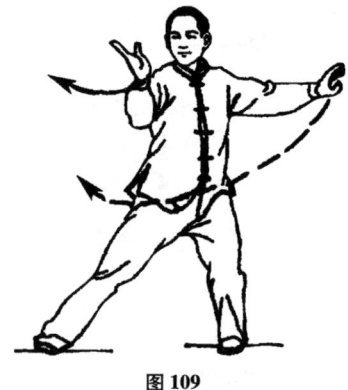

图109

(十九)云手式(三式)

1. 转体竖臂

重心左移,右脚尖内扣,上体左转,右前臂屈肘内旋至右胸前,竖臂翘腕,掌心斜向上,左臂随体转动平举,掌心向左,目视右掌。(图109)

2. 马步翻掌

上体右转,重心右移,左脚随之向左碾转成右弓步,右肘外旋,前臂伸展,右掌翻向中外横掌于右前方,左掌自左向右经腹前划弧,掌心翻向上,目视右掌。(图110)

3. 向左云手

左掌由腹前向左上方划弧运转,掌心转向内,指尖齐眉,眼视左掌;上体顺左臂向左运转,重心左移,右掌向左下方划弧运转,掌心转向内。(图111)

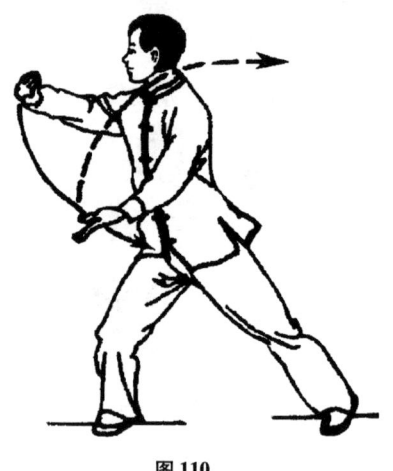

图110

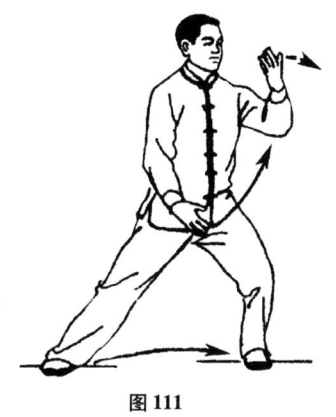
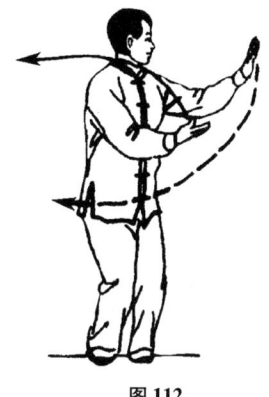

图 111　　　　　　　　　　　　　图 112

4. 收步转掌

上体继续左转,顺势收右脚于左脚内侧,两脚平行并立,相距约一拳;当两掌运转至最左侧后,左掌心翻转向外,右掌心转向上,眼看左掌。(图112)

5. 向右云手

当右掌运转至面前时,眼睛转看右掌;上体随右臂向右转动,指尖齐眉,重心移至右腿,左掌向右下方划弧运转。(图113)

6. 开步转掌

上体继续右转,左脚顺势向左开步,当两掌运转至最右侧后,右掌翻向外,左掌翻向上,眼看左掌。(图114)

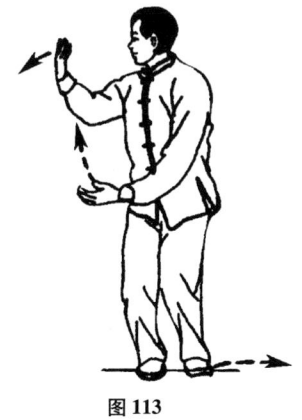
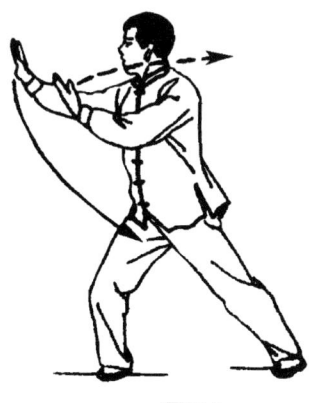

图 113　　　　　　　　　　　　　图 114

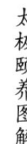

7. 向左云手

动作同3。（图115）

8. 收步转掌

动作同4。（图116）

9. 向右云手

动作同5。（图117）

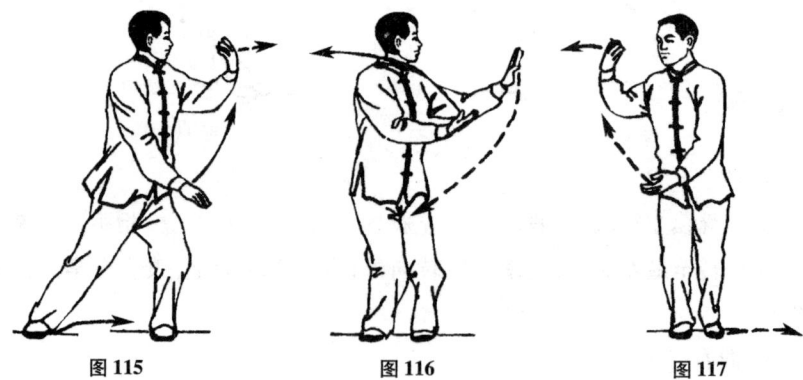

图115　　　　　　图116　　　　　　图117

10. 开步转掌

动作同6。（图118）

11. 向左云手

动作同3。（图119）

12. 收步转掌

动作同4。（图120）

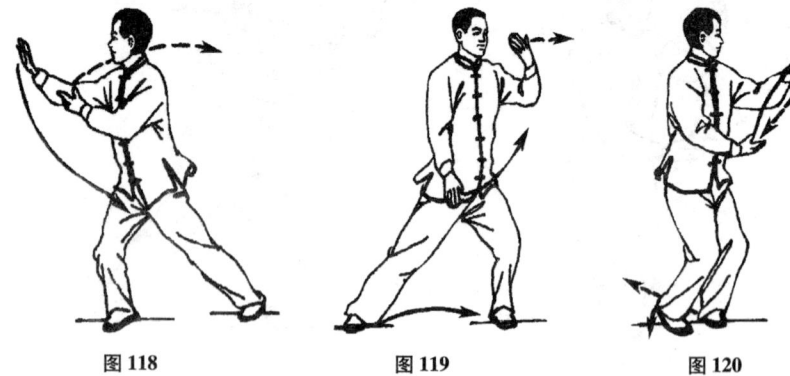

图118　　　　　　图119　　　　　　图120

（二十）独立打虎式

1. 撤步探掌

重心移至右腿，左脚向后撤一步成右弓步，右臂向右前方探伸穿出，掌心斜向前下方，腕与肩平，左掌由上向下划弧停于腹前，掌心斜向上，目视右掌。（图121）

2. 转体合坐

上体左转，左腿屈膝，重心左移，右脚尖随之内扣，右掌向下向左划弧，左掌随之向左上划弧，眼视左前方。（图122）

3. 独立打虎

两掌在划弧中由掌变拳，左拳经体侧屈臂

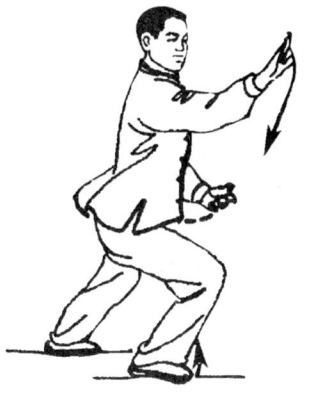

图121

举于左额上方，拳心向外，拳眼斜向下，右拳屈臂收于左胸前，拳心向内，拳眼向上；同时，左腿微屈稳立，右腿屈膝上提，右脚收至裆前，脚尖上翘并内扣，成左独立式，目视前方。（图123）

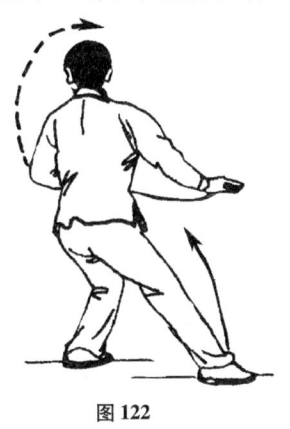

图122

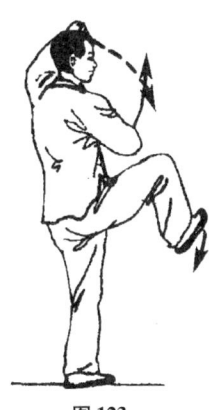

图123

（二十一）右分脚式

1. 独立抱拳

继续保持独立式，上体微右转，左脚稍内收，脚尖下垂，两拳变掌叠抱于胸前，右掌在外，掌心皆向内，眼看右前方。（图124）

2. 分掌踢脚

两掌分别向右前方,向左前方划弧分开,两臂平举,腕与肩平,掌心向外,指尖朝上;同时右脚向右前方缓缓踢出,高过腰部,右臂、腿上下相对,眼看右掌。(图125)

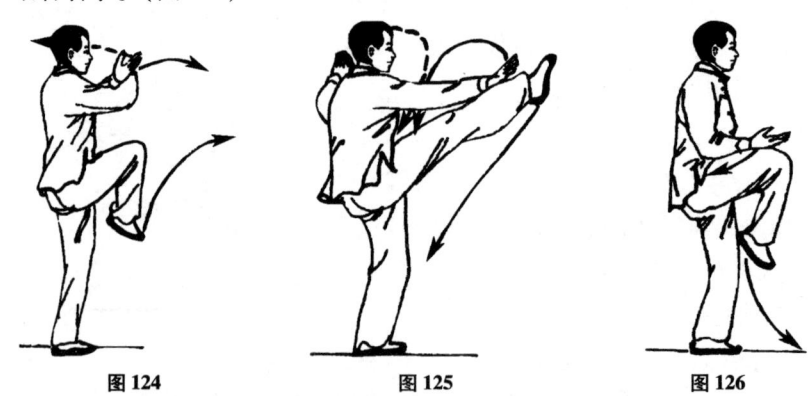

图124　　　　　　图125　　　　　　图126

(二十二)双峰贯耳式

1. 收腿落臂

右小腿下落收回,脚尖下垂,两臂屈肘,两掌经面前划弧平行下落于右膝上方,两肘落于体侧,掌心向上,眼看前方。(图126)

2. 落脚变拳

右脚向前落步,脚跟着地;两掌收于腰部,由掌变拳,拳心向上,拳眼向外,目视前方。(图127)

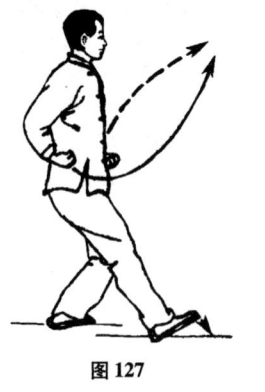
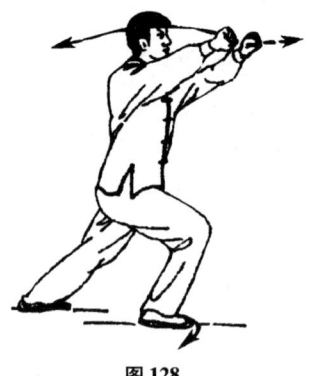

图127　　　　　　　　图128

3. 弓步贯拳

重心前移成右弓步;同时双拳经两侧向前上方贯打,高与鼻平,两拳间距与头宽,拳眼斜向下,双臂微屈,眼看双拳。(图128)

(二十三)左分脚式

1. 开臂叉掌

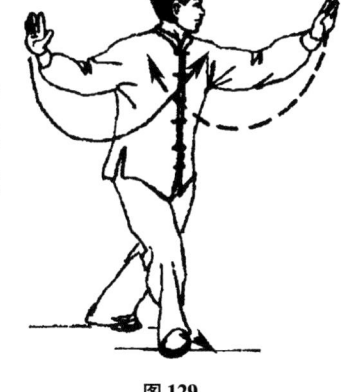

上体右转,右脚尖外撇,重心后移,双拳变掌向体侧分开,掌心向外,眼看左掌。随后,重心前移,将左脚收于右脚内侧,上体微向左,两掌从体侧向下向内划弧交于胸前,左掌在外,双掌掌心向内,目视左前方。(图129、图130)

2. 开臂踢脚

右腿微屈站稳,左腿屈膝提起,左脚尖

图129

向左前上方踢出,高过腰部,双掌向左、右方划平弧分开,掌心朝外,腕与肩平,肘部微屈,左臂、左腿上下相对,眼看左掌。(图131)

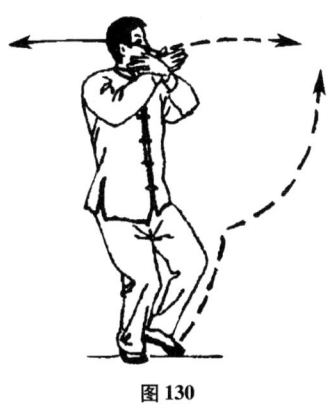

图130

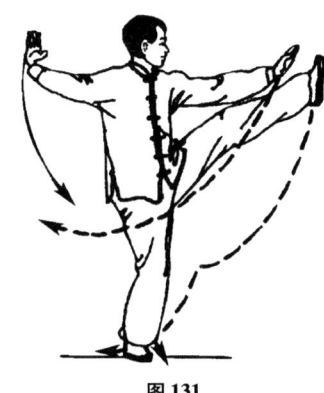

图131

(二十四)转身拍脚式

1. 收臂落脚

上体以右脚尖为轴向右后方旋转,左脚尖稍内扣落于右脚前侧,双膝半屈,上体半坐;同时,两掌从体侧向腹前划弧下落,左掌稍高稍前,掌心斜

相对,眼平视前方。(图 132)

2. 转体叉掌

重心左移,上体继续向右后方转,侧对左分脚式方向,左脚随体转正,前脚掌着地,两掌向上划弧交叠于胸前,右掌在外,掌心均朝内,目视右前方。(图 133)

3. 展臂拍脚

左腿微屈站稳,右脚向右上方踢出,脚面展平;同时两前臂内旋掌心向外,两臂向外平展,右掌向前顺势击拍右脚面,高度过耳,左臂平举于体侧,腕与肩平,目视右掌。(图 134)

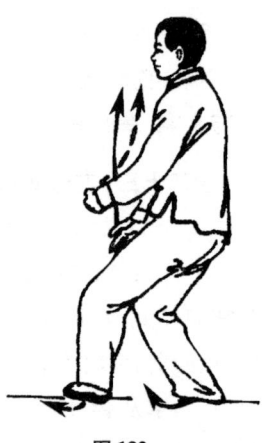

图 132

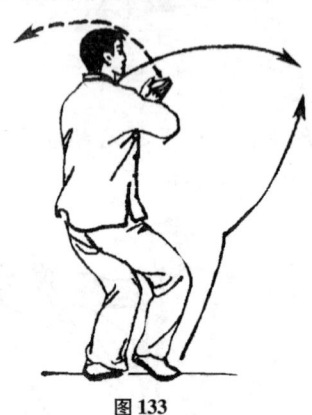

图 133

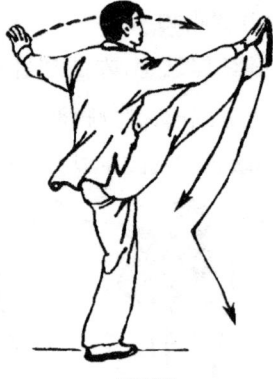

图 134

(二十五)进步栽捶式

1. 落脚立掌

右腿屈收,右脚落于体前,脚尖向外撇,上体右转,重心前移,左掌向右划弧后屈肘立掌于体右侧,掌心向右,右掌翻落至腰前,掌心斜向上。(图 135)

2. 进步举捶

左脚向前上一步,脚跟着地,上体微左转;右掌向右上方划弧,屈肘握拳举于右耳侧,拳心向下。左掌向右向下落于腹前,目视前下方。(图 136)

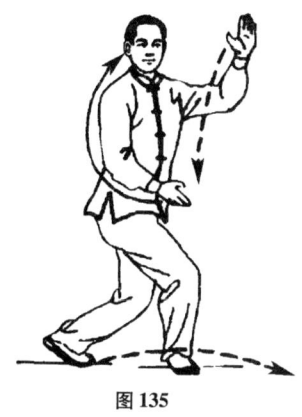

图 135

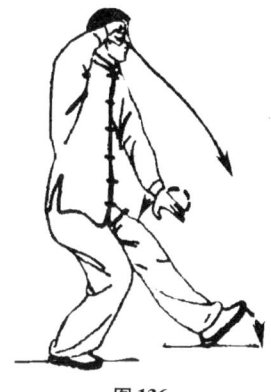

图 136

3. 弓步栽捶

上体左转,重心前移成左弓步,上体稍俯,右拳向前下方打出,落于腹前,拳眼向左,拳心斜向下,左掌自左膝上方搂过,按于左胯旁,目视右拳。(图 137)

(二十六)斜飞势式

1. 转体变拳

重心后移,左脚尖向外撇,上体左转,右拳向右上方划弧并变成掌,掌心斜向前,左掌向左划弧。(图 138)

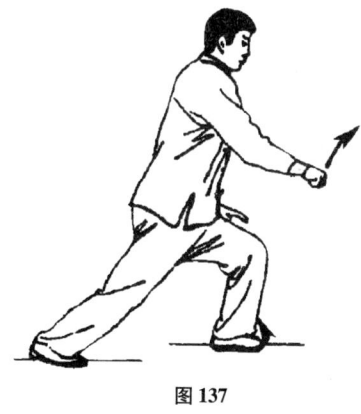

图 137

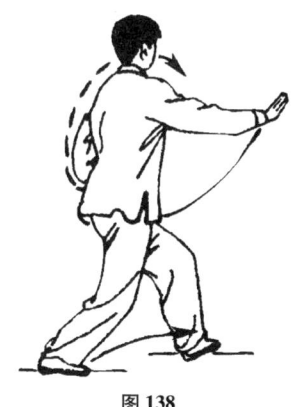

图 138

2. 收脚叉臂

左掌继续向上、向右划一大圆弧,屈于胸前,掌心向右下方,右掌向左

下方划弧后屈臂于左前臂内侧,掌心向左下方,两前臂交叉于胸前,目视左掌。(图139)

3. 弓步飞掌

上体微右转,右脚向右前方开一大步,脚跟着地,上体稍右转;随后重心向前右方移,上体左转成右横裆步(侧弓步),两臂双掌分别向右上方和左下方撑展,右腕与头平,掌心斜向上,左掌与左胯平,掌心斜向下,目视左掌。(图140、图141)

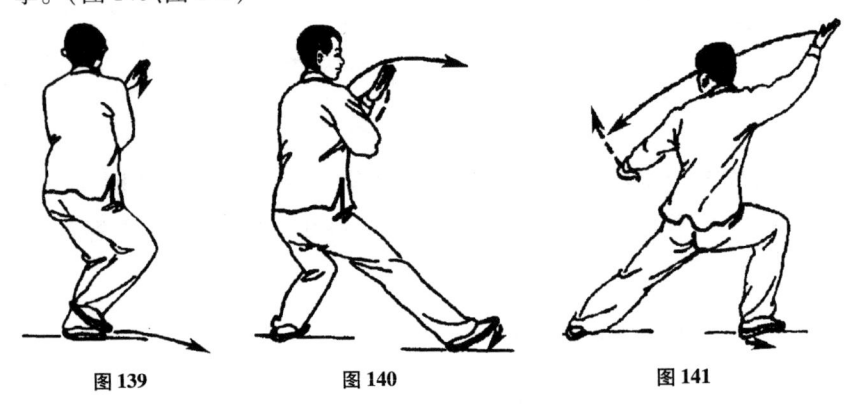

图139　　　　　图140　　　　　图141

(二十七)单鞭下势式

1. 转体平臂

上体左转,重心左移,右脚跟外展成右弓步,左臂上提,掌变钩手,腕与肩平,右掌向左肩头前划弧至左肘内侧,掌心向左,两臂平行,目视右掌。(图142)

2. 下蹲穿掌

上体右转,左腿全屈,全身蹲下,成右仆步,右掌顺势下落经腹前顺右腿内侧向右下方穿出,掌心由内转向外,指尖与脚尖方向同,目视右掌。(图143)

(二十八)金鸡独立式(二式)

1. 弓步挑掌

上体稍右转,重心前移,左脚尖内扣成

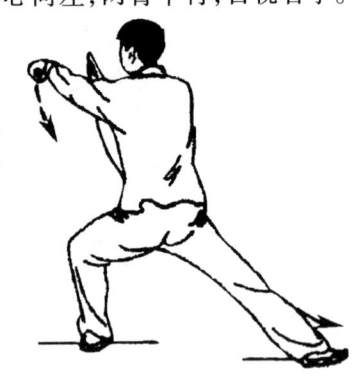

图142

右弓步,右掌顺势上挑至体右侧上方成侧立掌,右肘半屈,腕与肩平,左钩手下落内旋至体左侧,后钩尖向上,目视右掌。(图144)

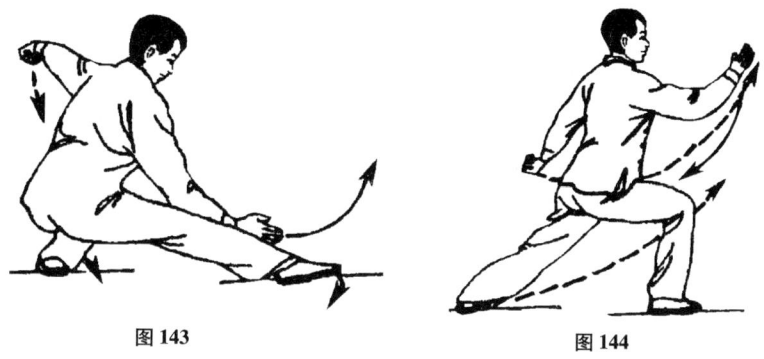

图143　　　　　　　　　　　　图144

2. 右独立式

重心前移,右腿撑伸,微屈站稳,左腿向前屈膝上提,膝高与腹平,脚尖下垂成右独立式;同时,左钩手变掌,经体侧向前上方挑起成侧立掌停于左腿上方,指尖齐眉,右掌下落按于右胯侧,掌心向下,目视左掌。(图145)

3. 左独立式

左脚下落于右脚内侧稍后,上体微左转,重心移至左脚,左腿微屈站稳,右腿屈膝上提,脚尖下垂成左独立式,右掌顺提腿之势由体侧上挑于右腿上方成侧立掌,指尖齐眉,掌心向左,左掌同时下落按于体左侧,掌心向下,目视右掌。(图146)

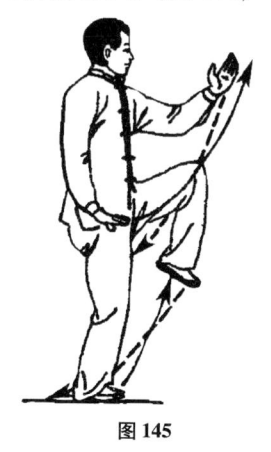

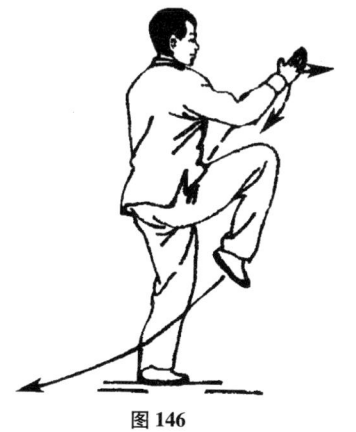

图145　　　　　　　　　　图146

太极颐养图解

（二十九）退步穿掌式

退步穿掌

右腿向后撤一步，左腿弯曲，左脚跟稍外展成左弓步，左掌翻转向上经腹前下落后从右前臂上方穿出，腕与肩平，掌心斜向上；同时，右臂内旋屈肘横掌落于左肘下方，掌心斜向左下方，目视左掌。（图147）

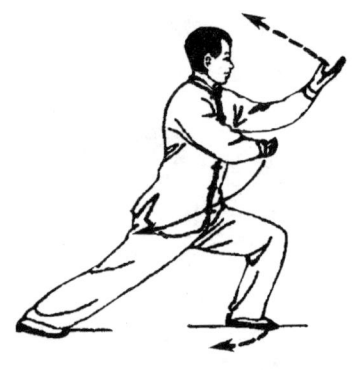

图147

（三十）虚步压掌式

1. 转体举掌

重心后移，左脚尖内扣，上体右转，左掌向左后方上举，略高于头，掌心向前，右掌向右收于右腹前，指尖向左，目视前方。（图148）

2. 虚步压掌

重心移至左腿，屈膝半蹲，右脚虚提，脚跟内碾再转正成右虚步，上体下沉并半俯，左掌由上而下按于右膝前上方，指尖朝右，右掌绕体按于右胯侧，指尖朝前，目视前下方。（图149）

（三十一）独立托掌式

1. 独立托掌

左腿撑伸微屈站稳，上体直立，右腿屈膝提起，膝高于腹，脚尖下垂成左独立式，右掌从体侧翻转上托于体前，掌心向上，左掌向左上方划弧，横

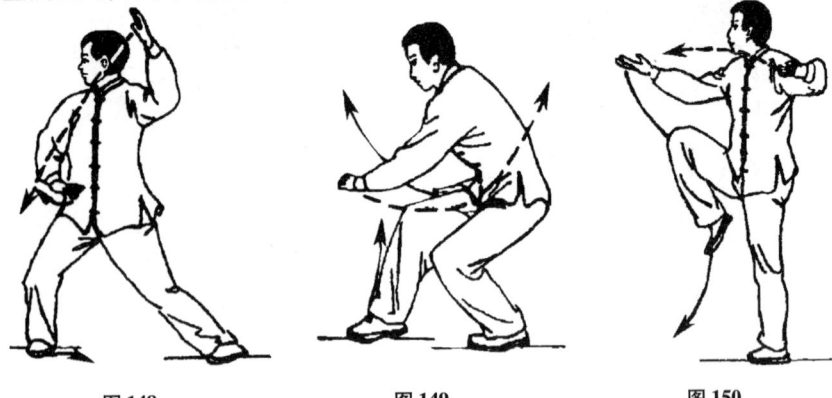

图148　　　　　图149　　　　　图150

掌停于体右侧,掌心向外,双腕略高于胸,目视右掌。(图150)

(三十二)马步靠式

1. 落脚伸掌

右脚前落,重心前移,脚尖外撇,上体右转,右掌翻转向右下侧划弧,掌心向下;左臂外旋向右上方划弧,指尖与头平,目视前方。(图151)

2. 转体提脚

上体继续右转,重心前移,提起左脚收于右脚内侧;右掌向右上方划弧举于体右侧,指尖与头平,左掌向内经胸部变拳落于右腹前,拳心向下,拳眼向内,目视右掌。(图152)

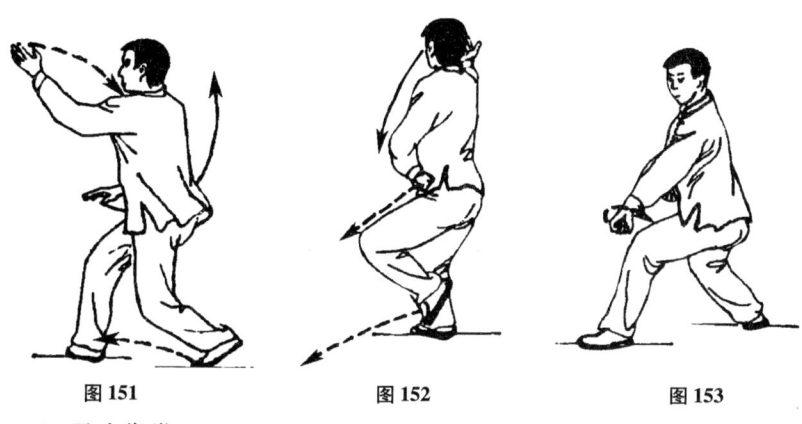

| 图 151 | 图 152 | 图 153 |

3. 马步靠拳

上体左转,左脚向左前方上步,重心向前成马步;同时,左前臂内旋由腹前向左前方挤靠,拳眼向内,胸前推靠于左上臂内侧,指尖附于臂内侧,掌心向左,目视左前下方。(图153)

(三十三)转身大捋式

1. 旋臂转掌

重心后移,左脚尖外撇上翘,左臂外旋,左拳变掌,右臂向外,两掌心同时翻向外,目视双掌。(图154)

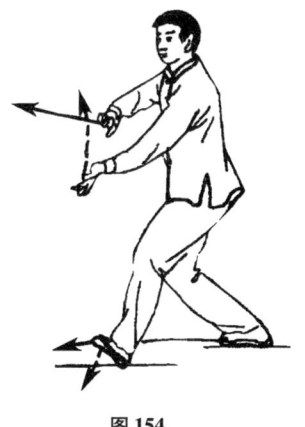

图 154

113

2. 收脚翻掌

重心向前,左脚尖着地,右脚收于左脚内侧,上体左转,右臂向外翻转前伸于体右侧前,掌心向上,左臂外旋,向内向上屈臂,翻掌于胸前,掌心向下,指尖向右,目视右掌。(图155)

3. 弓步平捋

右脚跟外展,重心移向左腿,上体左转,左脚后撤一步成右马步;同时两臂随体转向左平捋至体前,右掌指尖与头平,掌心斜向左,左掌停于右前臂内侧,掌心向右,目视右掌。(图156)

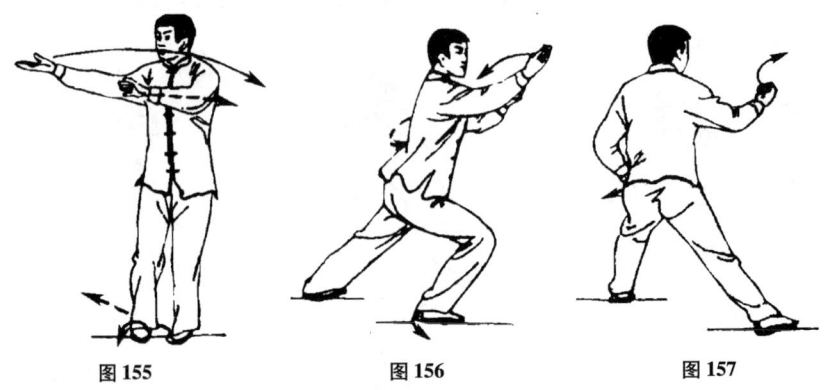

图155　　　　　图156　　　　　图157

4. 裆步握拳

上体继续左转,重心再左移,右脚跟顺势外碾,成左横裆步。两掌继续左捋,逐渐变成拳,左臂渐外旋,屈肘,收于左腰侧,拳心向上,右臂渐外旋收于右胸前,拳略低于肩,肘微屈,拳心斜向上,目视右拳。(图157)

(三十四)歇步擒打式

1. 斜身撑拳

重心移至右腿,上体微右转成右横裆步;同时右前臂内旋举肘,右拳外撑于头部右前方,拳心向外,略高于额;左臂内旋,左拳向体侧后方撑出,拳心向后,肘微屈,目视前方。(图158)

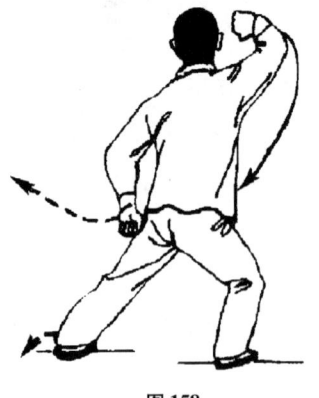

图158

2. 收拳伸掌

左脚尖先外展，随即上体左转，重心前移，上体下沉，左臂内旋，左拳变掌向左前方伸展，掌心向右，右臂向下划弧收于腰间，拳心向上；头随体转，目视前方。（图159）

3. 歇步擒打

重心前移，右脚上前一大步落于左脚前半步位置，右脚跟斜向左，左腿屈膝，沉膝于右小腿后面，前脚掌着地，两腿交叉屈蹲成歇步，左掌由掌变拳，收于腹前，拳心向下，右拳向左前方打出，停于左拳上面，拳心向上，两拳背斜相对，目视右拳。（图160）

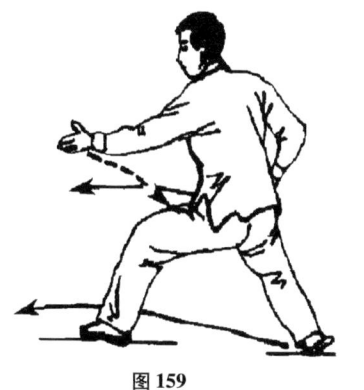

图 159

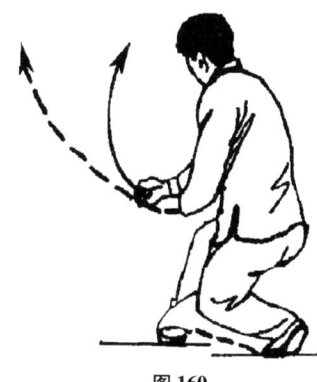

图 160

（三十五）穿掌下势式

1. 直腿旋掌

两腿撑伸，上体上升右转，重心移至右腿，提起左脚收于右脚内侧，两拳变掌向上划弧，右臂内旋，提至胸前成横掌，掌心向外，指尖向左，左臂外旋伸肘停于左前方，腕与肩平，掌心向右，目视左掌。（图161）

2. 弓步挥臂

左腿继续向左前上步，上体右转，右腿屈蹲，重心落于右腿，两掌向上向右挥臂经面前划弧至体右侧方，掌心斜向下，指尖斜向右上，右掌齐头

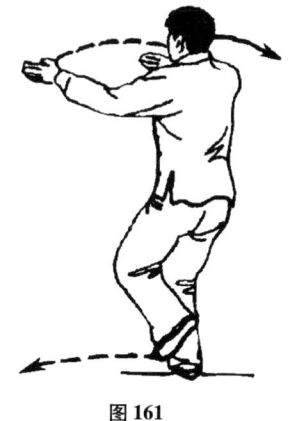

图 161

平,左掌停于右上臂内侧,高与肩平,眼看右掌。(图162)

3. 下势穿掌

右腿全蹲,左腿伸直成左仆步,上体左转,两臂双掌向下向左经腹前顺左腿内侧穿出,左掌在前,位于左小腿内侧,掌心向右,右掌在后,位于膝侧,掌心向左,眼看左掌。(图163)

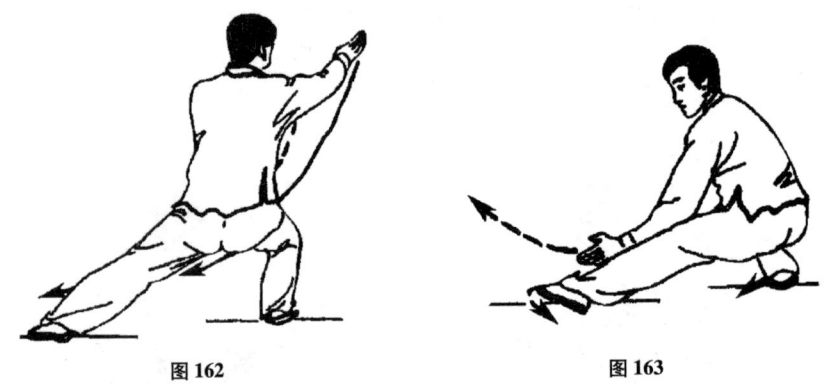

图162　　　　　　　　　　　　图163

(三十六)上步七星式

1. 弓步挑掌

左腿屈,右腿蹬,两脚尖分别外撇、内扣,重心前移成左弓步,左掌乘势向前上方挑起,腕与肩平,掌心向右,右掌微向后收于右胯侧,眼看左掌。(图164)

2. 上步叉拳

重心再前移,提起右脚向前上步,脚掌着地成右虚步,左掌变拳屈肘内收,拳心向内,右掌变拳向前向上划弧,拳心向上,使两拳两腕交叉于体前,右拳在外,两拳背相对,腕与肩平,眼看左拳。(图165)

(三十七)退步跨虎式

1. 退步变掌

重心后移,右脚向右后方退一步,上体右转,双拳同时变掌,左掌随体转稍向右后方划短弧,掌心向右,指尖与头平,右掌向右下方划弧至右胯旁,掌心向下;头随体转,眼看右前方。(图166)

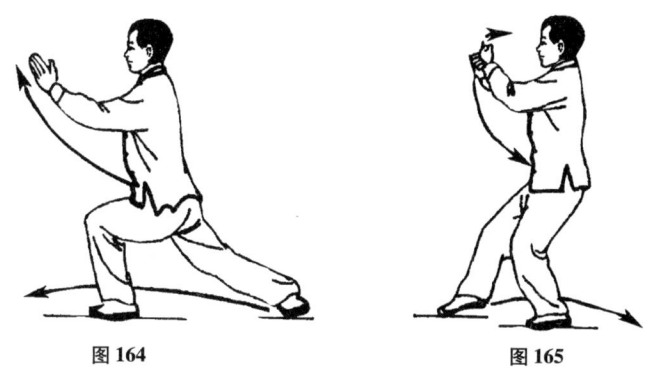

图 164   图 165

2. 屈身落掌

左脚向后收至右脚侧,前脚掌着地,与右脚成斜丁步,上体左转,并随双臂的下落向左下方半屈;同时,右掌向上经头前向左下方划圆弧落于左膝外侧,掌心斜向后外方,左掌经胸前向左下方绕体下落于左腿外侧;目随体转后斜看右手。(图167)

3. 提脚振臂

右脚伸撑,微屈站稳,上体向上伸展,左腿乘势向左上方举起,膝微屈,脚尖稍内扣,右掌随体升向右上方挑起成立掌,掌心斜向前,腕与肩平,左臂向体左侧上方振举并变钩手,钩尖向下,高与肩平,眼看左前方。(图168)

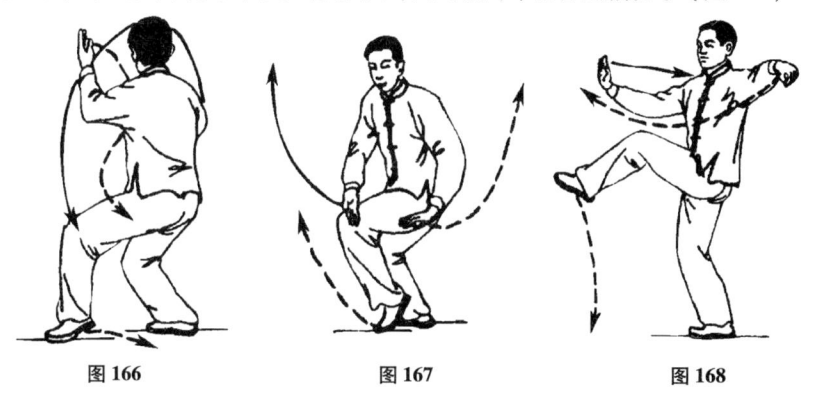

图 166   图 167   图 168

(三十八)转身摆莲式

1. 落脚摆掌

左脚下落至右脚左前方,脚跟着地,脚尖内扣,右腿半屈,重心稍后移,

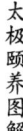

117

上体右转,左钩手变掌,掌心向上,左臂随体平摆至左前方,腕与肩平,右掌变平掌,右臂屈肘随体转平摆,右掌停于右胸前,掌心向下,眼平视前方。(图169)

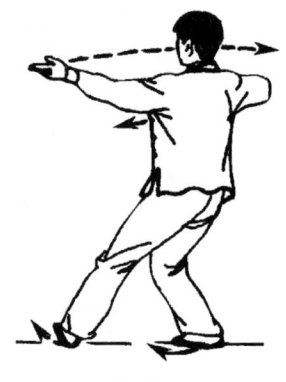

图169

2. 转身摆掌

以两脚掌为轴,向右后方转身约90°,左臂经面前平摆划弧,半屈肘停于体左前方,掌心向上,指与头平,右掌翻转向上停于胸前;头随体转,眼看左掌。(图170)

3. 转身探掌

上体继续右转约90°,直至与(三十七)退步跨虎式相背,重心落于左腿,右脚前掌虚点地,右掌经胸前,左肘侧向左穿出后再向右划弧,掌心斜向右前方,指尖向上,腕与肩平;左掌向面前翻转下落于右肩侧,掌心向右,眼看右掌。(图171)

4. 双掌拍脚

左脚微屈站稳,右脚提起先偏左后向右上方做弧形摆动,脚面展平,两掌由右向左上方平摆,在面前先左掌、后右掌依次拍击右脚面,目视双掌。(图172)

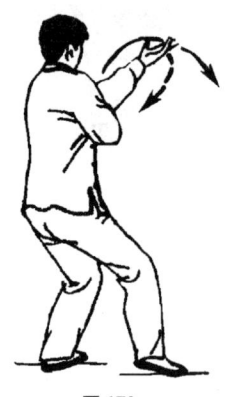

图170

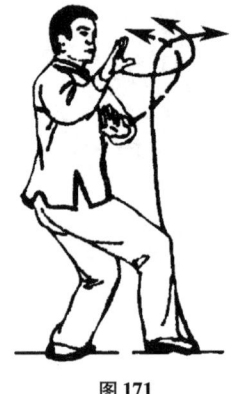

图171

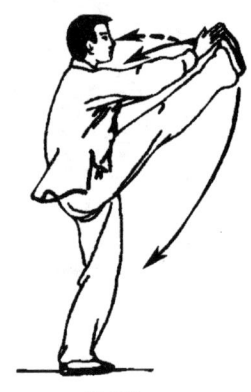

图172

（三十九）弯弓射虎式

1. 独立摆掌

右小腿下落,屈膝提于体前,脚尖下垂,成左独立式,上体左转,两掌拍脚后继续向左摆至左肩前,掌心向下,高与肩平,眼看左掌。（图173）

2. 落脚划弧

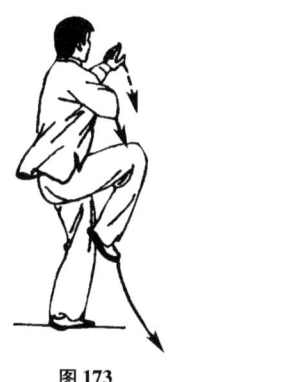

图173

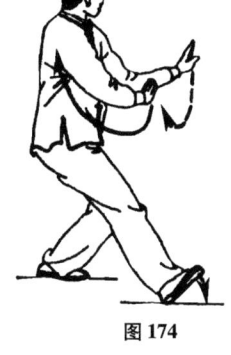

图174

右脚向右前方落步,脚跟着地,上体右转,双掌同时向左下方划弧,眼看左掌。（图174）

3. 弓步射虎

重心前移,上体右转,两掌继续向右划弧,至体右侧时两掌变拳,拳心向下,眼看右拳。随后,重心再前移,右腿弓,左腿绷,成右弓步,上体左转,左拳经面前伸肘划弧向左前方打出,拳心斜向前,高齐鼻;同时右拳屈肘向左前方打出,至右额前,拳心斜向外,眼看左拳。（图175、图176）

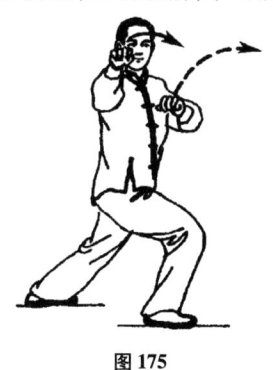

图175

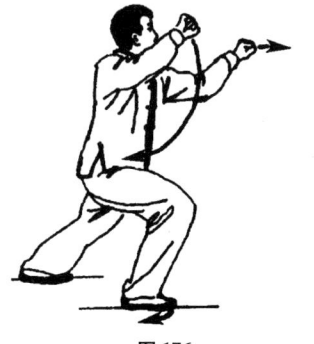

图176

(四十)左揽雀尾式

1. 收脚抱球

重心稍后移,使右脚尖翘起外撇,重心再前移,上体右转;同时,双拳变掌,右掌翻转向下划弧至右腹前,掌心向上,左掌稍向左外伸,掌心向外。随后左脚收至右脚内侧,右掌自下而上划半个圆弧,至右肩前,掌心翻向下,高齐肩,左掌向右下方划弧至右腹前,掌心向上,两掌成抱球状,眼看右掌。(图177、图178)

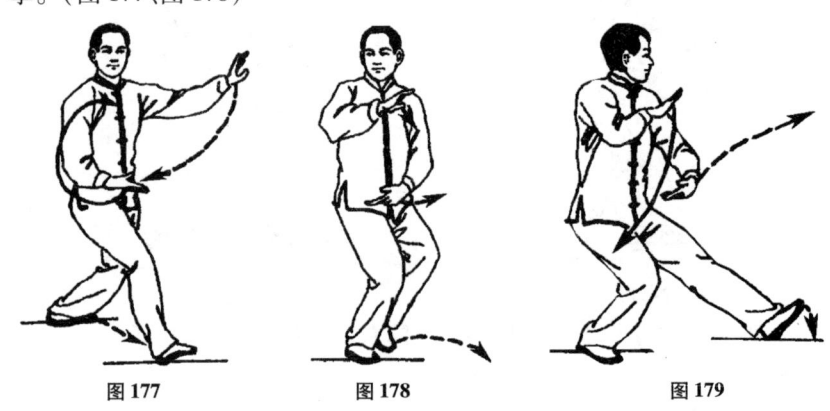

图177   图178   图179

2. 上步掤臂

上体左转,左腿向前上步,脚跟着地,左掌由腹部向左前上方掤出,右掌由上向下划弧;随着两臂划弧,身体重心前移渐变成弓步,左掌至左前方,高与鼻平,掌心斜向内,右掌至右胯侧,掌心向下,眼视前方。(图179、图180)

3. 平臂后捋

右掌心翻转向上,经腹前向前上方划弧托起,直至右前臂内侧;同时,左掌转腕,掌心向下,上体随右臂运动微左转,目视右掌。随后,上体右转,重心后移,两掌同时经腹前向右上方后捋,右掌至右侧前方,腕平肩。左掌屈臂于右胸前,两掌前后斜相对,眼看双掌。(图181、图182)

4. 对掌前挤

上体左转,左臂随体转向左上划一短弧,右臂屈肘内收于胸前,左掌在前,成双掌相对,高与肩平,两臂撑圆,目视前方。随后,重心前移成左弓

步,双臂平行向前平挤,高与肩平,右掌手指附于左腕内侧,眼看双掌。(图
183、图 184)

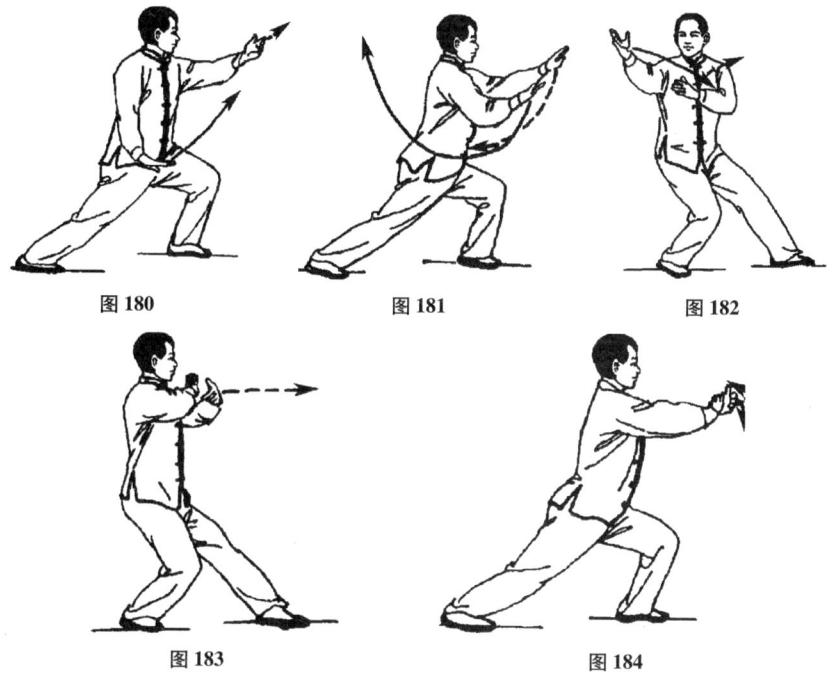

图 180　　　　　　　　图 181　　　　　　　　图 182

图 183　　　　　　　　　　　　　图 184

5. 分掌后捋

身体保持原势,右掌从左掌上方伸出,两掌分开与肩同宽,掌心向下。
随后,上体后坐,重心后移,左脚尖上翘,两臂经胸前向后下方捋至腹前,掌
心斜向下,眼看正前方。(图 185、图 186)

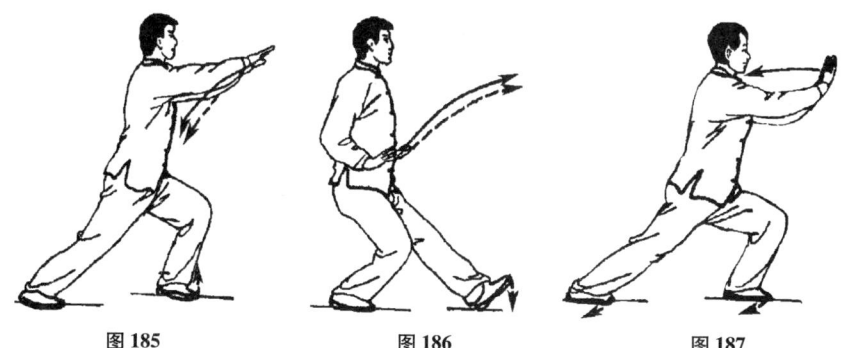

图 185　　　　　　　　图 186　　　　　　　　图 187

6. 弓步前推

重心再次前移成左弓步;同时两掌平行向前上方推按,直至臂直(肘稍屈),掌心向前,腕与肩平,眼看正前方。(图187)

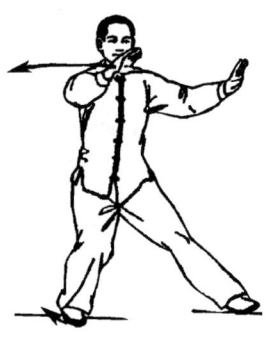

至此依次完成抱、托、捋、挤、拉、按等动作。

(四十一)十字手式

1. 转身分掌

上体右转,重心随之向右移,左右脚尖分别内

图188

扣、外展,右掌随体转平摆至面部右前方,左掌同时向左平摆于体左侧,掌心均向外,眼看右掌。(图188)

2. 裆步举臂

上体再向右转,右脚尖随之再外展,重心右移成右横裆步,右掌划弧至体右侧,两臂平举于上体两侧,肘微屈,掌心斜向前下,眼看右掌。(图189)

3. 收臂抱掌

上体左转,左脚尖内扣,重心左移,两臂向下向内经腹前交于胸前,右掌在外,两腕相交叉,掌心向内,目视两掌。(图190)

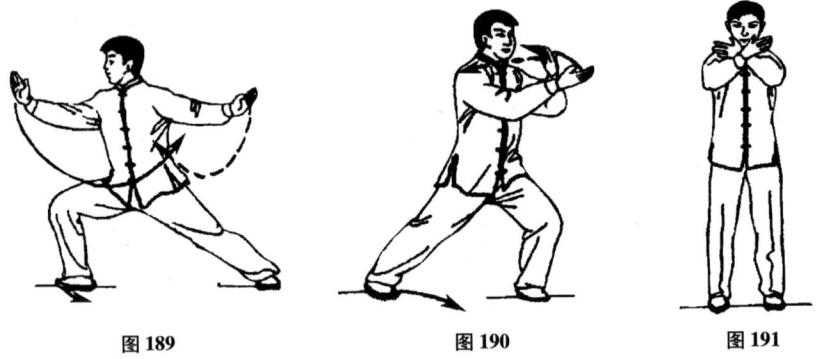

图189　　　　　　　　图190　　　　　　　　图191

4. 收步叉手

右脚随体转收于左脚内侧,两脚并立与肩同宽,两腿缓缓直立,两肘进一步弯曲,双掌成斜十字交叉于胸前,指尖向外,拇指尖略高于肩,眼看双掌。(图191)

(四十二)收势

1. 旋臂分掌

两腿保持原式,双臂内旋,双掌在胸前翻腕向左右分开,宽与肩同,掌心斜向前下方。(图192)

2. 自然落掌

两掌缓落于两腿外侧,松肩垂肘,全身自然直立,放松,眼看正前方。(图193)

3. 收脚直立

重心缓移至右脚,将左脚收至右脚内侧,腿脚并拢,全身放松直立,眼看正前方。(图194)

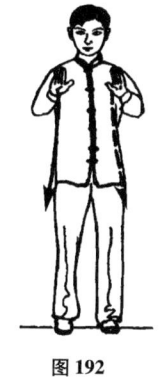
图192

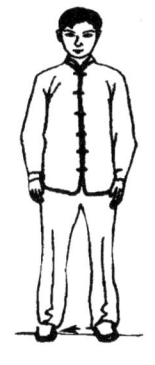
图193

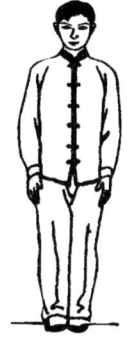
图194

四十八式太极拳

(一)起势

1. 自然站立

精神集中,两眼平视,自然呼吸。两脚并拢,头正颏收,松肩垂臂,全身自然放松。(图1)

2. 左脚开步

左脚向左开半步,与肩同宽。(图2)

3. 平举双臂

两手缓慢向前平举,掌心向下,指微屈,直至臂高与肩平,相距同肩宽,松肘微垂。(图3)

4. 屈膝按掌

上体保持原势,两腿缓缓屈膝半蹲;同时双掌轻松下按至腹前,掌心与膝相对。(图4)

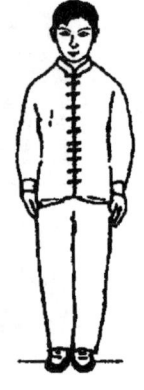

图1

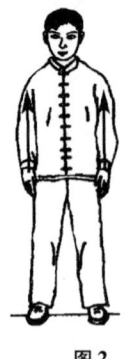

图2

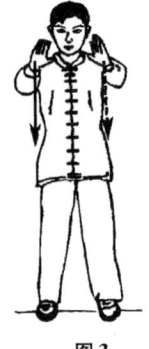

图3

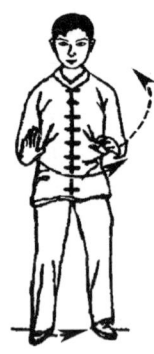

图4

（二）白鹤亮翅式

1. 转体抱球

上体微左转，重心移至左脚，右脚缓提收至左脚内侧，脚尖点地；同时，左臂向外划弧屈收在左胸前，右臂经腹前向左划弧，两掌掌心相对，置于胸前呈抱球状，眼看左前方。（图5）

2. 撤步顺臂

右脚向右后方撤半步，重心后移，上体随之右转；右掌向右上方划弧，掌心斜向内；左掌经右肩前向下划弧，眼看右掌。（图6）

3. 开臂亮翅

上体左转，面向前方，左脚尖稍内扣，前脚掌着地成虚步；同时，两掌继续划弧，右掌上提至头部右上方，掌心向内，指略高于头部。左掌下按于左胯旁，掌心向下，指尖向前。两臂肘部微屈，成环状上下相对，眼看前方。（图7）

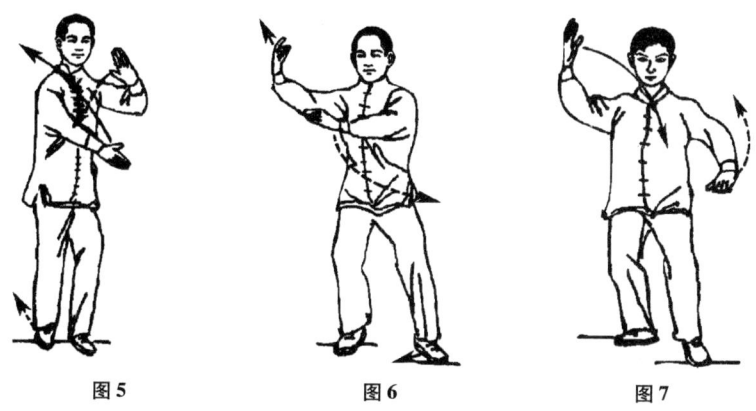

图5　　　　　　图6　　　　　　图7

（三）左搂膝拗步式

1. 顺臂收脚

上体微左转，右掌经体前划弧下落，左掌经体侧划弧上举；随后，上体转向右，右掌由下向右上方划弧，与耳同高，掌心斜向内上方。左掌同时由左向右划弧至右胸前，掌心斜向下。左脚同时上提收至右脚内侧，脚尖点地，眼看右掌。（图8、图9）

2. 进步搂膝

上体左转,左脚向左前方进步(两脚横跨2～3拳),随即重心前移成左弓步;同时,右掌屈收经耳侧向前推出,掌心向前,指尖平鼻。左掌向左经左膝前上方搂过,按于左胯侧,掌心向下,指尖向前。上体保持正直,腰胯放松,眼看右掌。(图10)

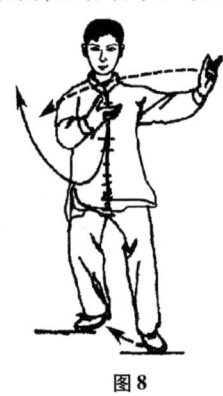 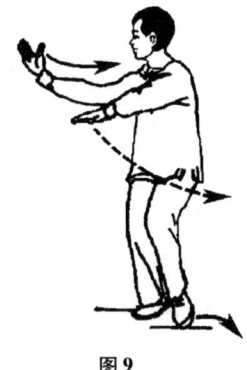 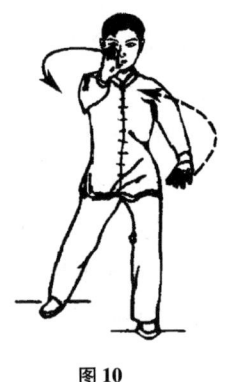

图8　　　　　　　　图9　　　　　　　　图10

(四)左单鞭势式

1. 后坐旋掌

上体后坐,重心移至右腿,左脚尖内扣,上体右转;同时,右臂随体向右后方转,掌心转向下。左掌经体侧向上屈肘划弧至左胸前,高与肩平,掌心斜向下。头随体转,眼看前方。(图11)

2. 收脚穿掌

左脚落实,重心左移,右脚轻提收至左脚内侧;右臂外旋经胸前从左肘下方向左前方穿出,掌心向上。左臂同时微收架于右前臂上方,眼看左掌。(图12)

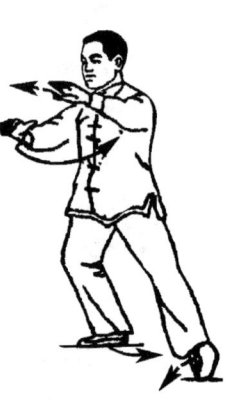

图11

3. 弓步旋掌

右脚向右前方迈步,重心前移成右弓步;同时,右臂稍向前,使左掌附于右腕内侧,双掌同时自左向前划半个圆弧,掌心斜相对。上体保持正直,腰胯放松,眼看右掌。(图13)

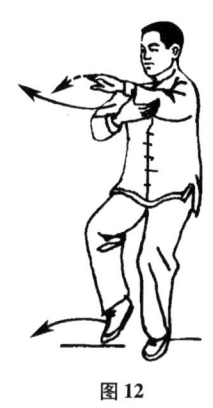

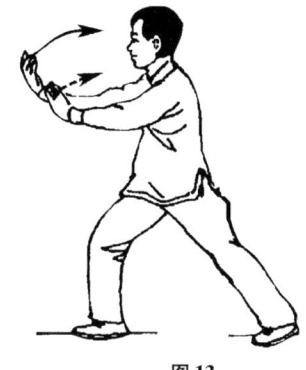

图 12　　　　　　　　　　　　　　　图 13

4. 后坐旋掌

上体后坐,右脚尖上翘,重心移至左腿;右腕、肘同时弯曲,使右掌由前向右,后再划半个圆弧至右胸前,左掌仍附于右腕内侧随动,眼看右掌。(图 14)

5. 收脚钩手

右脚尖内扣落地,重心前移至右脚,随即收起左脚于右脚内侧;同时右前臂在右肩前划小弧前伸,右掌前按并变钩手,钩尖向下。左前臂随之外旋,掌心翻向内上方,停于右肘内侧,眼看右掌。(图 15)

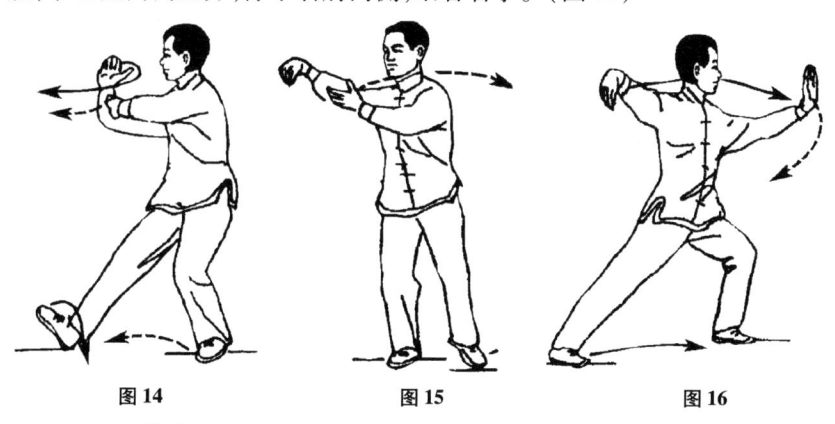

图 14　　　　　　　　　图 15　　　　　　　　　图 16

6. 弓步推掌

上体左转,左脚向左前方迈步,重心前移成左弓步;同时,左前臂外旋将掌心翻向前,左掌向前推出,指尖平鼻。右臂及掌钩与左臂平行相对,眼

看左掌。(图16)

(五)左琵琶式

1. 跟步划弧

重心向前移至左脚,提起右脚跟进半步,右脚尖着地于左脚后跟稍后;同时,右钩手变掌向前平摆划弧至体前方,掌与肩平,掌心斜向上。左掌向内向下落于腹左前方,眼平视前方。(图17)

2. 后坐侧掌

右脚全落地,重心移至右脚。左脚稍向前上步,后脚跟着地,成左虚步;同时右臂屈肘回缩,前臂微内转,掌心转向左。左掌向外上方挑起至体前,掌心向右,指尖齐眉。右掌停于左肘内侧,掌心对左肘,眼看左掌。(图18)

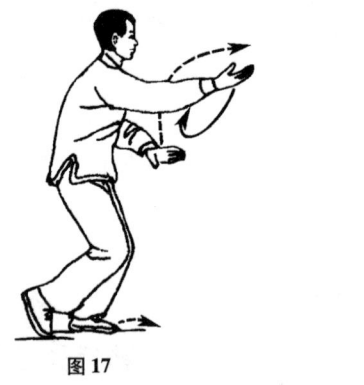 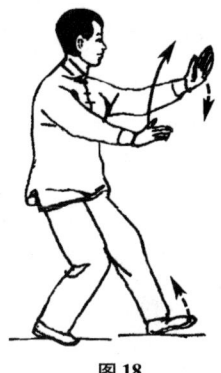

图17 　　　　　　　　　 图18

(六)捋挤式(三式)

1. 弓步穿掌

左脚尖上翘外展后落地,重心向前成左弓步;右掌向上向左前臂上方穿出,同时上体向右转,右掌随体转由左向右平抹摆至右前方,指尖略高于肩,掌心斜向外下方。左前臂微外翻,掌心斜向上、向后收至右肘内侧,眼看右掌。(图19、图20)

2. 跟步后捋

收起右脚,跟步将右脚尖停于左脚内侧成虚步;同时,双臂由右前方向左后方划弧,右掌捋至腹前,左掌捋至体左侧,眼看右前方。(图21)

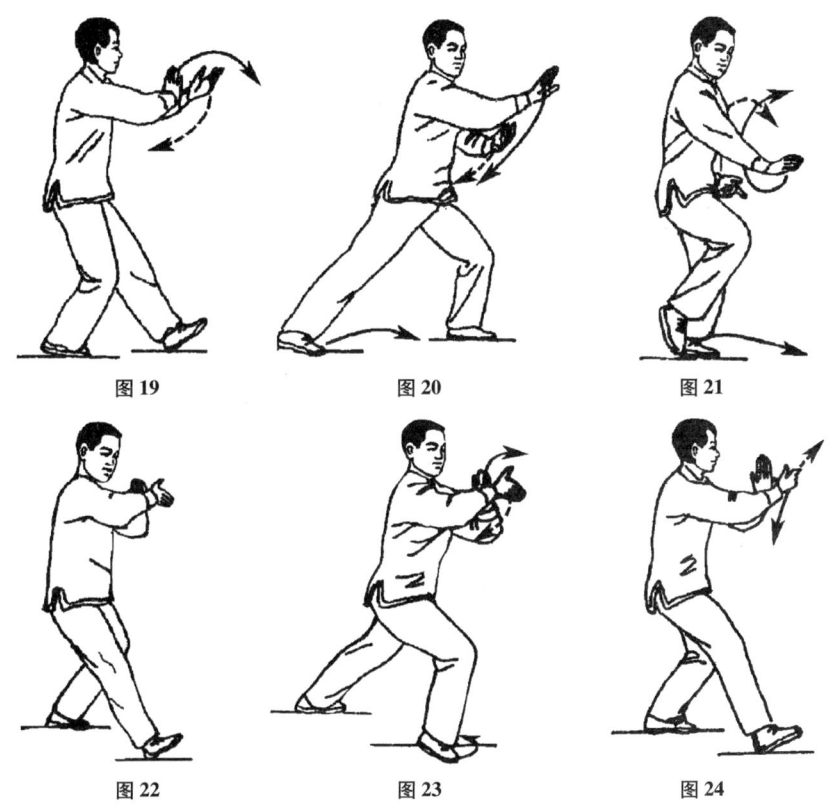

图 19　　　　　　　　图 20　　　　　　　　图 21

图 22　　　　　　　　图 23　　　　　　　　图 24

3. 上步叉掌

右脚向右前方上步,脚跟着地;同时,右臂向内、向上划弧至体右前方,左臂向外、向上划弧收于右前臂内侧。右掌指尖向前,左掌指尖向上成交叉掌,掌心相对,眼看右前方。(图22)

4. 弓步前挤

右脚掌全着地,重心移至右脚成弓步;两臂同时随势向前挤出,臂撑圆,左掌指贴近右腕,双掌与肩平,眼看双掌。完成第一个右捋挤式。(图23)

5. 弓步穿掌

同1,唯手脚和动作左右相反。(图24、图25)

6. 跟步后捋

同2,唯手脚和动作左右相反。(图26)

7. 上步叉掌

同 3，唯手脚和动作左右相反。（图 27）

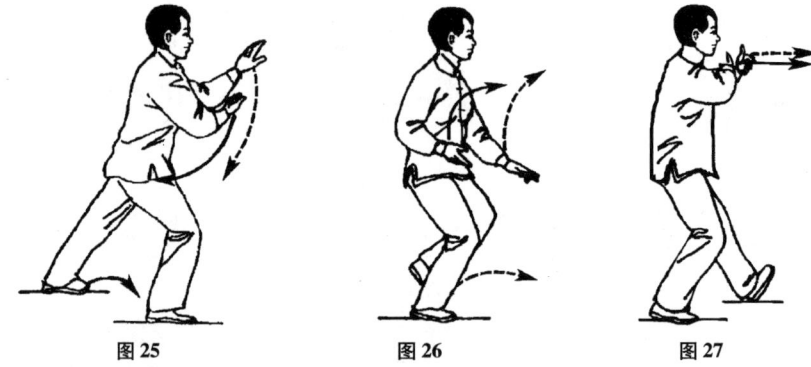

图 25　　　　　　图 26　　　　　　图 27

8. 弓步前挤

同 4，唯手脚和动作左右相反，完成左将挤式。（图 28）

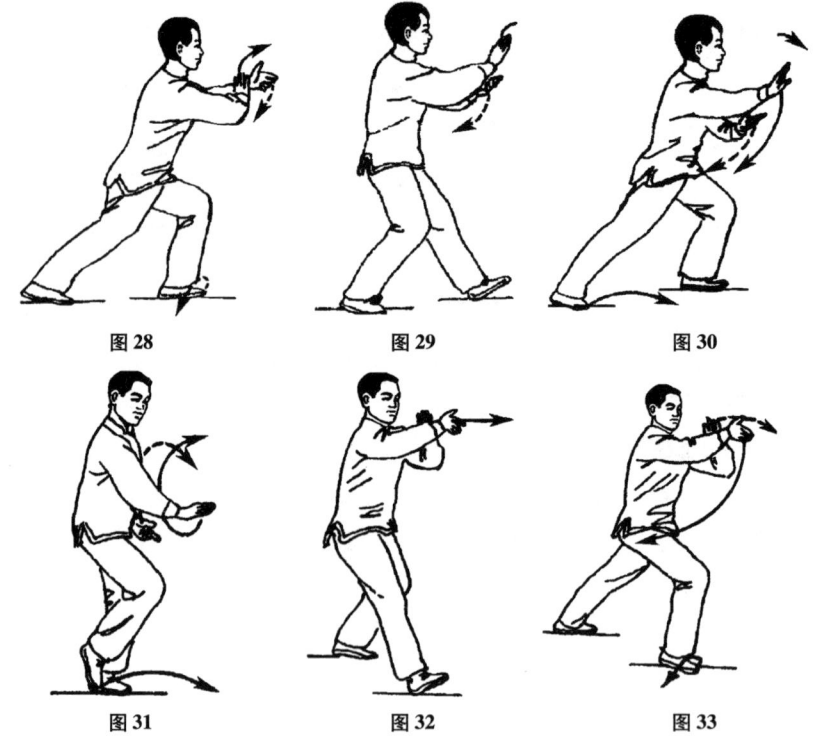

图 28　　　　　　图 29　　　　　　图 30

图 31　　　　　　图 32　　　　　　图 33

9. 再作右捋挤式

同 1~4，动作也一样。（图 29~图 33）

（七）左搬拦捶式

1. 转体划弧

重心后移，将右脚尖外展，上体微左转，右臂向下、向后划弧停于腰侧，掌心转向上，左臂向左前方划弧伸展，掌心斜对前下方，眼看右掌。（图 34）

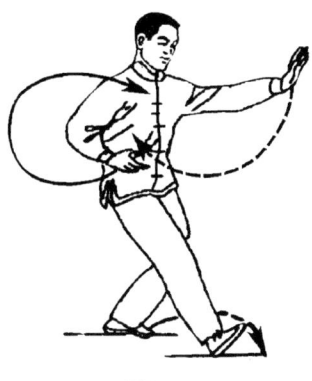

图 34

2. 收脚屈臂

重心前移至右脚，将左脚收于右脚内侧；同时，上体微右转，右掌在体侧向上划半个圆弧停于右胸前，掌心向下，高齐肩。左掌向右下方划弧、变拳收于左前臂下方，拳心向下，眼看右前方。（图 35）

3. 上步搬拳

左脚向前上半步，脚跟着地，上体微左转；同时，左拳随势向前方搬出，拳心向上，右掌顺势向下按至右胯旁，眼看左拳。（图 36）

4. 上步拦掌

重心前移至左脚，提起右脚向前上步；左拳向左划弧收于左腰侧，拳心向上，右掌经体侧向前划弧拦出，高齐肩，掌心斜向前下方。上体随掌微左转，眼看右掌。（图 37）

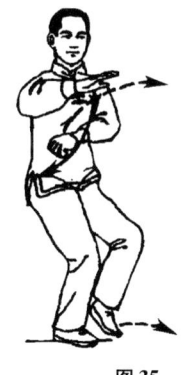

图 35

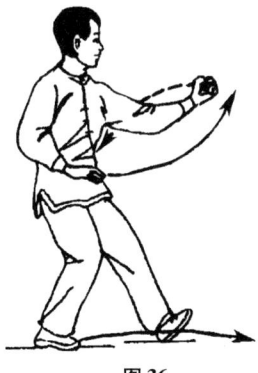

图 36

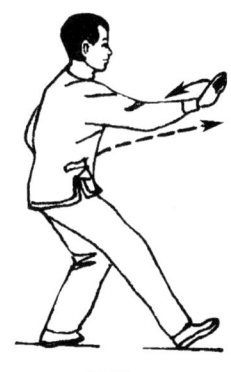

图 37

太极颐养图解

131

5. 弓步冲拳

重心继续前移成右弓步;左拳由腰际向前冲打,拳心向右,高齐胸。右掌同时收于左前臂内侧,眼看左拳。(图38)

(八)左掤捋挤按式

1. 后坐变掌

上体后坐,并向右转,重心移至左脚,右脚尖外展。右小臂外旋向下划弧收于腹右侧,掌心向上。左拳变掌,小臂稍内旋并前伸,掌心斜向前下方,眼看前方。(图39)

2. 收脚抱球

重心前移至右脚,左脚收于右脚内侧;同时,左掌由前向下划弧至腹前。右掌自下向后划半圆弧屈肘收于胸前,两掌成"抱球"状,眼平视前方。(图40)

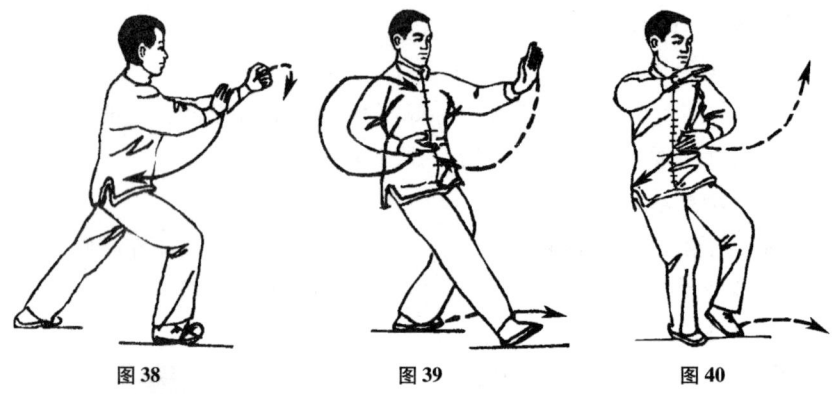

图38　　　　　图39　　　　　图40

3. 弓步掤臂

上体微左转,左脚向前上一步,前腿弓、后腿绷成左弓步;同时左前臂向前上方掤出,高与肩平,掌心向内。右掌顺势下按于右胯旁,眼看左掌。(图41)

4. 顺臂后捋

上体再微左转。右前臂外旋,掌心向上,经腹前向前上方伸至与左臂平行,但稍下。前臂前伸并翻掌向下。两掌同时向右后方划弧平捋。同时上体随势右转。随后双掌继续后捋,右掌至体右侧上方,高与肩平。左臂

屈肘端平于右胸前，左掌心向内。上体随势后坐，重心稍偏于右脚，眼看右掌。（图42、图43）

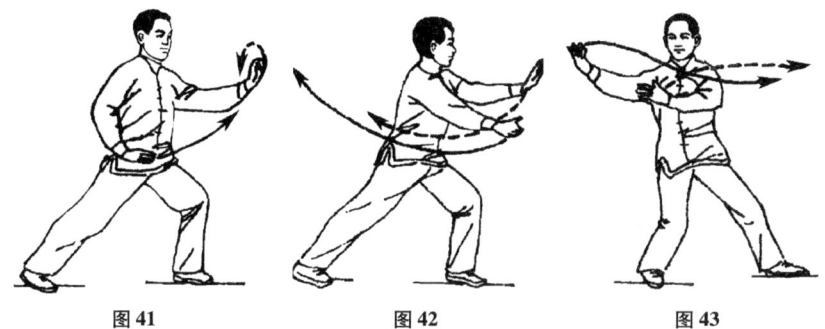

图41　　　　　　　　图42　　　　　　　　图43

5. 弓步前挤

上体左转，重心前移成左弓步；同时，右前臂屈肘并将右掌贴近左腕，使两掌心斜相对。随后，双掌同时向前推挤，高齐肩，两臂撑圆，眼看左掌。（图44）

6. 分掌后坐

右掌经左腕上方穿出后，两掌心转向下并向左右分开延体侧划弧；上体随势后移，重心移向右腿，左脚尖上翘；两臂同时屈肘，两掌收至胸前，掌心向前下方，双眼平视前方。（图45）

7. 弓步推按

重心前移，左腿成左弓步；两掌下落至腹前再向前上方推按，腕高齐肩。上体保持正直，重心前移与推按动作要协调一致，沉肩坠肘，腰胯放松，眼平视前方。（图46）

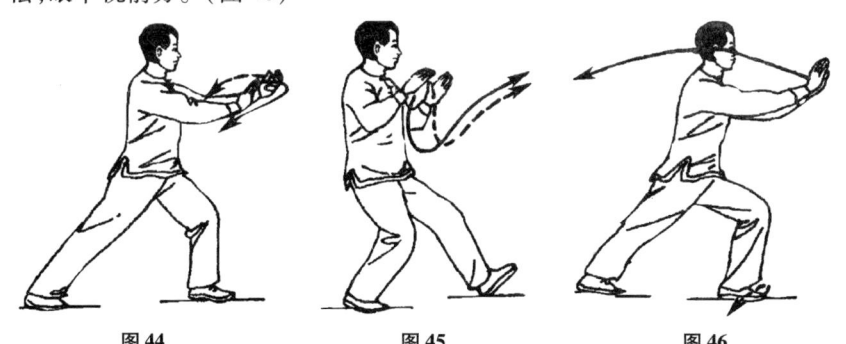

图44　　　　　　　　图45　　　　　　　　图46

（九）斜身靠式

1. 转体开臂

上体右转重心移至右腿,左脚尖内扣,右掌向右划平弧至体右侧,使两臂平举于身体两侧,掌心斜向外,眼看右掌。（图47）

2. 收脚叉掌

重心转移至左脚,右脚向内收于左脚内侧,前脚掌着地;同时右掌向下、向内划弧,左掌向右、向内划平弧,使两掌交叉于胸前,腕部相叠(右掌在外),掌心向面部,掌指略高于肩,眼看前方。（图48）

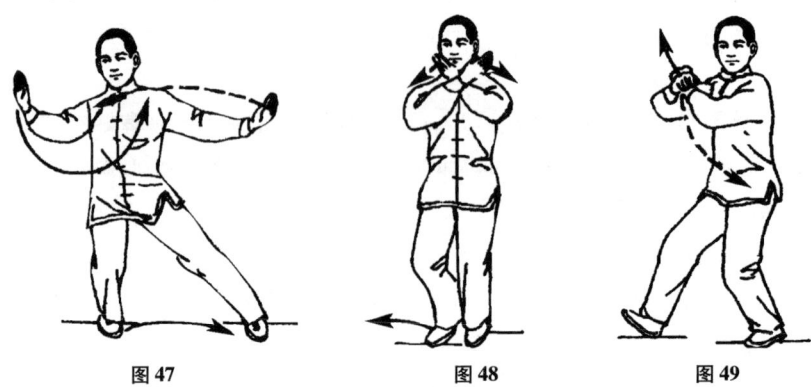

图47　　　　　　　图48　　　　　　　图49

3. 转体靠拳

上体右转,右脚向右前方上步,脚跟着地。两掌变拳,前臂微内旋;随后右脚尖内扣,重心前移至右脚成弓步,同时两拳分别向右上和左下方撑开。右拳靠于右额前,拳心斜向外;左拳撑于左胯侧,拳心斜向后,眼看左前方。（图49、图50）

（十）肘底捶式

1. 转体变掌

重心后移,右脚尖内扣,上体左转;双拳变掌。右掌掌心向上并向内划一个小圆弧,停于面前。左掌向左向内划一小弧停于左胯侧,眼看右掌。（图51）

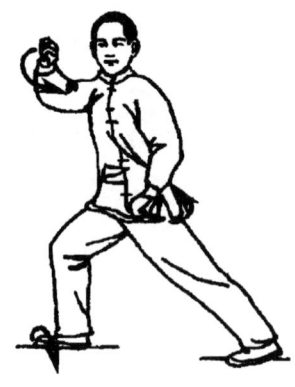

图50

2. 收脚抱球

重心移至右脚,左脚收于右脚内侧,右前臂内旋屈收于右胸前,掌心向下,左前臂外旋向腹前划弧,掌心翻向上,两掌成抱球状,眼看右掌。(图52)

3. 转体摆掌

上体左转,左脚向左前方上步,脚跟着地,脚尖外撇,重心后坐;左臂由体前向左上方翻转划弧,掌心向内,高齐鼻。右掌经体前下落在右胯侧,眼看左掌。(图53)

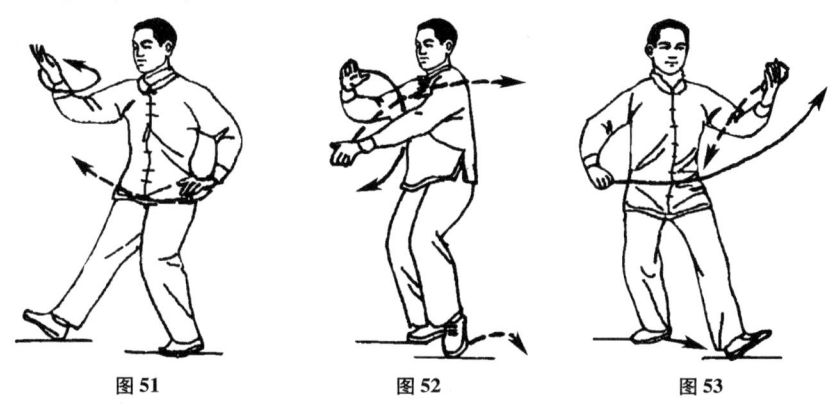

图51   图52   图53

4. 跟步探掌

上体再左转,重心前移至左脚,右脚跟步至左脚内侧,前脚掌着地;左前臂内旋向下偏左划弧至体左侧,掌心向下。右掌向前划弧探出,掌心斜向上,高齐鼻,眼视前方。(图54)

5. 后坐置捶

右脚跟着地,重心后坐,左脚稍微向前进一步,后脚跟着地成虚步;左掌向前经右腕上穿出成侧立掌,指尖齐眉,掌心向右。同时,右掌变拳,右臂回收将拳置于左肘内侧下方,拳心向左,眼看左掌。(图55)

(十一)倒卷肱式(四式)

1. 展臂转掌

上体微右转,右拳变掌经体右侧向后划弧平举,肘微屈,掌心向上。左前臂外旋,掌心向上,由立掌变平掌。两臂在体侧平展,左脚轻提,眼随右臂后展先向右看,后转看左掌。(图56)

135

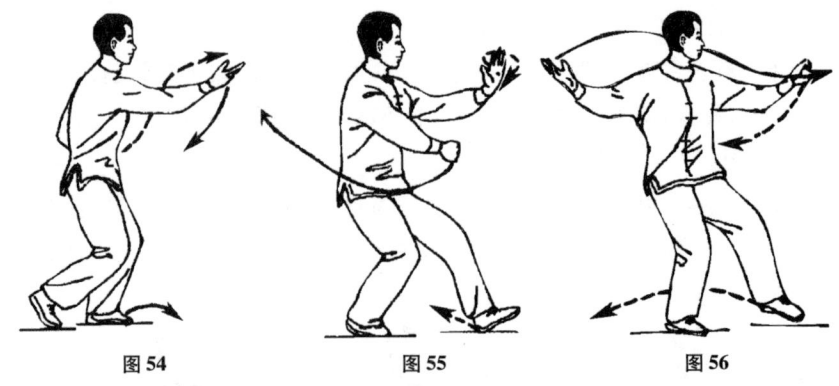

图 54　　　　　　　　图 55　　　　　　　　图 56

2. 退步右卷肱

左脚提起,脚尖朝下向后退一步,左右脚保持横向距离约一拳。前脚掌着地,重心随退步后移至左脚(全脚着地)。右脚跟稍外展,脚尖朝前成右虚步;同时右臂屈肘,右掌经右耳侧向前推出,高与肩平。左臂屈肘向后向下退至左胯侧,掌心侧向上,眼看右掌。注意上体保持正直,腰胯放松。(图 57)

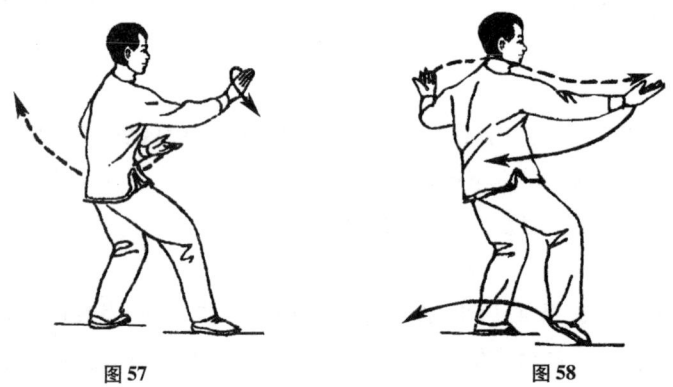

图 57　　　　　　　　　　　图 58

3. 展臂转掌

上体左转,左掌向左后上方划弧平举于体侧,掌心向上,高与耳平。同时右前臂外旋,掌心转向上,两臂在体侧平展。眼跟随体转先向左看,后转看右掌。(图 58)

4. 退步左卷肱

动作同 2,唯手脚和动作左右相反。(图 59)

5. 重复左右倒卷肱

动作同1~4。（图60~图63）

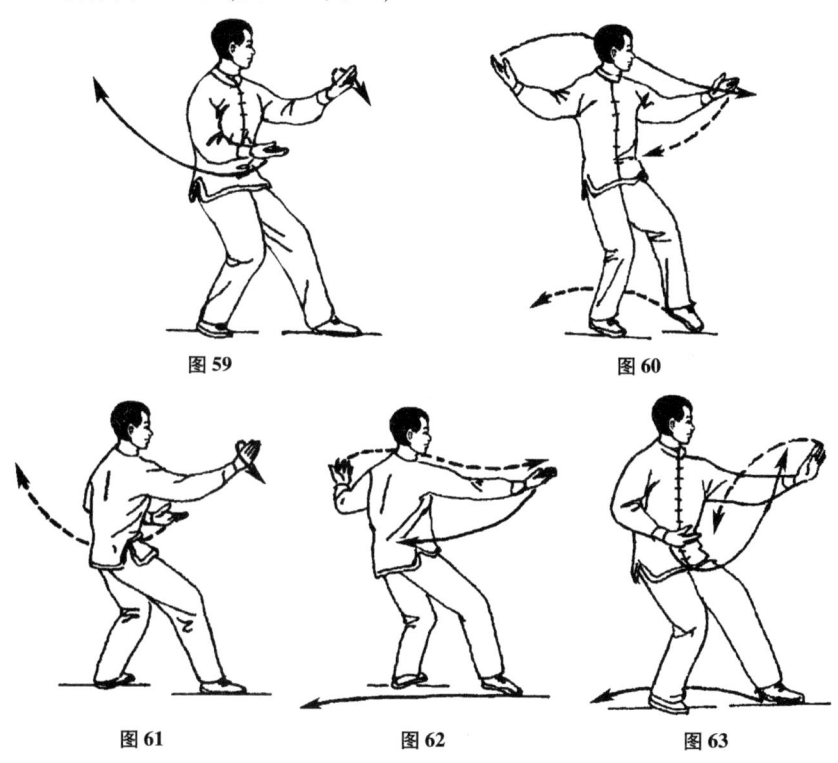

图59　　　　　　　　　　　图60

图61　　　　　　图62　　　　　　图63

（十二）转身推掌式（四式）

1. 退步转身

左脚向后撤步至右脚内侧后面，前脚掌着地；右掌向内向上，左掌向内向下划弧。右掌掌心向上，掌指齐眉；左掌收至右胸前，掌心向下，眼看右掌；随后，以左脚掌、右脚跟为轴向左后方转体约90°，重心仍在右脚；同时右掌屈肘回收，左手略向下按，眼看左前方。（图64、图65）

2. 跟步推掌

左脚向前迈步，右脚随即跟进落于左脚内侧稍后，前脚掌着地；同时，右掌经耳侧向前推出，掌心向前，指尖齐鼻。左掌下落经左膝前搂过，按于左胯旁，掌指向前，眼看右掌。（图66）

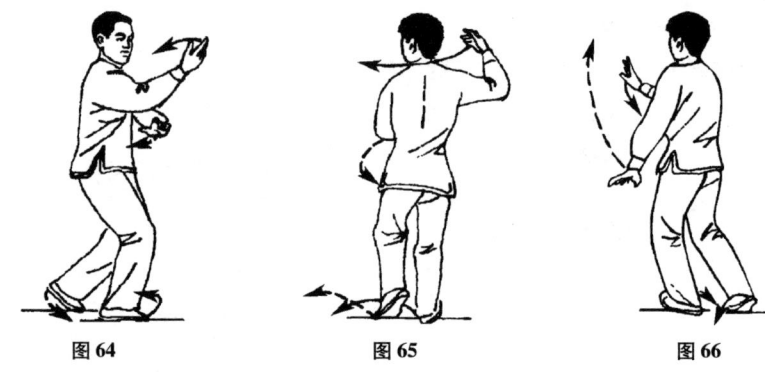

图64   图65   图66

3. 转身举掌

以左脚跟、右脚掌为轴向左后方转体约180°,重心仍在左脚;同时左臂外旋并向左上方划弧上举,掌心向上,高与头平,右掌内收于左胸前,眼看右前方。(图67)

4. 跟步推掌

动作同2,唯手脚和动作左右相反。(图68)

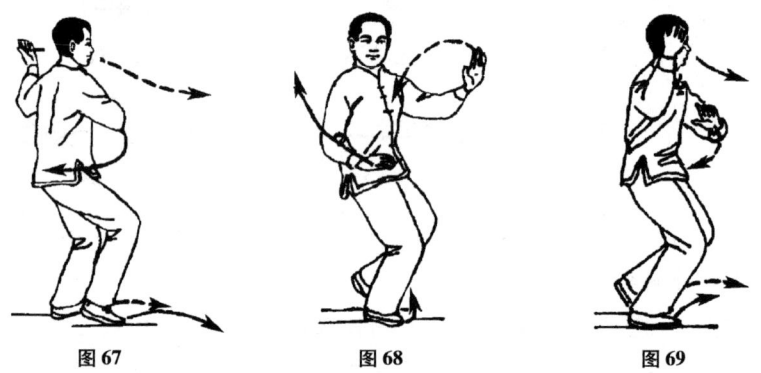

图67   图68   图69

5. 重复推掌

先按1后半部分所述和2做向左转身推掌一次,再按3做向左转身推掌一次。(图69~图71)

(十三)右琵琶式

1. 撤步换掌

左脚向左后方撤半步,重心移左脚,上体左转;左臂向后屈肘收于左胸

前,掌心向下。右掌向前上方划弧前伸,高与鼻平,掌心斜向左下方,眼平视前方。(图72、图73)

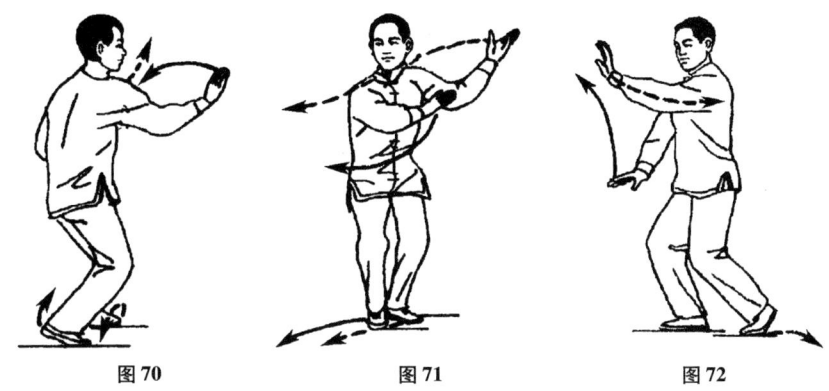

图70　　　　　　　　图71　　　　　　　　图72

2. 虚步侧掌

上体右转,同时微提右脚跟,向内稍移后脚跟着地,重心落至左脚成右虚步。右前臂外旋,掌心向左成侧立掌,肘部向后微收屈,指尖与眉心相对;左掌向前,前臂外旋停于右臂内侧,掌心向右,两臂成抱琵琶状,眼看右掌。(图74)

(十四)搂膝栽捶式

1. 收脚捋掌

上体左转,重心后移,右脚收于左脚内侧稍靠前,脚尖着地;两掌向下捋至腹前,掌心斜相对,眼平视前方。(图75)

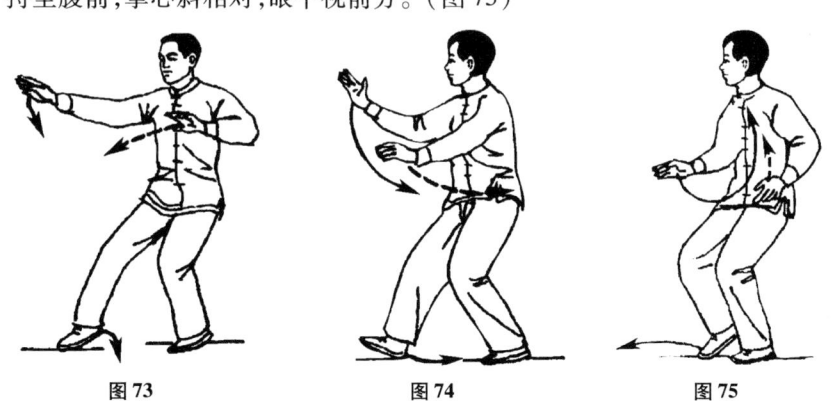

图73　　　　　　　　图74　　　　　　　　图75

2. 上步划弧

右脚向前上半步,上体左转,翻转双掌向内提收于胸前,右掌心向内。左掌心向外,停于右腕内侧,眼看双掌;随后,双掌同时向左前方划平弧,右掌心向上,高齐肩,左掌指附于右腕内侧;上体随势右转,重心前移至右脚,左脚提起,跟半步到右脚内侧稍后,前脚掌着地,眼看右掌。(图76、图77)

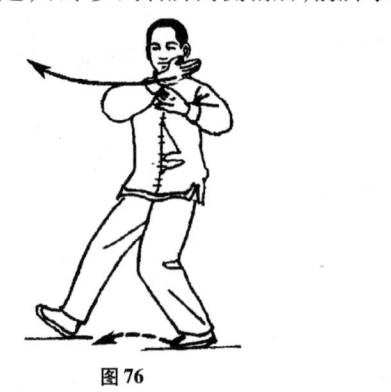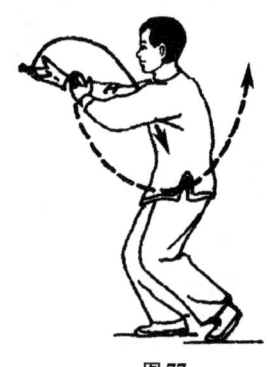

图76   图77

3. 弓步栽捶

上体左转,重心移至左脚,右脚跟离地成虚步;右掌经面前向左方划弧,停于左胸前,掌心向下。左掌同时向下经体侧向左后上方划弧,掌心斜向上,高与头平,眼看左掌。随后,上体右转,右脚提起向前上步,重心前移成右弓步;同时,左掌变拳经耳侧向前下方栽打于腹前,拳眼向右,拳心斜向后,上体略前倾。右掌向右后方从膝上方搂过,按于右胯侧,掌心向下,眼看前下方。(图78、图79)

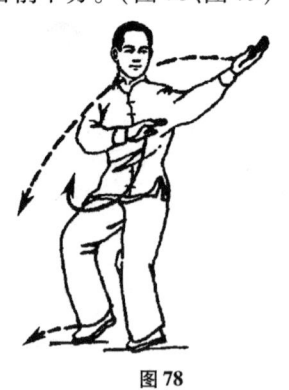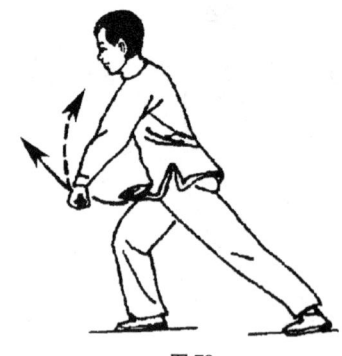

图78   图79

（十五）白蛇吐信式（二式）

1. 直体挑臂

上体后坐，重心后移至左脚，右脚尖上翘；双臂随上体后移上挑，左拳上提与肩平，右掌上托与左拳相对，眼看右掌。（图80）

2. 歇步推掌

右脚尖内扣，随即重心向前移至右脚，上体向左后方转身，左脚随势原地提起向左转动，右脚随之转动，随后双膝弯曲，两腿前后交叉相叠，右膝靠近左膝后窝成歇步；右脚前脚掌着地；同时，随着转体，左拳变掌向左划平弧收落于左腰侧。右掌经耳侧划弧向前推出，掌心向前，高平肩，眼看右掌。（图81）

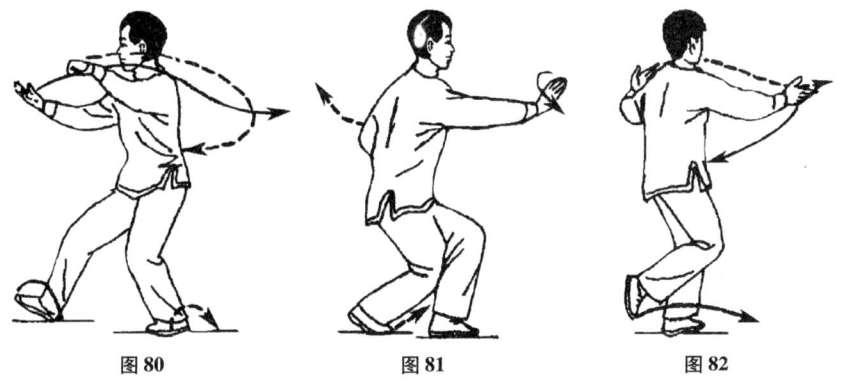

图80   图81   图82

3. 直立转体

两腿直立，重心前移至左脚，提起右脚，上体左转，左掌向后上方划弧于左耳外侧，掌心斜向前。右臂外旋使掌心向上，眼看左掌。（图82）

4. 上步推掌

右脚向前迈步，脚尖外撇，上体右转，左脚跟随势向外辗转，双膝弯曲，两腿交叉下蹲成歇步；左掌经耳侧向前推出，掌心向前，高平肩。右掌翻转向下后收于右腰侧，眼看左掌。（图83）

（十六）拍脚伏虎式（二式）

1. 上步立掌

双腿直立，重心移至右脚，左脚向前上步；左掌向左后方划弧上举，右

掌从体侧向上划弧至耳侧成立掌,掌心向前,眼平视前方。(图84)

2. 独立拍脚

重心移至左脚,左膝微屈,站稳。右脚向前上方踢出,脚面展平;右掌向前击拍右脚面。左掌继续上举于体左侧,掌心向外,高平肩,眼看右掌。(图85)

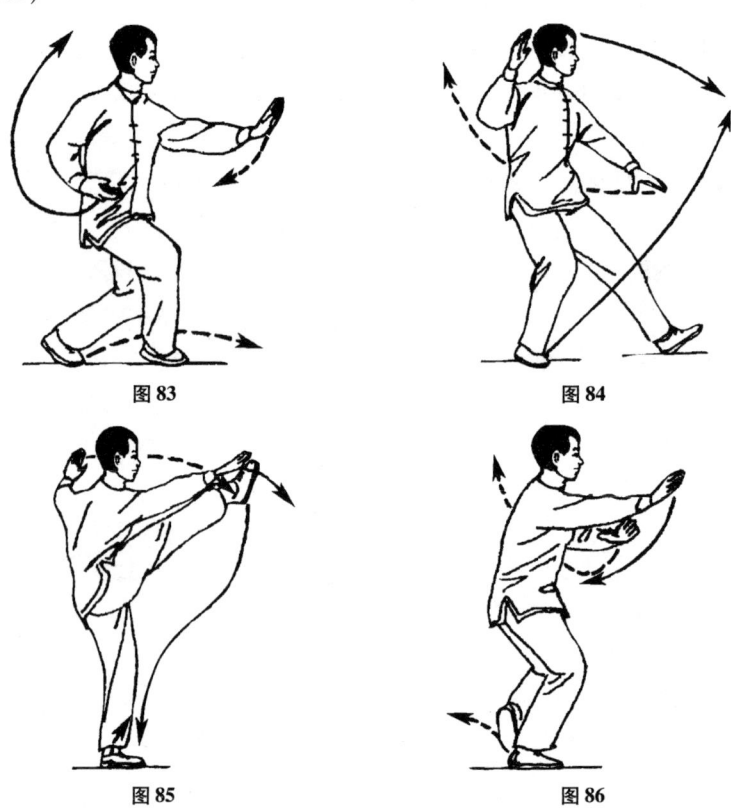

图83

图84

图85

图86

3. 落脚摆掌

右脚向左前方斜落于左脚前,重心移向右脚,左脚随即提起。同时,左掌向内向前划弧停于右肘侧,掌心向右;两掌同时再向左平摆划弧,掌心斜相对,眼看右掌。(图86)

4. 弓步握拳

左脚向左侧方迈步,重心左移成左弓步;两掌随身体左转经腹前向下、向左划弧并变拳。左臂至体左前上方后屈肘内收,停于左额前,拳眼斜向内。右臂屈肘使右拳停于左胸前,拳心斜向下,眼看右前方。(图87、图88)

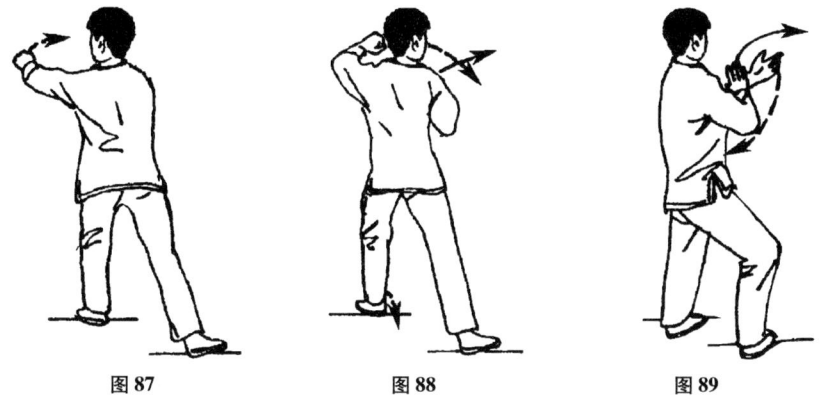

图87　　　　　　　　图88　　　　　　　　图89

5. 穿掌划弧

重心右移,左脚尖内扣,上体右转。同时双拳变掌,左掌收于胸前,掌心斜向内,右掌收于左腕内侧,掌心斜向外;随后,右掌从左腕上方向前穿出,向前、向右划半圆弧停于右胯侧。左掌掌心翻向下、再向左后上方划半圆停于头左侧,掌心向前。两手划弧时上体继续右转,重心移至左脚,提起右脚,经左脚内侧再向前挪半步,重心前移成右弓步,眼平视前方。(图89~图91)

6. 独立拍脚

动作同2,唯手脚和动作左右相反。(图92)

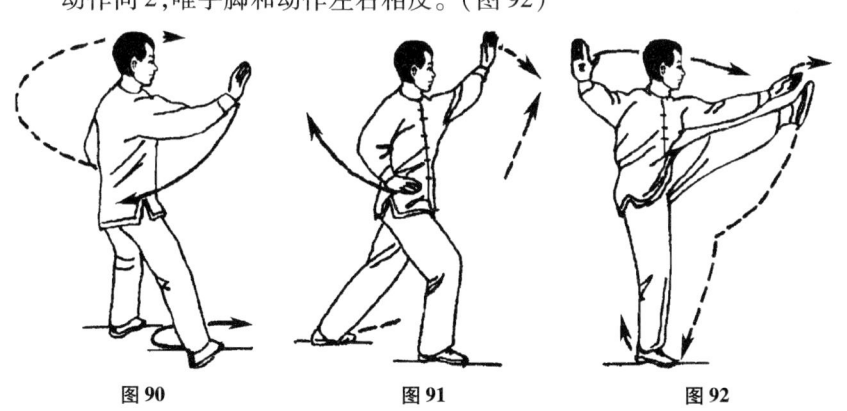

图90　　　　　　　　图91　　　　　　　　图92

7. 落脚摆掌

动作同 3,唯手脚和动作左右相反。(图 93)

8. 弓步握拳

动作同 4,唯手脚和动作左右相反。(图 94、图 95)

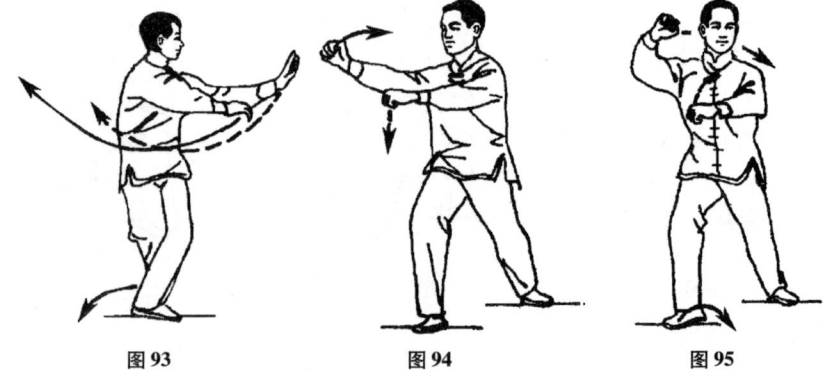

图 93　　　　　　　图 94　　　　　　　图 95

[说明]"拍脚伏虎"动作难度较大,应注意:①上步动作应与两臂动作协调一致。②拍脚高度应量力而行,循序渐进,逐步提高。③落脚时先收落小腿,然后再全脚轻缓落地。落点要靠近支撑脚,不要落得太远。

(十七)左撇身捶式

1. 扣脚收臂

重心后移,上体向左转,右脚尖上翘内扣;同时,两拳变掌。右掌心翻向内上,收于右胸前,指尖齐鼻。左掌稍向上,收于右前臂内侧,眼视前方。(图 96)

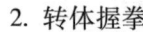

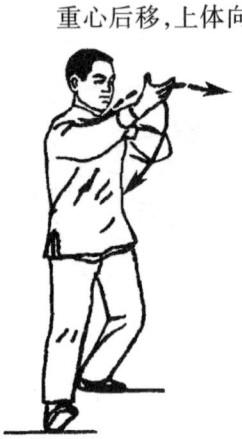

2. 转体握拳

上体右转,重心移右脚,右腿半屈膝;左臂伸肘向前划弧伸出,掌心斜向前上方。右掌向下、向后、再向上划弧。随后,左脚收至右脚内侧。左掌下落握拳收至下腹前,拳心向内。右掌继续划弧,翻掌附于左前臂内侧,眼看左前方。(图 97、图 98)

3. 弓步撇捶

上体微左转,左脚向左前方迈步,重心前移成左

图 96

弓步;左拳向上经面前向左前方撇打,拳心斜向上,高齐眉。右掌仍附于左前臂内侧,眼看左拳。(图99)

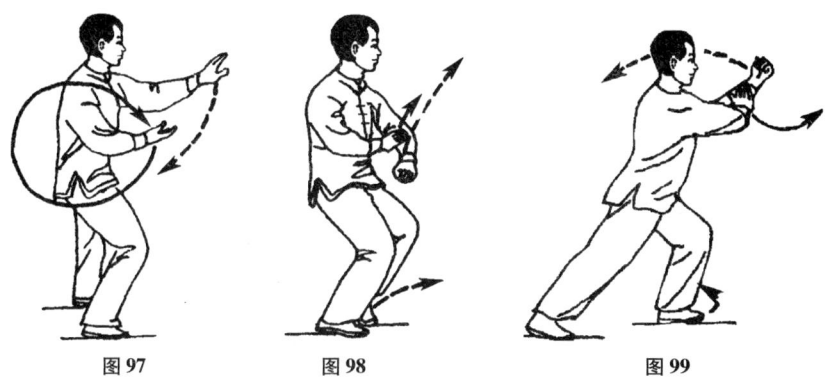

图97　　　　　　图98　　　　　　　　图99

(十八) 穿拳下势式

1. 转体举臂

重心后移至右脚,左脚尖上翘外展,上体左转;右掌向右、向下、向体侧划弧。左拳变掌向左、向上、向体侧划弧。两掌心斜向前下方,眼看左前方。(图100)

2. 上步变拳

重心前移至左脚,逐渐将右脚收于左脚内侧,也可脚尖点地;两掌由体侧转向体前划弧。右掌经面前变拳,立肘于胸前,拳心向内,拳顶稍高于肩;左掌经腹前变拳停于右肘之下,拳心向内,眼平视前方。(图101)

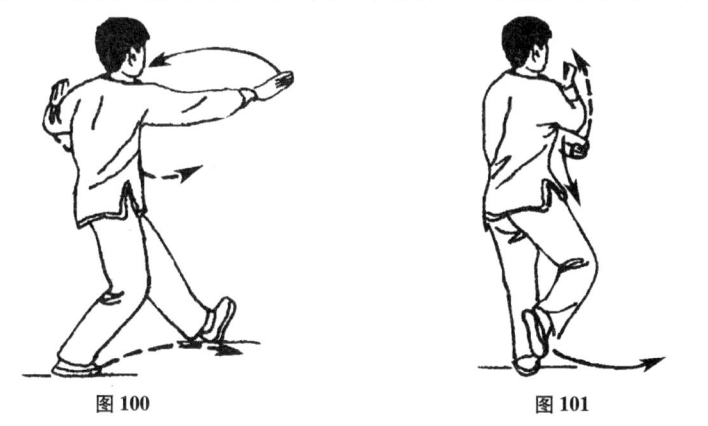

图100　　　　　　　　图101

3. 什步穿拳

左腿屈膝全蹲,右脚随势向右侧前伸,成右什步;同时右肘下落,左拳从右肘外侧向上穿并向左后方伸展。右拳经腹前沿右腿内侧向右下方穿出,至右小腿上方。两拳眼皆转向上。上体顺势右转并略向前倾,眼看右拳。(图102、图103)

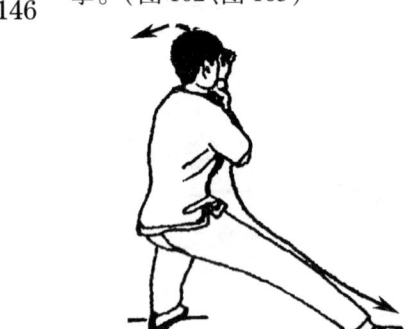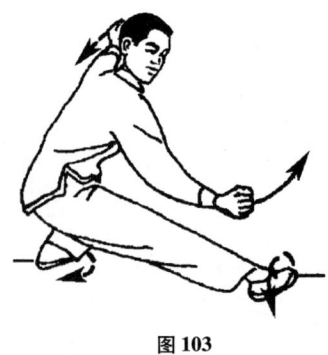

图102　　　　　　　　　　　　　图103

[说明] 全蹲姿势有一定难度。初学者或老年人可以左腿半蹲成半什步。

(十九)独立撑掌式(二式)

1. 弓步变掌

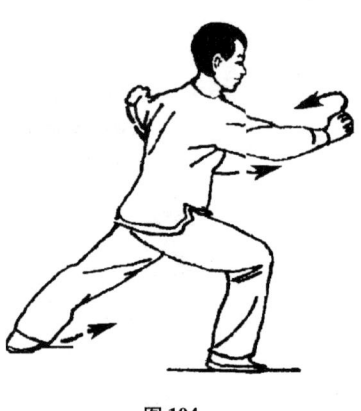

左腿直伸,重心前移,上体微左转,两脚尖随势内扣、外展,成为右弓步。右拳上挑,左拳稍下落。随后,右脚落实,左脚提起,重心前移至右脚;同时右拳变掌,掌心斜向前。左拳变掌经腹前划弧再转向上穿,掌心斜向内上,眼平视前方。(图104)

图104

2. 独立撑掌

右腿直立,膝微屈站稳。左膝弯曲上提至体前,脚面展平成右独立步;同时左掌继续上穿(前臂外旋)撑于头前上方,掌心向上,拇指尖向右。右掌下按于右胯前,眼平视前方。(图105)

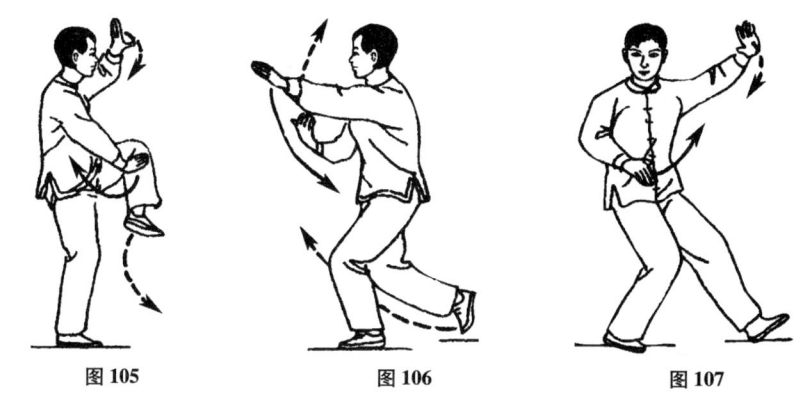

图 105　　　　　　　图 106　　　　　　　图 107

3. 落步换掌

左脚向前稍偏左落下,重心随即前移至左脚,右脚提起;同时左掌下落,右掌经腹前向上穿,掌心斜向上,眼平视前方。(图 106)

4. 独立撑掌

动作同 1～3,唯手脚和动作左右相反。(图 107～图 109)

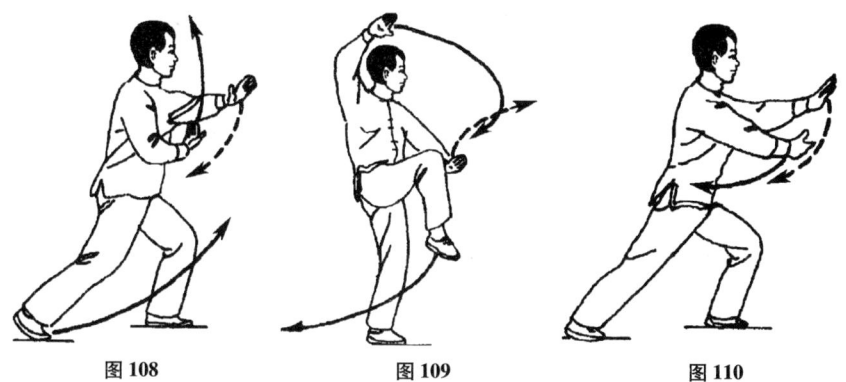

图 108　　　　　　　图 109　　　　　　　图 110

(二十)右单鞭势式

1. 撤步后捋

右脚下落并向后撤一步,左腿屈膝成左弓步;同时右掌向腹前划弧下落,掌心翻向上,右掌向前、向上伸展,掌心向下,两臂上下平行。随后两臂同时向后下捋,收至腹前。上体随势右转,重心后移。眼先看左掌,转体后平视前方。(图 110、图 111)

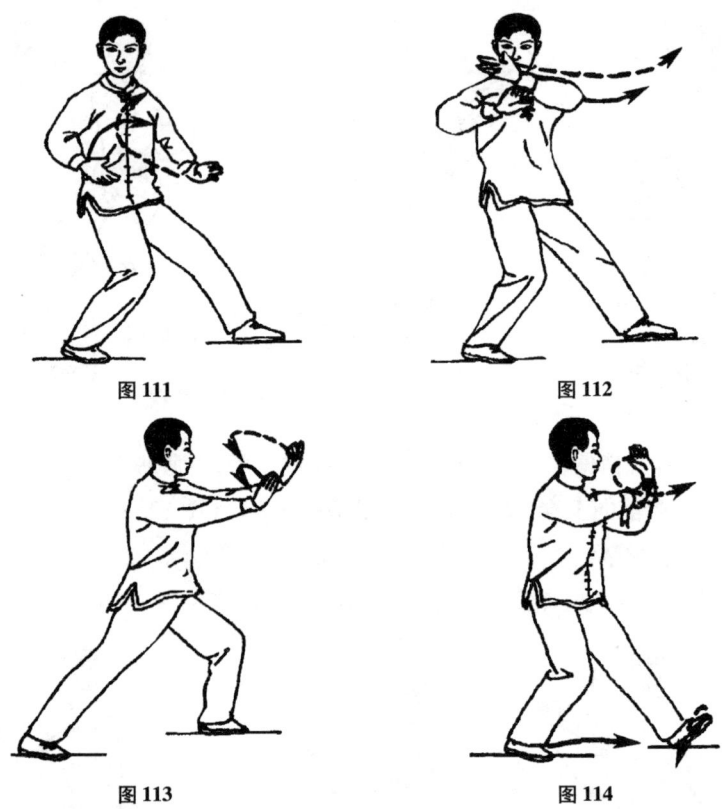

图 111

图 112

图 113

图 114

2. 收臂划圆

两腿不动,双掌同时向内向上划弧,左掌收于右胸前,掌心向内,高平肩。右掌收于左腕内侧,掌心向前;随后两掌向前平推,重心随之前移成左弓步,上体随之左转。左掌向左向后划平圆,右掌附于左腕内侧随左掌动。重心向后移至右腿,左脚尖上翘;左掌继续向右向前划平圆,掌心向上,右掌随左掌动,眼始终看左掌。(图 112 ~ 图 114)

3. 钩手划弧

左脚尖内扣,重心移至左腿,将右脚收至左脚内侧,上体右转;左臂外伸内旋,左掌变钩手,钩尖向下。右臂外旋,掌心转向内,收于左肘侧,眼看左手。随后,右脚向右前方迈步,重心前移成右弓步;同时,右掌随上体右转,翻掌向右前方划弧前推,掌心向前,掌指齐鼻。左手保持钩手不变。两

臂肘微屈,对称成圆弧形,眼看右掌。(图 115、图 116)

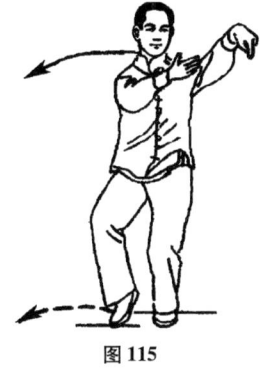

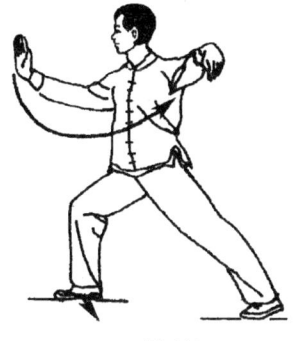

图 115   图 116

(二十一)右云手式(三式)

1. 转体划弧

上体左转,重心后移至左脚,右脚尖内扣;右掌向下、向左划半个立圆至左胸前,掌心向外,眼看左钩手。(图 117)

2. 裆步云手

右掌经面前向右再划半个立圆,掌心向内。同时左钩手变掌向下,向左划立圆,掌心转向内。随手臂做云手动作,上体逐渐右转,

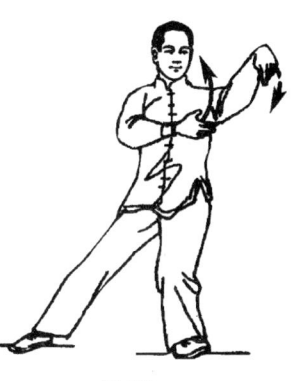

图 117

重心右移,由左横裆步变为右横裆步,双脚尖朝前。头、眼随上掌运转。

(图 118、图 119)

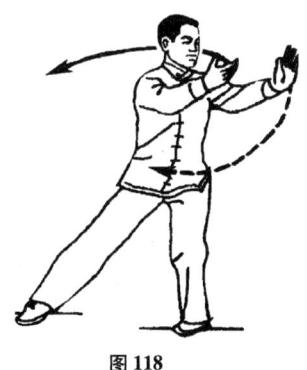

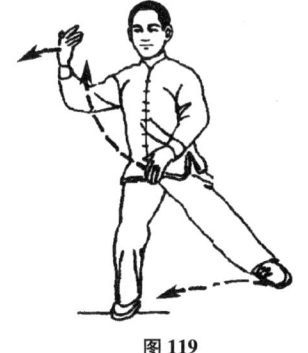

图 118   图 119

3. 收脚转掌

右掌划到体右侧时,前臂内旋掌心转向外。左掌运至右肩前,掌心转向内;同时左脚向右脚收拢至与肩同宽成开立步,脚尖均向前,双膝微屈,眼看右掌。(图120)

4. 开步云手

双脚保持开立步。左掌经面前向左、右掌经腹前向左,同时划弧。上体随势左转,重心渐移至左脚。头、眼随左手运转。(图121)

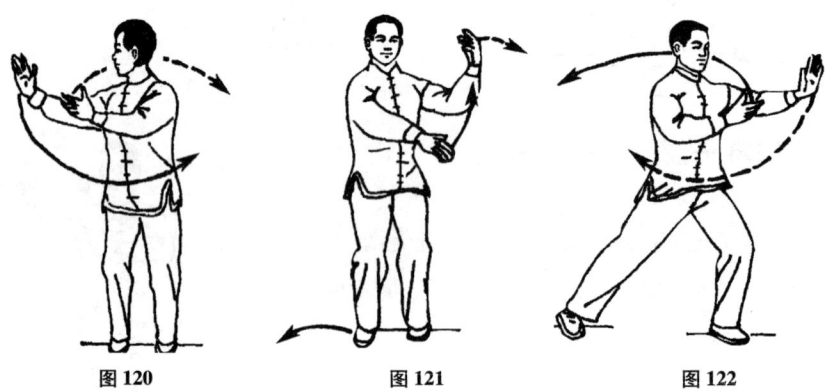

图 120　　　　　　图 121　　　　　　图 122

5. 横步转掌

上体继续左转,提起右脚向右侧横开一步,脚尖向前;左掌运至体左侧时掌心翻向外,右掌运至左肩前,掌心转向内,眼看左掌。(图122)

6. 裆步云手

上体右转,重心渐右移,由左横裆步变为右横裆步,双掌分别从上、下方向右划弧。头、眼随上手运转。(图123)

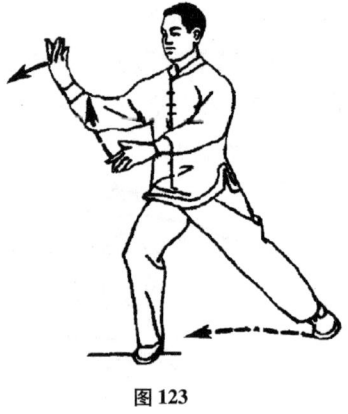

图 123

7. 收脚转掌

动作同3。(图124)

8. 重复右云手

重复上述云手动作一次。(图125～图128)

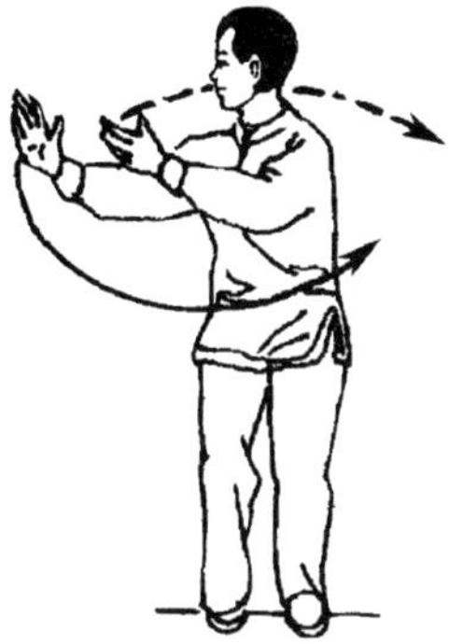

图 124 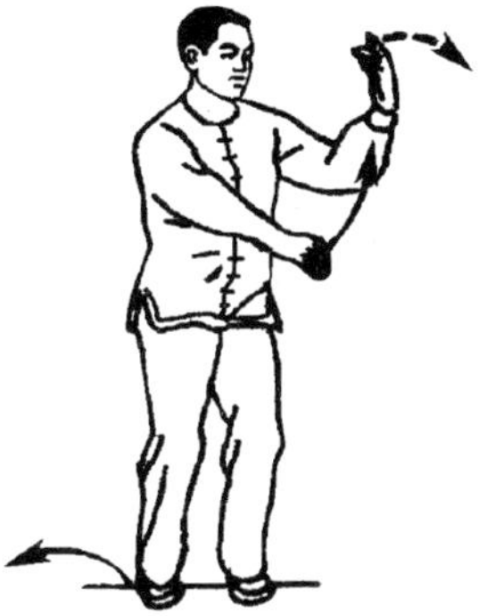　　　　　　　图 125 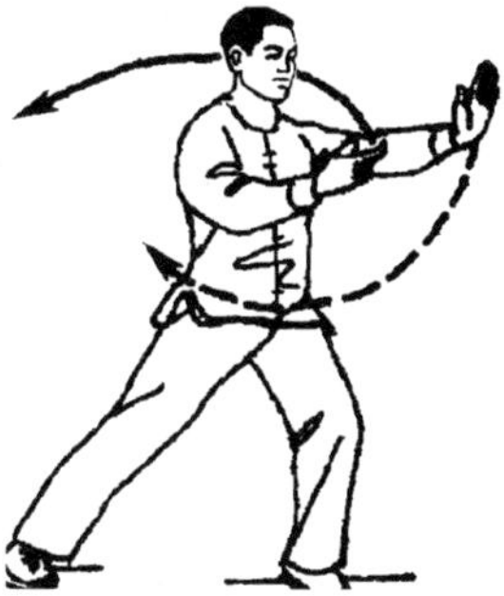　　　　　　　图 126

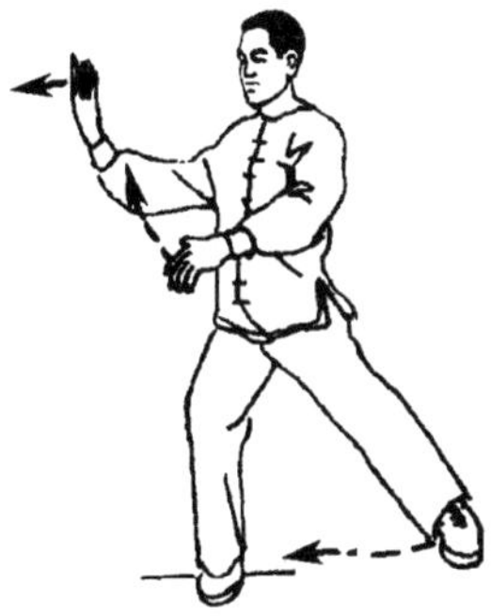

图 127 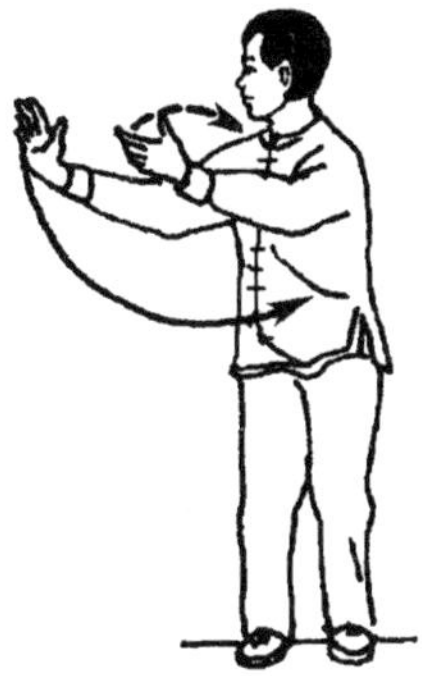　　　　　　　图 128 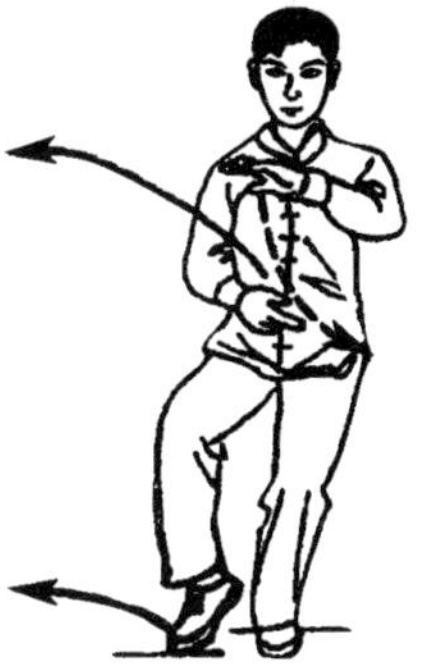　　　　　　　图 129

[说明] 手脚动作要平稳、协调;做云手时,翻掌要自然,上手高不过眉,下手低不过裆;上体正直,腰部放松。

(二十二)右左分鬃式

1. 转掌抱球

上体左转,重心移至左脚,右脚轻提;两手向左转至体前时,两掌翻转掌心上下相对,成抱球状,眼看左手。(图 129)

2. 弓步分掌

上体右转,右脚向右前方迈出一大步,成右弓步;两掌随体转上下分开。右掌指尖齐鼻,掌心斜向内上方。左掌下按于左胯侧,掌

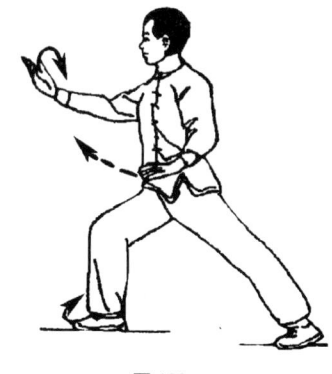

图 130

151

心向下,眼看右掌。(图130)

3. 后坐抱球

上体后坐微右转,右脚尖外展;右臂内旋屈肘内收,掌心向下。左臂内旋上收,掌心向上,两手成抱球状。同时,左脚收至右脚内侧,眼平视前方。(图131、图132)

4. 弓步分掌

动作同2,唯手脚和动作左右相反。(图133)

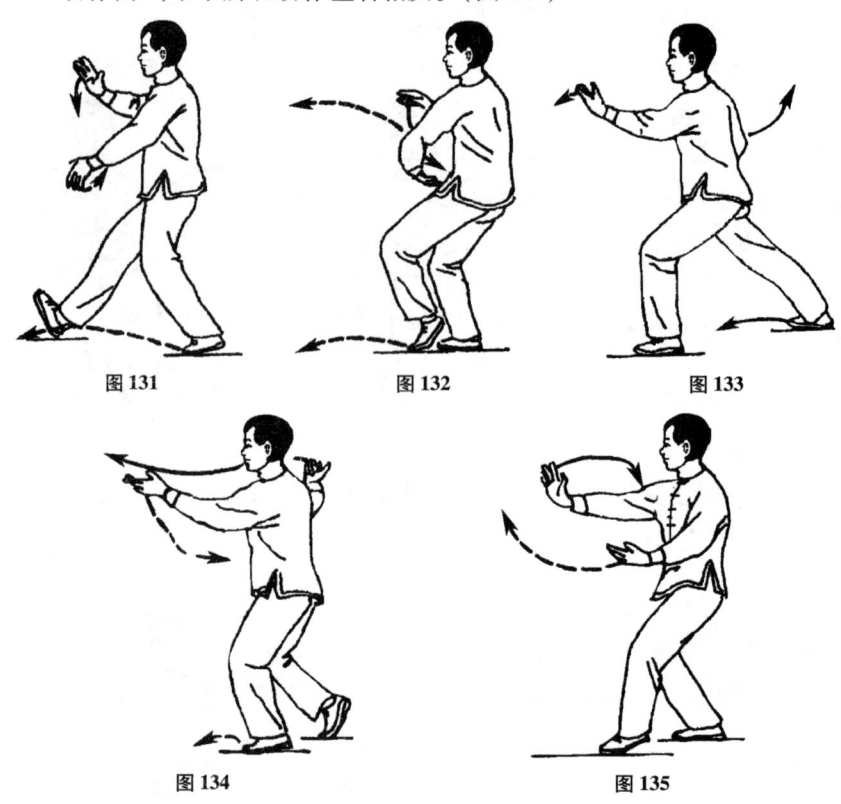

图131   图132   图133

图134   图135

(二十三)高探马式

1. 跟步平臂

重心前移,提起右脚跟向前进半步,脚前掌着地。右掌向体右上侧平举,高平肩,掌心向上,与左掌遥遥相对,眼平视前方。(图134)

2. 虚步探马

重心后移,右脚屈膝踏实,上体左转。左脚向前垫步,前脚掌着地成虚步;右前臂卷收,右掌经耳侧向前推至体前,掌指齐鼻,掌心向前。左掌下落收至右胯前,掌心向上,眼看右掌。(图135)

(二十四)右蹬脚式

1. 上步穿掌

上体右转,提起左脚。右臂屈肘内卷划弧至左胸前,左掌向前上方伸出,翻掌斜向下。右掌掌心向左附于左臂内侧;随后,右膝半屈承重,左脚向左前方上半步,脚跟着地。同时,左掌转向上,肘微屈后收,右掌自左臂上方穿出,上体随之左转,目视右掌。(图136、图137)

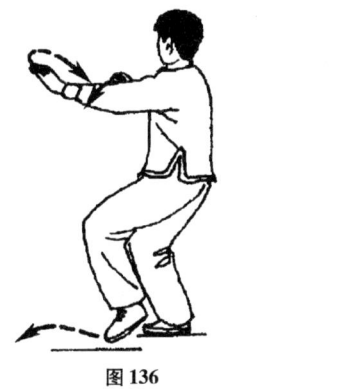 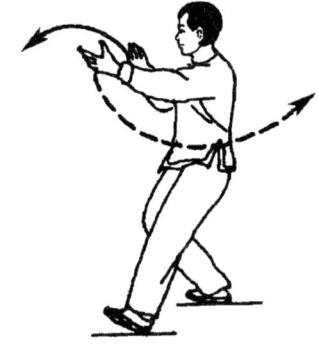

图136　　　　　　　　　　　图137

2. 弓步平臂

重心前移左脚成左弓步,上体微右转。右掌穿出后掌心转向下,左掌向下、向左后方划弧,掌心向上,使两臂平举于体侧。(图138)

3. 收脚叉臂

右脚向前提于左脚内侧,脚尖可轻点地。右掌向下,左掌向上,同时向体前划弧至胸前,合抱成斜十字,掌心均向内,右掌在外,眼看右掌。(图139)

4. 分臂蹬脚

右膝上提后,右脚向右前方缓缓蹬出,脚尖上钩;同时两掌分别向右前、左后方分撑,掌心均向外,腕平肩,双肘微屈成弧形。右臂与右腿上下平行,眼看右掌。(图140)

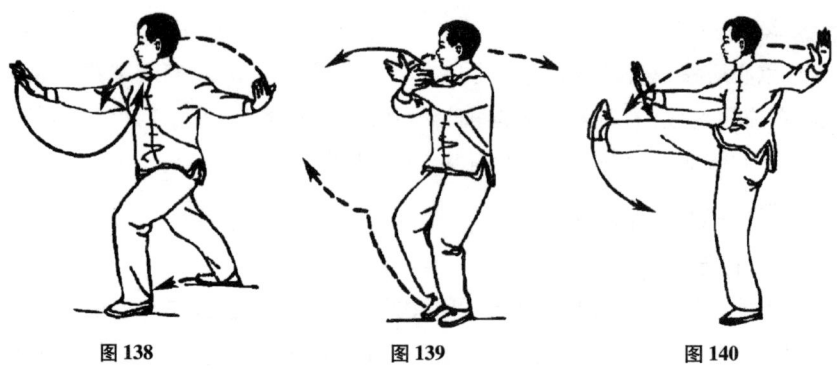

图 138　　　　　　　图 139　　　　　　　图 140

（二十五）双峰贯耳式

1. 落脚收臂

右小腿下落，脚尖下垂。右膝平屈于体前，上体微右转；左前臂渐内旋，掌心转向上，左臂向右前方划弧，同时，右掌心翻转向上，使左右掌并排于右膝上方，眼平视前方。（图 141）

2. 弓步贯拳

右脚向右前方落步，脚跟着地，重心前移成右弓步；同时两肘后收，双掌下落经两胯旁渐变成拳，分别由体侧向前上方贯出，高耳齐平，两拳相距约两拳远，拳眼斜向内下方，双臂撑圆，眼平视前方。（图 142、图 143）

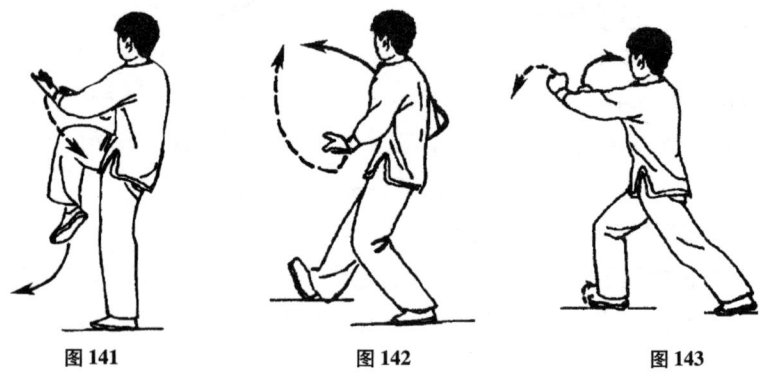

图 141　　　　　　　图 142　　　　　　　图 143

（二十六）左蹬脚式

1. 划圆抢掌

重心后移，右脚尖外展。两拳同时变掌向上、向外经体侧向下划圆弧，掌心向外；同时，重心前移至右脚，将左脚收于右脚内侧，可脚尖点地。两掌继续由体侧向内、向上划圆，交叉于胸前，左掌在外。两掌心向内。上体顺势左转，眼看左前方。（图144、图145）

2. 分臂蹬脚

动作同"右蹬脚式"第4，唯手脚和动作左右相反。（图146）

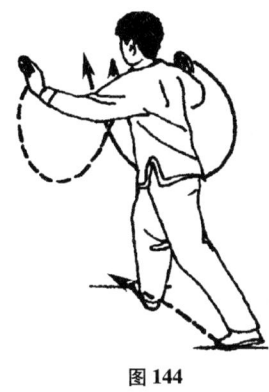
图144

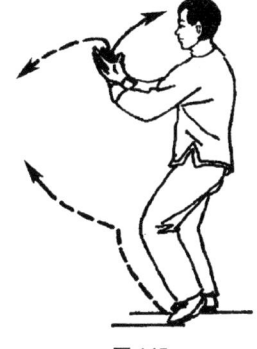
图145

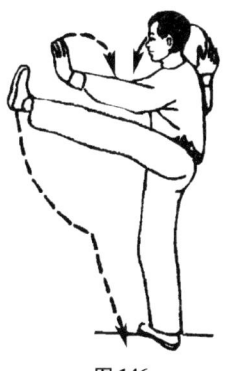
图146

(二十七) 掩手撩拳式

1. 落脚收臂

左小腿下落后，左脚下落至右脚内侧，脚尖点地，上体稍右转；两掌从体侧向上、向内划弧后，两肘直立并举于面前，右掌变拳，拳心向内，左掌心也向内，眼平视前方。（图147）

2. 上步掩手

左脚向左前方迈步，脚跟着地，上体右转；两臂肘向右外旋，将左掌右拳掩落于右腰前，左掌轻托右拳。掌拳心向上，眼看右下方。（图148）

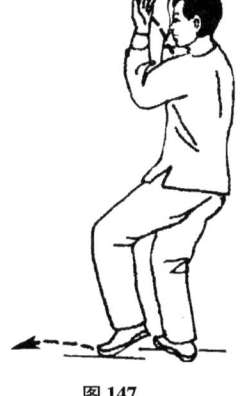
图147

3. 弓步撩拳

上体左转，重心前移成左弓步，左掌随体转变拳收于左腰侧，拳心向上。右拳顺势向前方撩打，拳高与腹平，拳心向下，眼看右拳。（图149）

［说明］直臂撩拳也可快速发力撩打。动作时弓步的斜向和顺肩应比慢打要稍大一些。同时注意腰腿发力，全身协调。

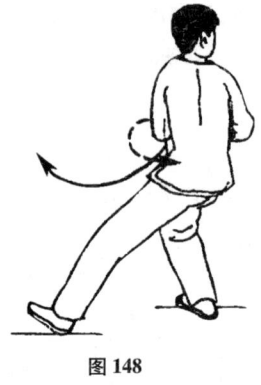

图 148

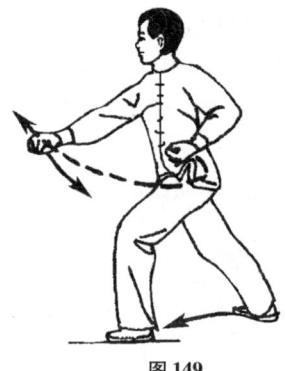

图 149

（二十八）海底针式

1. 跟步提掌

重心继续前移，提起右脚跟进半步，在左脚侧先脚后跟着地。上体右转，重心移至右腿，轻提左脚稍离地。左拳翻转变掌向左、向前划平弧伸至体前。右拳变侧掌下落，经体侧向后上方划弧提至右耳旁，眼平视前方。（图 150、图 151）

2. 虚步插针

左脚向前落半步，前脚掌着地成左虚步，上体左转。右手从耳侧向前下方插掌，掌在双膝前稍上，掌心向左，指尖向下。右肩前倾，便上体稍前倾。同时左掌向左后方划弧按于左胯侧，掌指朝前，掌心向下，眼看前下方。（图 152）

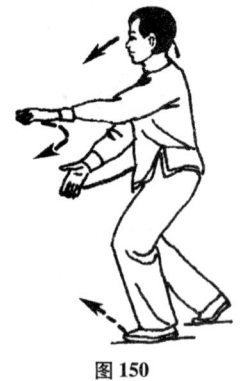

图 150

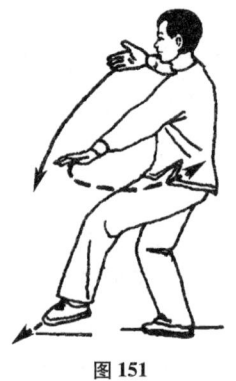

图 151

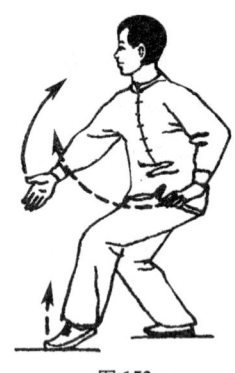

图 152

(二十九)闪通臂式

1. 提脚挑掌

上体微右转,重心后移至右脚,提起左脚,脚尖下垂。右掌上挑于体前,腕与肩平,掌心向左。左掌向前向上,翘腕侧掌于右腕内侧稍下,眼看右掌。(图153)

2. 弓步推掌

左脚向前落半步,重心前移成左弓步。右前臂内翻,并向右后上方划弧停于右额侧,掌心斜向前上方。左掌顺势向左前方推出,高齐鼻,掌心朝前,眼看左掌。(图154)

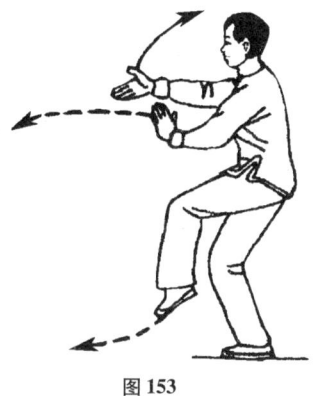 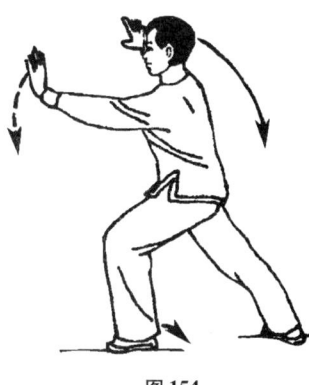

图153   图154

(三十)右左分脚式

1. 转体举臂

上体右转,左脚尖内扣,重心移至右脚,右膝半屈;两掌向体侧划弧,两臂平举,掌心向外,眼看右前方。(图155)

2. 抱掌踢脚

重心移至左脚,将右脚收于左脚内侧,脚尖可点地。两手向下、向体前划弧,使双掌交叉于胸前,掌心均向内,左掌在内,右掌在外。随后,右膝上提,右脚向右前方缓慢蹬踢,腿

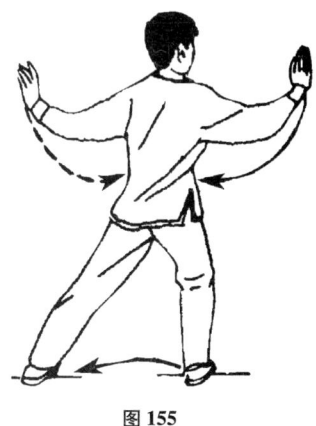

图155

蹬直,脚面伸平;两掌同时向右前和左后方划弧分撑,掌心向外,腕与肩平。右臂、腿上下平行,眼看右掌。(图156、图157)

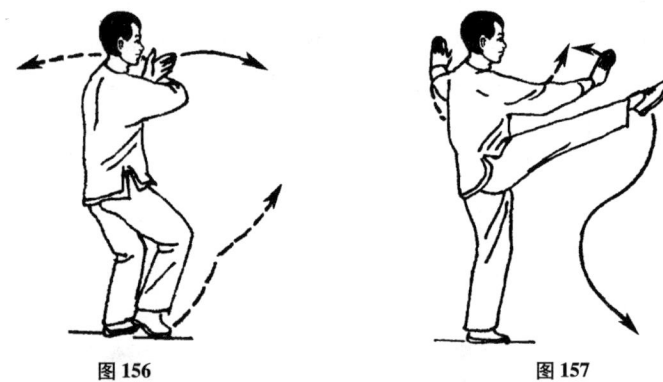

图156　　　　　　　　　　　　　　　**图157**

3. 落脚穿掌

右小腿下落后,右脚向右前方落下,脚跟着地,上体右转;右掌心翻向上,右臂稍屈肘内收。左掌向下、向内划弧屈肘,使左掌停于右前臂内侧,掌心斜向右前方,眼看双掌。(图158)

4. 转体举臂

左掌从右前臂上方穿出后,重心前移至右脚。右掌向下、向右后划弧,掌心向上;左掌向前偏左划弧,掌心斜向前,两臂平举于体侧,肘微屈,眼看左掌。(图159)

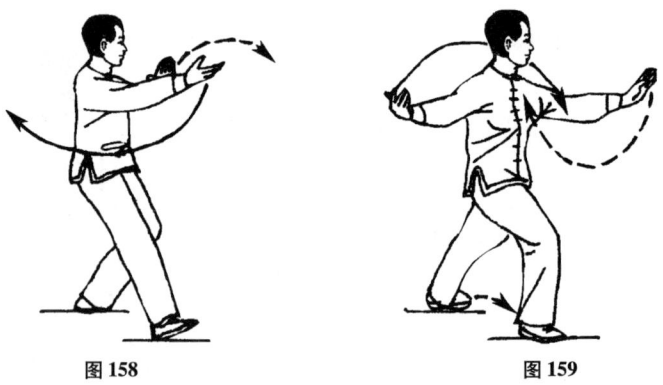

图158　　　　　　　　　　　　　　　**图159**

5. 抱掌踢脚

动作同2,唯手脚和动作左右相反。(图160、图161)

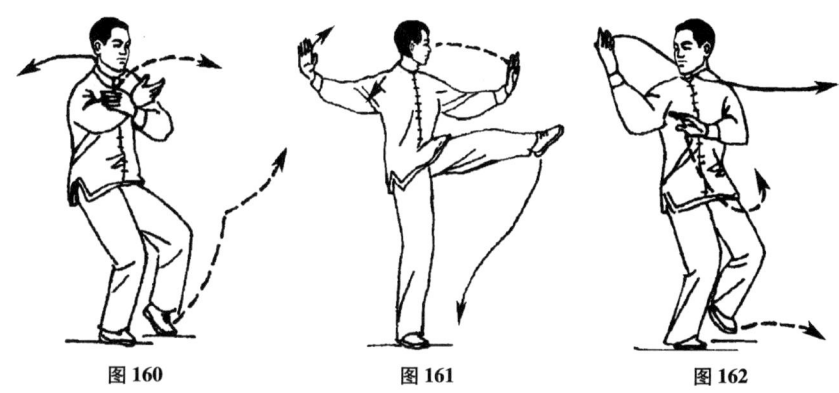

| 图 160 | 图 161 | 图 162 |

(三十一)搂膝拗步式(二式)

1. 落脚转体

左小腿屈收后,左脚落于右脚内侧,脚尖可点地,上体右转;右臂屈肘,右掌心翻向内;左掌翻掌向右、向下划弧落于右胸前,掌心向下,眼看右掌。(图162)

2. 搂膝推掌

上体左转,左脚向前偏左方向迈步,重心前移成左弓步;左掌下落经左膝前上方搂过,停于左胯侧,掌指向前。右掌经耳侧向前推出,掌心向前,高与鼻平齐,眼看右掌。(图163)

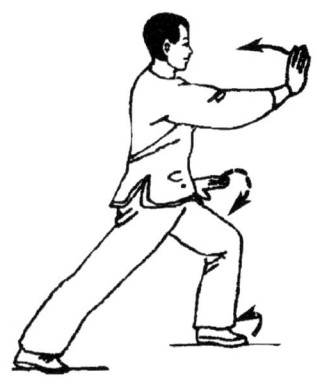

图 163

3. 转体举掌

重心后移,左脚尖外展,上体继续左转,重心再前移至左脚;两前臂外旋,右掌心向左并划弧至右胸前。左掌心向上,并向左上方伸展至耳侧。同时,提起右脚收于左脚内侧,眼看左掌。(图164、图165)

4. 搂膝推掌

动作同2,唯手脚和动作左右相反。(图166)

(三十二)上步擒打式

1. 弓步穿掌

重心后移,右脚尖上翘外展。左掌翻转,掌心向上,左肘微屈后收。右臂向内上划弧,使右掌附于左前臂内侧;随后,重心前移成右弓步。右掌从左前臂上方向前穿出,掌心斜向前,左臂屈肘内收至腹前,眼看右掌。(图167～图169)

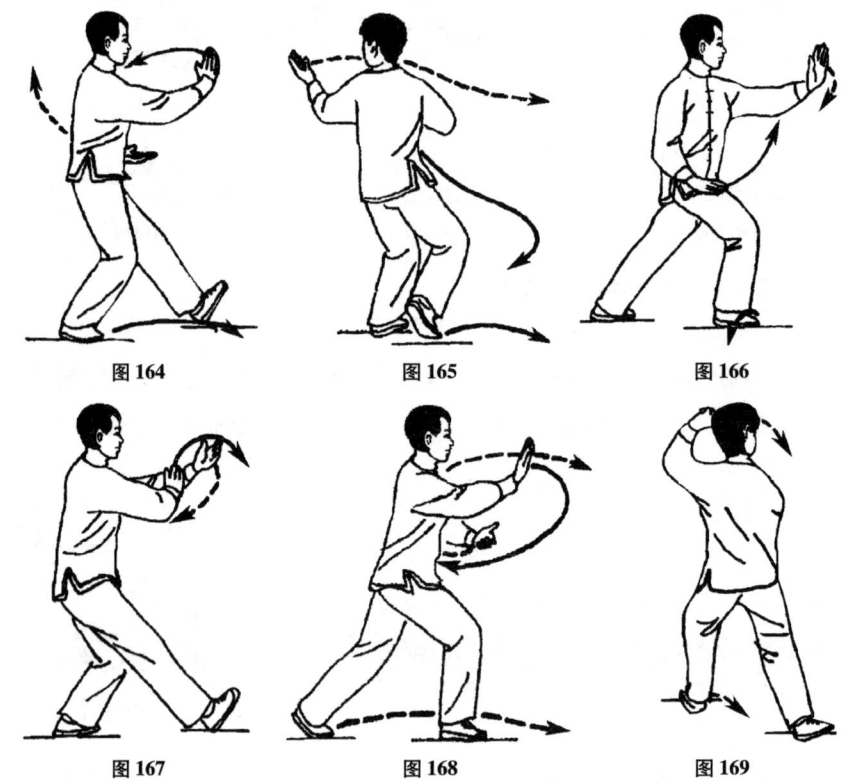

图 164　　　　　　图 165　　　　　　图 166

图 167　　　　　　图 168　　　　　　图 169

2. 上步擒打

左脚向前上一步。右掌向体侧划弧握拳收于右腰侧。左掌向后、向左再向前划弧变拳举于体前,拳心向下,高与肩平;随后,重心再前移至左脚成左弓步。右拳向前,向上冲打,拳眼向上,拳心向内,腕与肩平。左拳收于右腕下,拳心向下,眼看右拳。(图170)

(三十三)如封似闭式

1. 跟步变掌

右脚跟进半步,脚前掌着地,落于左脚内侧后方;两拳变掌,掌心斜向

面部,眼平视前方。(图171)

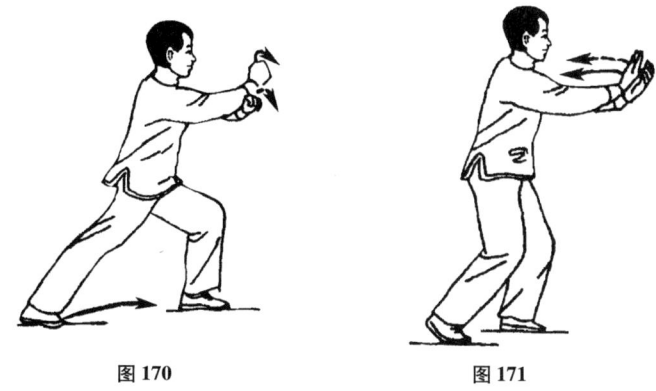

图170   图171

2. 弓步推按

重心后移,提起左脚上前半步,并随两臂的前推动作,重心逐渐前移成左弓步;两掌向左右分开,同时双肘微外展,前臂内旋,掌心翻转向下,使两掌落至腹前(略与肩同宽),掌心斜向前,再平行向前、向上推按,直按至腕高与肩平,眼平视前方。(图172～图174)

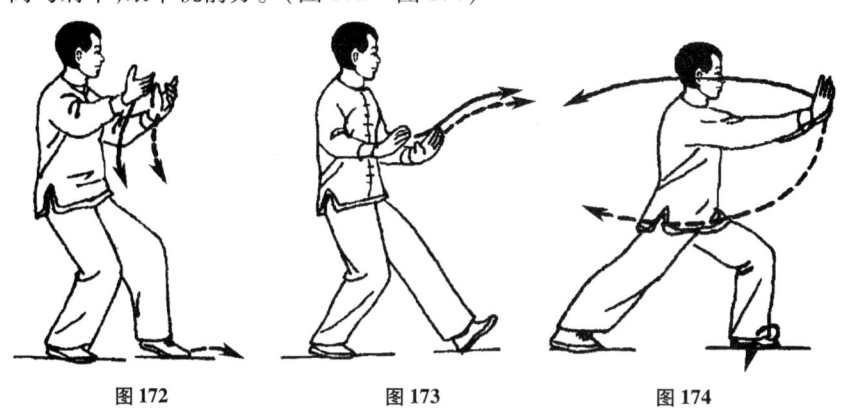

图172   图173   图174

(三十四)左云手式(三式)

1. 转体划弧

上体右转,重心移右脚,左脚尖内扣。右掌向上、向右顺时针方向划弧,左掌向下、向右逆时针方向划弧,眼看右手。(图175)

2. 收脚转掌

两手继续划弧。上体随手臂运动向左转,重心移左腿,同时右脚收于左脚内侧,两脚间距约2拳,脚尖向前成开立步。左掌运行至体左侧上方时翻掌向外,右掌运行至左胸前翻掌向内,眼随上掌转动。(图176、图177)

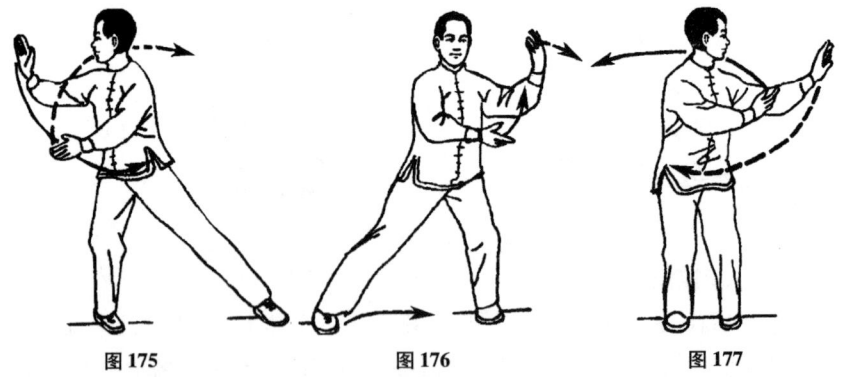

图175　　　　　　　　图176　　　　　　　　图177

3. 云手横步

上体右转,重心渐移右脚,左脚向左横开一步;同时,左掌向下、向右逆时针方向划弧。右掌向上、向左顺时针方向划弧。两掌运至体右侧时掌心翻转,眼随上掌转动。(图178、图179)

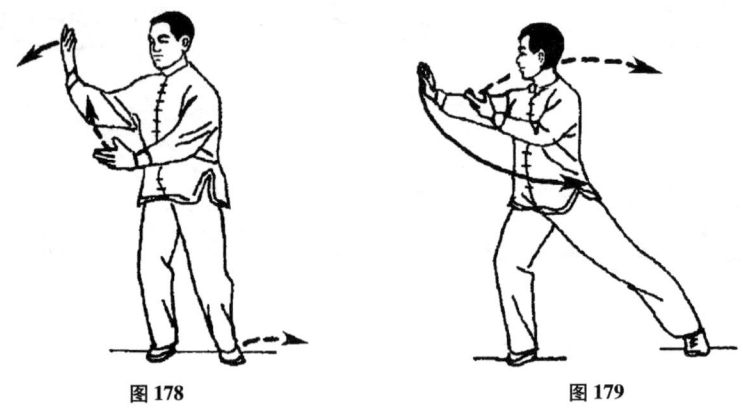

图178　　　　　　　　　　　图179

4. 裆步云手

两手继续划弧,上体左转,重心左移,由右横裆步变为左横裆步,眼随上掌转动。(图180)

5. 收步转掌

右脚向左脚内侧收拢成开立步,左掌运至体左侧时翻掌向外,右掌运行中逐渐翻掌向内,眼看左掌。(图181)

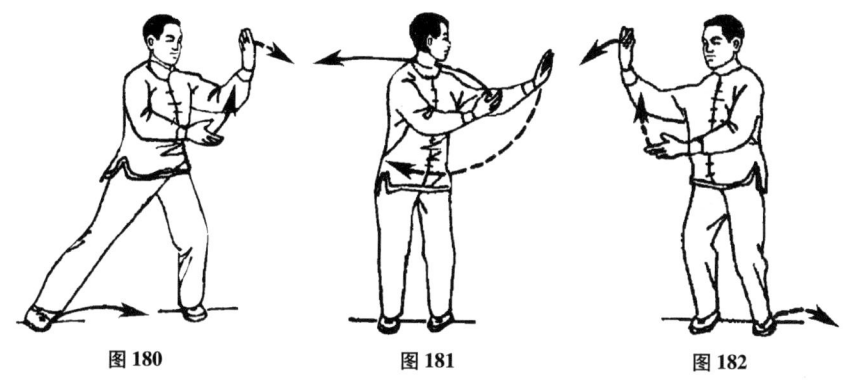

图180   图181   图182

6. 云手横步

动作同3。(图182、图183)

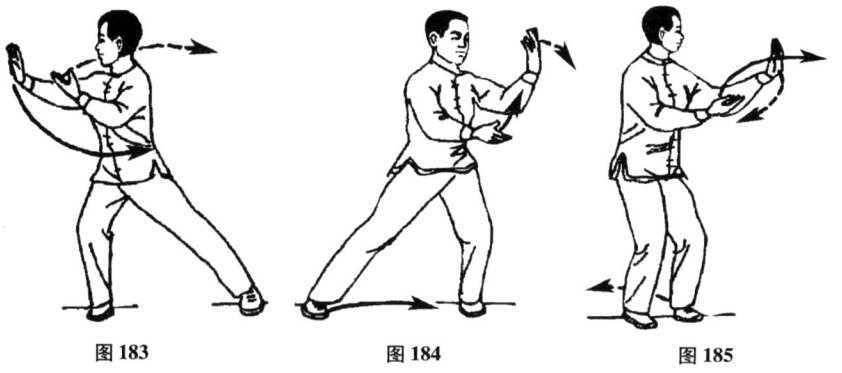

图183   图184   图185

7. 裆步云手

动作同4。(图184)

8. 收步转掌

动作同5。(图185)

(三十五)右撇身捶式

1. 弓步推掌

右脚尖内扣,重心移至右脚,左脚向身后撤步成右弓步;左前臂外转,掌心向上并向右,向内划弧收于腹前,同时,右前臂内转,掌心向下,经左前臂上方向前推出,腕与肩平,掌心向前,眼看右掌。(图186)

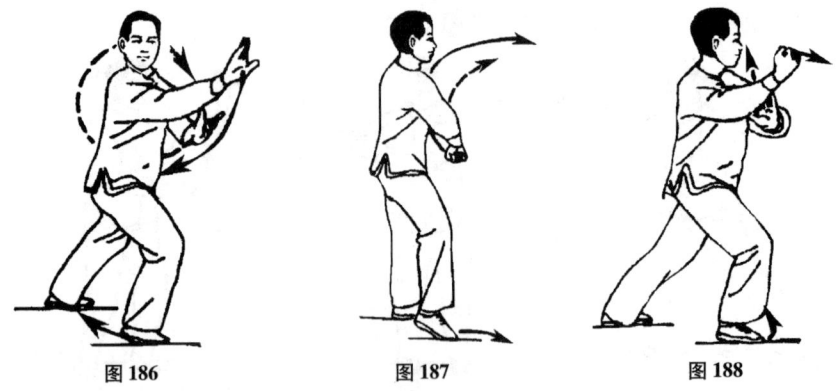

图186　　　　　　　图187　　　　　　　图188

2. 收脚握拳

重心后移,收右脚至左脚内侧成丁字步,脚尖点地,上体左转;左掌向左下方划弧再翻转向内划一立圆。右掌向下变拳收于小腹前,拳心向右,拳眼向内。此时,将划弧下落的左掌附于右前臂内侧,眼平视前方。(图187)

3. 弓步撇捶

右脚向前上半步,重心前移成右弓步;右拳经左胸前向上、向右翻转撇出,拳心斜向上,高与鼻平。左掌始终附于右前臂内侧,眼看右拳。(图188)

(三十六)左右穿梭式

1. 后坐穿掌

上体后坐,右脚尖内扣,上体微左转;左掌自右前臂上穿出。右拳变掌,掌心斜向上,眼看右掌。(图189)

2. 弓步抹掌

上体再稍左转,重心前移至右脚;左掌伸向左前方向与肩平,掌心向前。右掌稍后收于左肘内侧,掌心向左,眼看左掌。(图190)

3. 上步捋推

上体右转,重心前移右脚。双掌平行向后捋,右

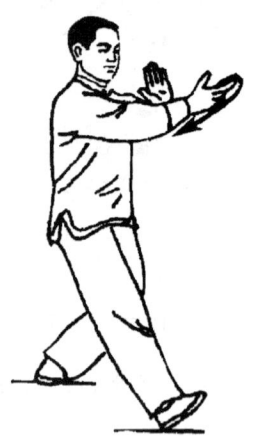

图189

掌移至右胯侧,掌心向上;左掌至腹前,掌心斜向内下方。左脚收至右脚内侧,眼看右前方。随后,左脚向左前方迈步,重心前移成左弓步,上体左转;同时,两掌划弧上提至胸前,右掌指附于左腕内侧,双掌一同随势先稍向右,再向左前方推出。左掌心斜向上,腕与肩平,眼看左掌。(图191、图192)

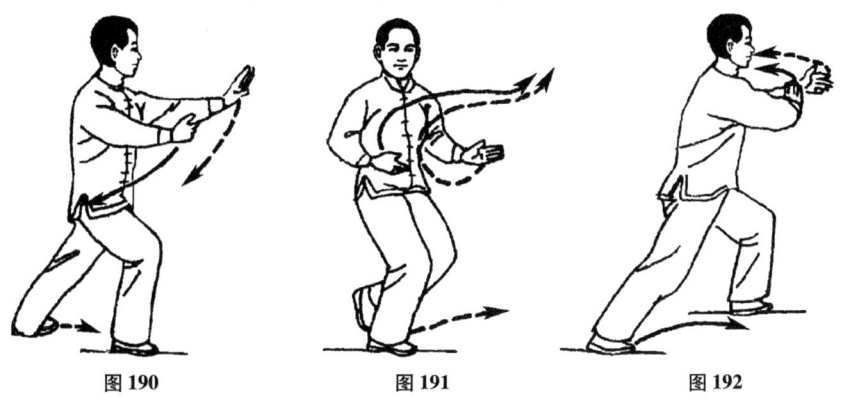

图190　　　　　　　　　图191　　　　　　　　　图192

4. 跟步转掌

右脚提起向前跟进半步,前脚掌着地;同时,左臂屈肘翻腕,左掌向左、向后划平圆,掌心向上。右掌仍附于左腕内侧,眼看左掌。(图193)

5. 弓步推掌

重心后移至右腿,左脚提起,上体右转。左前臂内旋翻掌向前,并向左上方划弧停于左额上方,掌心向前,右掌自左前臂内侧收落于胸前,再向前上方推出,高齐鼻;同时,左脚向左前方迈步成左弓步,上体随推掌左转,眼

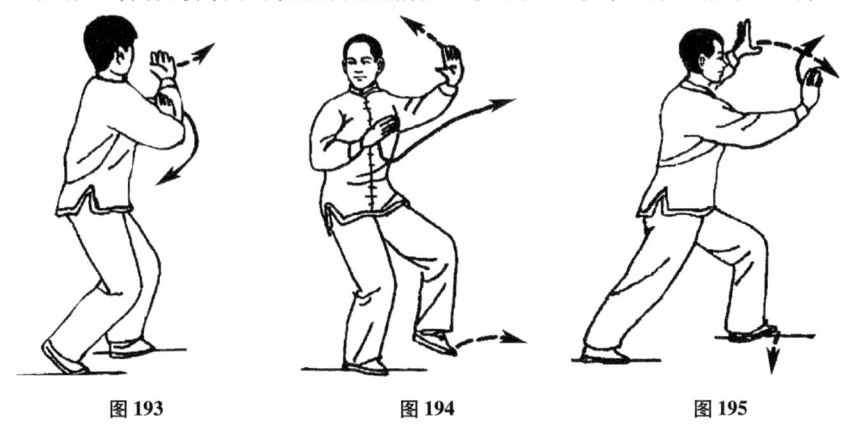

图193　　　　　　　　　图194　　　　　　　　　图195

太极颐养图解

165

看右掌。（图 194、图 195）

6. 后坐穿掌

上体后移，右膝半屈后坐，左脚尖内扣，上体微右转；双臂在体前向内靠拢，左前臂内旋，掌心转向内。右臂稍屈肘回收，右掌从左前臂上方穿出，眼看右掌。（图 196）

7. 弓步抹掌

动作同 2，唯手脚和动作左右相反。（图 197）

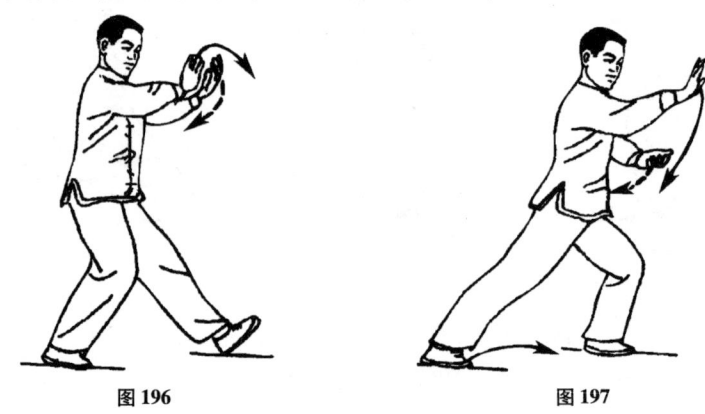

图 196　　　　　　　　　　图 197

8. 上步捋推

动作同 3，唯手脚和动作左右相反。（图 198、图 199）

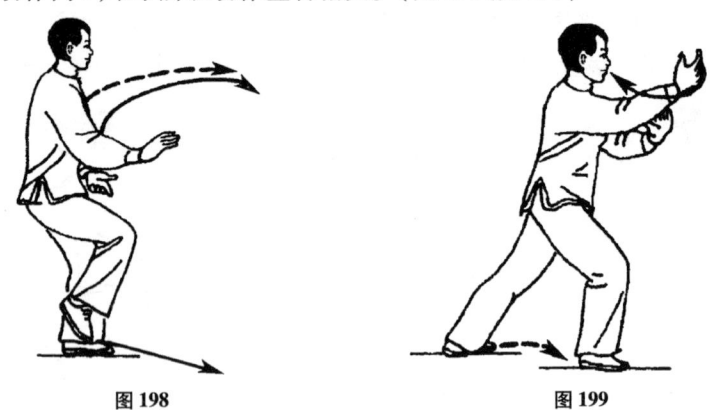

图 198　　　　　　　　　　图 199

9. 跟步转掌

动作同 4，唯手脚和动作左右相反。（图 200）

10. 弓步推掌

动作同 5,唯手脚和动作左右相反。(图 201、图 202)

［说明］左右穿梭式重在手脚的相互配合与协调。特别要注意:①弓步抹掌时抹掌与弓腿协调一致;②上步捋推时,双掌下捋与收腿、双掌前推划弧与弓步协调一致;③弓步推掌时,弓步与推掌协调一致。

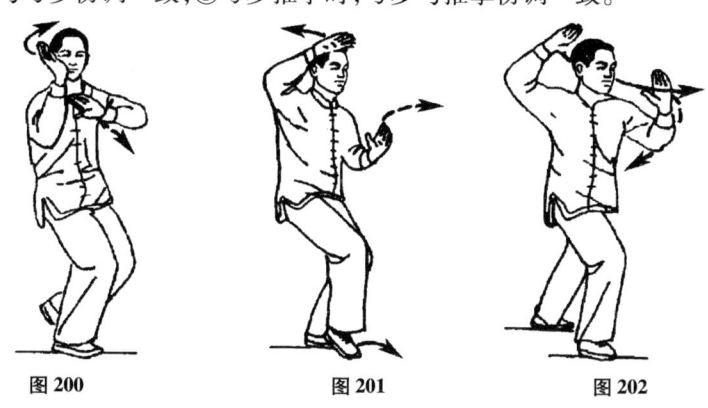

图 200　　　　　　　　图 201　　　　　　　　图 202

（三十七）退步穿掌式

1. 后坐侧掌

重心后移至左腿,右脚尖上翘,上体后坐并左转;右掌前伸于体前,掌心转向左稍偏上。左掌向左后方划弧落于腰侧,掌心向下,眼看右掌。(图 203)

2. 退步穿掌

提起右脚向后退步,前弓后绷成左弓步。左前臂外旋,左掌心转向上,

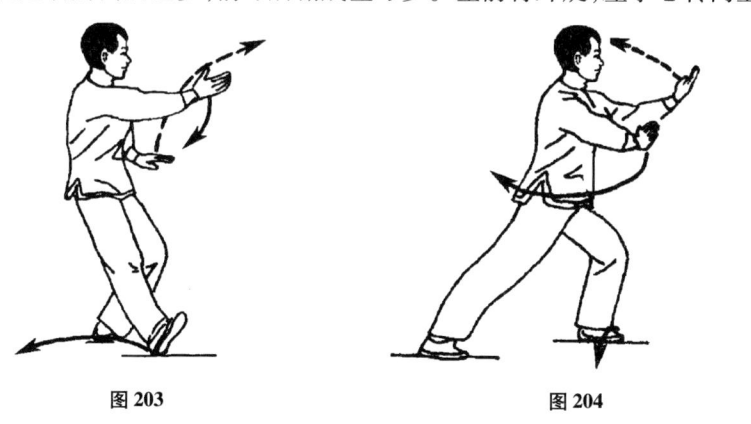

图 203　　　　　　　　　　图 204

左掌经右前臂上方穿出，掌心向上，高齐鼻。右小臂划弧内收于左肘内侧，右掌心向左，眼看左掌。（图204）

（三十八）虚步压掌式

1. 后坐扬掌

重心移至右脚，左脚尖内扣，右脚尖外展，上体向右后方转动；同时右掌下落后收至右腹前，掌心向下。左掌上扬举于左额上方，高与头平，掌心斜向右，眼看前方。（图205）

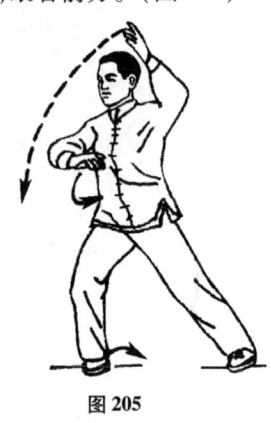

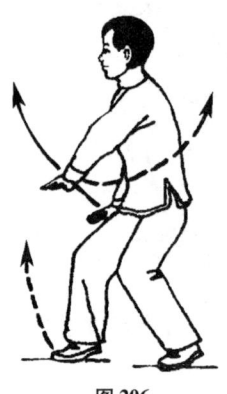

图205　　　　　　　　　　图206

2. 虚步压掌

重心后移至左脚，右脚轻提，脚尖外展朝前成虚步。上体微右转；同时，右掌随转体向右下按于右胯侧，掌指向前。左掌向下横压于右膝上方，掌指向右，掌心向下，上体微俯，眼看前下方。（图206）

（三十九）独立托掌式

1. 独立托掌

左腿伸直，膝微屈站稳。右膝上提，脚尖自然下垂成独立步，同时上体微右转，右掌心翻转随提膝上托于左膝前上方，掌与肩平，掌心向上。左掌向左上方划弧停于体侧，掌与肩平，掌心向外，掌指斜向前上方，眼看右掌。（图207）

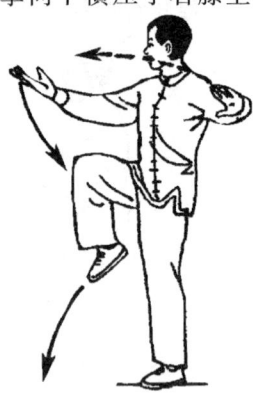

图207

（四十）马步靠式

1. 转体提脚

右脚下落体前，脚尖稍外展，重心前移至右脚，上体右转；右掌心内旋先向下再向右上方划弧，左掌心转向上，并向右前方划弧。随后，将左脚上提收于右脚内侧。右掌划弧至体侧时屈肘翻掌，掌心向上举于耳侧。左掌握拳向内卷收落于胸前，拳眼向内，眼看右前方。（图208、图209）

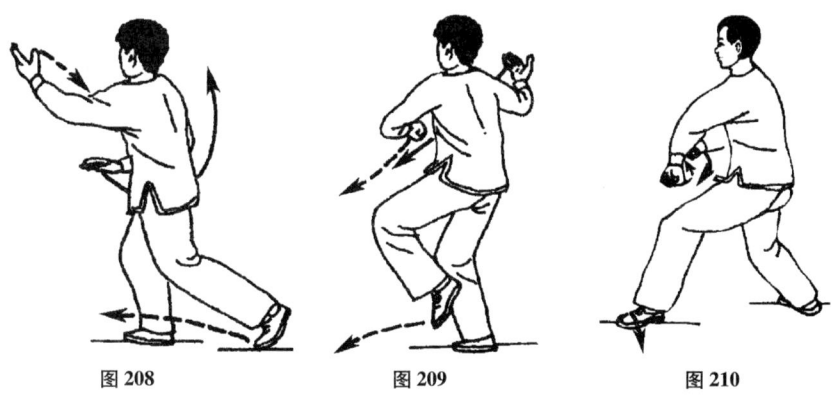

图208　　　　　　　　图209　　　　　　　　图210

2. 马步靠拳

左脚向左前方上步，先脚跟然后脚掌落地，重心稍前移成马步，上体微左转。左前臂向下、向左外展，拳心向外，拳眼向内，停于左膝上方，肘微屈，臂撑圆。右掌同时向左下方压推，掌指附于左前臂内面，助左臂前靠，眼看左前方。（图210）

（四十一）转身大捋式

1. 举臂上步

上体上升，左脚尖外旋；左拳变掌向上屈肘收于左胸前，掌心向外。右掌翻转向上向前上方托起，掌与肩平。同时，提起右脚上步，落于左脚内侧，两脚尖朝前，横距约一拳，眼看右前方。（图211～图213）

2. 转身撤步

以右脚尖、左脚跟为轴，上体左转，右腿屈膝承重，左脚向后撤步；双掌随体转平摆，右掌向上伸至面部右前方，掌心斜向左内方。左掌于左胸前

与右掌遥相对,掌心斜向右外方,眼看右掌。(图214)

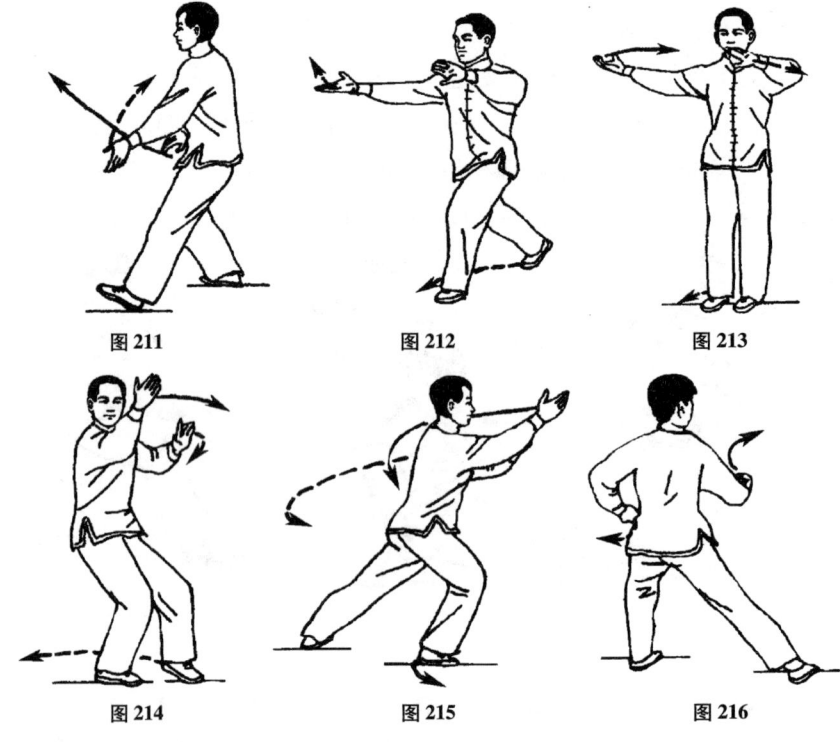

图211   图212   图213

图214   图215   图216

3. 弓步后捋

上体继续左转,重心前移成右弓步;右掌向体前伸展,掌心向左,指尖齐眉。右掌稍向内停于左肘内侧;随后,两掌顺势向左后方平捋,眼看右掌。(图215)

4. 裆步握拳

上体左转,右脚跟外展。重心渐移至左腿,成左横裆步。两拳继续平捋并握拳,左掌收于左腰侧,拳心向上。右臂屈肘下落于右胸前,拳心斜向上,眼看右拳。(图216)

(四十二)撩掌下势式

1. 裆步展肘

上体右转,重心移至右脚,成右横裆步;右臂屈肘向右展,右拳停于面部右前方,拳心向外。左拳自腰部向后打出,拳心向后;随后,上体左转,两脚尖顺势先外展再内扣,重心左移成左横裆步。左拳上翻变掌屈肘向左展,右拳变掌向后、向下划弧,掌心向左,眼看前方。(图217、图218)

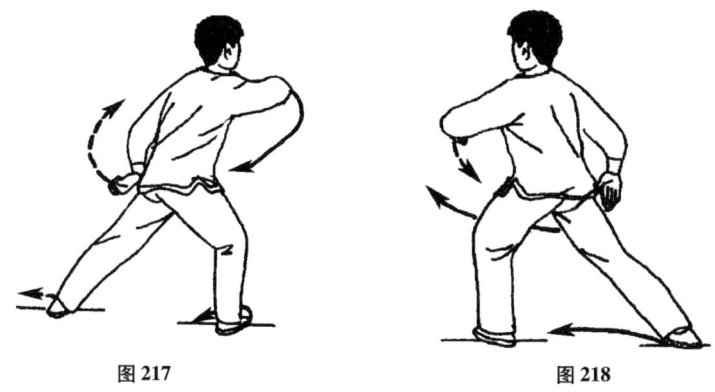

图217   图218

2. 丁步撩掌

右脚跟进半步,脚前掌着地成丁步。右掌掌心转向前,从胯侧向前下方撩出,高与小腹平。左掌下落,掌指附于右前臂内侧,掌背向上,眼看前下方。(图219)

3. 转体钩手

重心移至右脚,上体向右转,左脚轻提于右脚内侧;右前臂内转,右掌向右上方划弧变钩手,钩尖向下。左掌随右小臂划弧后收于右肘内侧,掌心斜向内,眼看右手。(图220、图221)

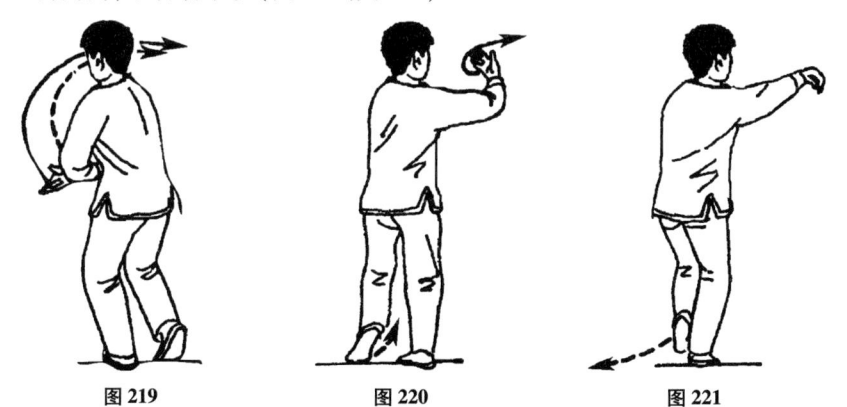

图219   图220   图221

4. 仆步下势

左脚向左侧横开一步,右膝全屈左腿伸直成左仆步,上体左转;左掌自右肩前下落经体前顺左腿内侧向前穿出,与左腿平行,掌心向左,眼看左掌。(图222、图223)

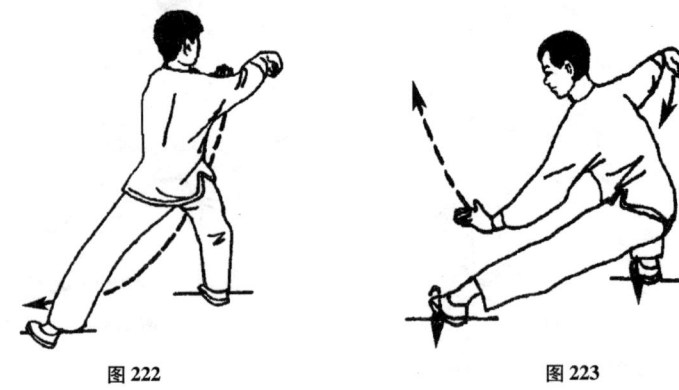

图 222　　　　　　　　　　图 223

〔说明〕初学者和老年人要量力而行,可作半仆步。注意上体不要过于弯腰、前俯。

(四十三)上步七星式

1. 弓步挑掌

重心前移,上体左转,两脚尖顺势外展、内扣,成左弓步;左掌随势向前上方挑起,腕与肩平,掌心向前。右臂屈肘内旋下落于右胯侧后,钩尖向后上方,眼看左掌。(图224)

2. 上步架拳

右脚向前上一步,脚前掌着地。右钩手变拳向面前划弧上举,拳心向外。左掌变拳内收架于右拳之内,拳心向内。两腕相交成斜十字形,腕与肩平。眼先看左掌,后看右拳。(图225)

(四十四)独立跨虎式

1. 撤步转掌

右脚向后撤一步,重心后移至右脚,上体右转;右拳变掌向下经体侧划一立圆再落至腹左前方,掌心斜向上。左拳变掌向内经腹前划弧停于左胯侧,掌指向前。同时左脚提起微向内收,再脚尖点地成虚步,眼看前方。
(图 226、图 227)

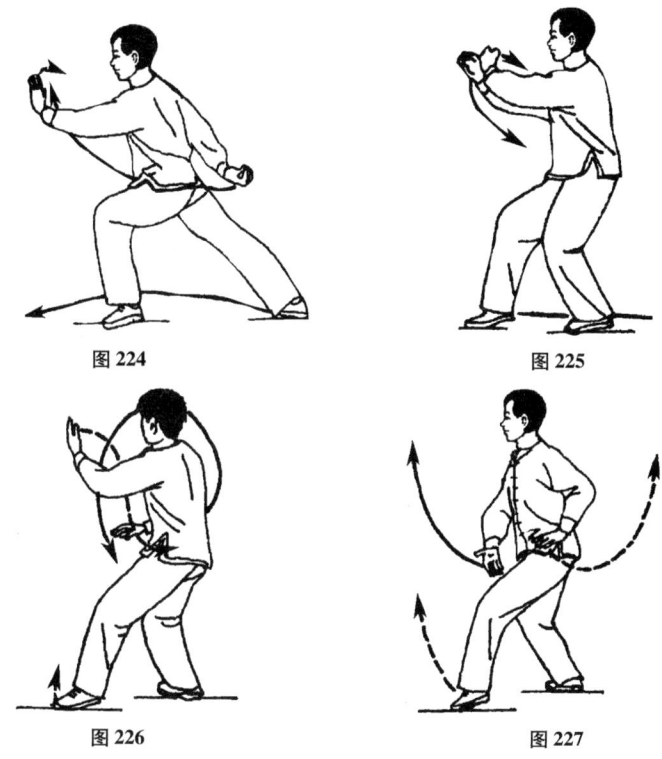

图 224

图 225

图 226

图 227

2. 独立跨虎

右腿微屈站稳,左脚向前上方提起,膝与腹相平,脚面展平;右掌向前上方挑起,掌心向左前方;左掌向左上方划弧上举、变钩手,钩尖向下。双腕高与肩平。上体随势左转,眼看左前方。(图 228)

(四十五) 转身摆莲式

1. 扣脚转身

上体稍右转,左脚摆向右脚尖外侧落下,前脚掌着地;右掌心转向下,随转体向右后方平摆。

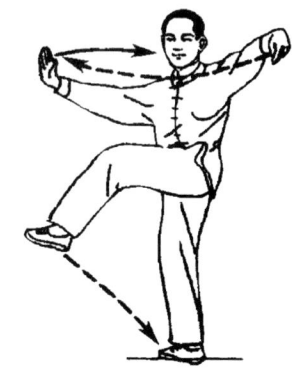

图 228

173

左勾手变掌,掌心向上,向体前平摆;随后,以两脚前掌为轴,向右转体约180°,重心在左脚。左掌摆至体前后稍屈肘内收,右掌心转向上,前伸向左肘下方划弧。两掌心均向上,眼平视前方。(图229、图230)

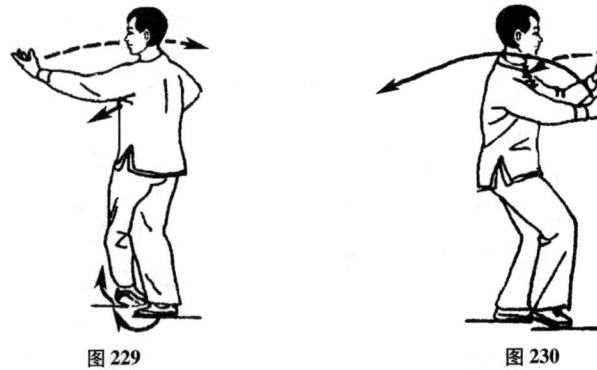

图229　　　　　　　　　　图230

2. 转身顺臂

上体继续右转约90°,重心仍保持在左脚。右掌从左肘下方穿出后,再向右划弧至体右侧,腕与肩平,掌心向外。左掌向内收至右肩前,掌心向右后,眼看右掌。(图231)

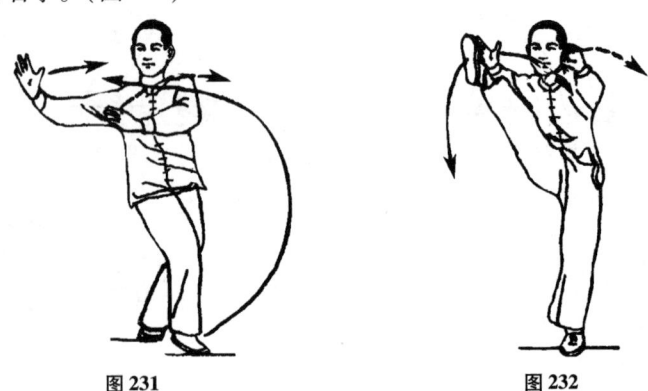

图231　　　　　　　　　　图232

3. 摆莲拍脚

左膝微屈,左脚站稳。提起右脚先向左上方,再向右作扇形外摆,脚面展平;同时两掌自右向左摆动,左、右掌在体前先后拍击右脚面,眼看双掌。(图232)

[说明] 初学者及老年人,手可不拍击脚面。

（四十六）弯弓射虎式

1. 屈膝摆掌

右小腿屈膝下落，悬于体前，脚尖下垂，仍保持独立式。上体微左转；两掌继续左摆至体侧，掌心向左，左掌高齐肩，右掌高齐胸，眼看左掌。（图233）

2. 落脚落掌

上体微右转，右脚向右前方落下，脚跟着地，两掌保持原姿势下落至胸腹前，眼看前方。（图234）

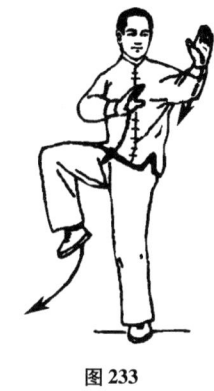

图233

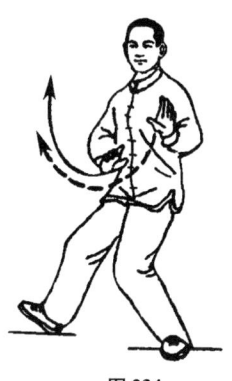

图234

3. 弓步架拳

上体右转，重心前移至右脚，成右弓步站立；两掌同时经腹前向右划弧并握拳，当运拳至上体最右侧后，上体左转，双拳转向左划弧；右拳屈肘收

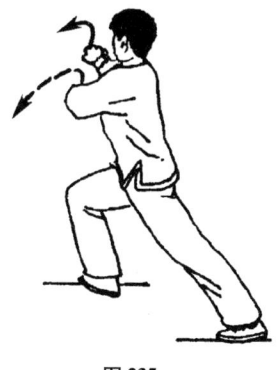

图235

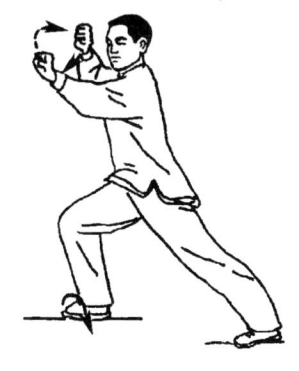

图236

于右额前,拳心向外。左拳经面前向左前方打出,拳心斜向左前方,高齐鼻。眼先看右前方,随体转再看左拳。(图235、图236)

(四十七)右搬拦捶式

1. 后坐穿掌

重心后移至左脚,右脚尖内扣,上体左转;双拳变掌。左前臂外旋,掌心向上,右掌自左前臂上方穿出后,向右前方平摆,掌心斜向前,高平肩,左掌向后屈肘下落于左腰侧。眼先看右掌,转体后看左前方。(图237、图238)

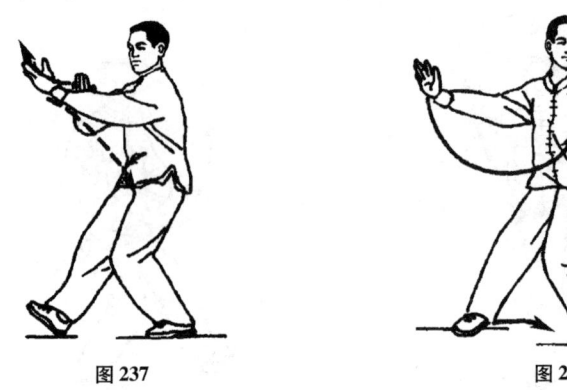

图237　　　　　　　　　　　图238

2. 收脚屈臂

重心后移左脚,将右脚收至左脚内侧;同时,上体右转;左掌在体侧向上划半个圆弧停于左胸前,掌心转向下,掌与肩平。右掌向左下方划弧停于左前臂下方,掌变拳,拳心向下,眼平视前方。(图239)

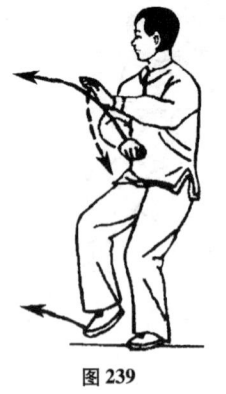

图239

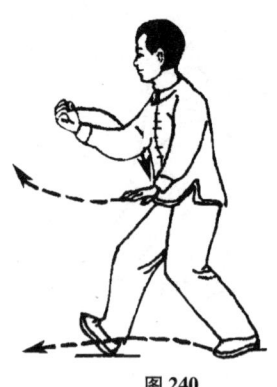

图240

3. 上步搬拳

右脚向前上半步,脚跟着地,脚尖外撇,上体微右转;同时,右拳翻转向前方搬出,拳心向上,高齐胸。左掌向下按于左胯侧,掌心向下,眼看右拳。(图240)

4. 上步拦掌

上体右转,重心前移至右脚,左脚向前上一步,脚跟着地。右拳向右划弧收于右腰侧,拳心向上。左掌于体侧向前上方划弧拦掌,高平肩,掌心斜向前下方,眼看左掌。(图241)

5. 弓步冲拳

重心再前移,左脚成左弓步;右拳由腰际向前冲打,拳心向左,高与胸平。左掌内收于右小臂内侧,眼看右拳。(图242)

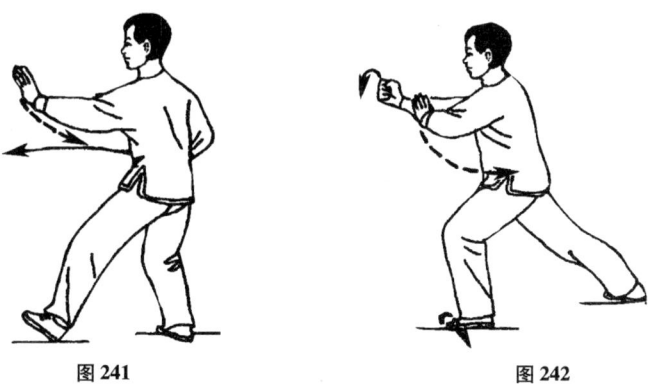

图241　　　　　　　　　　图242

(四十八)右掤挒挤按式

1. 后坐变掌

上体后坐并向左转,重心移至右脚,左脚尖外展;左前臂外旋向下划弧收于腹左侧,掌心向上。右拳变掌,前臂稍内旋并前伸,掌心斜向前下方,眼看左前方。(图243)

2. 收脚抱球

重心前移至左脚,右脚收于左脚内侧;同时,右掌由前向内下划弧至腹前。左掌由下向左划半个圆弧屈肘收于胸前。两掌成抱球状,眼看前方。(图244)

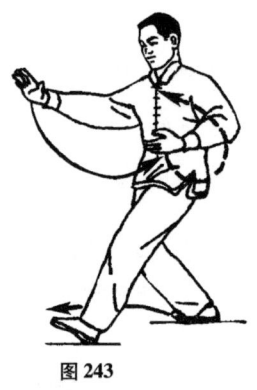
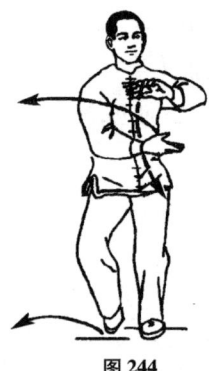

图 243　　　　　　　　　　图 244

3. 弓步掤臂

　　上体右转,右脚向前上步成右弓步;同时,右前臂向前上方掤出,高与肩平,掌心向内。左掌向下按于左胯侧,眼看右掌。(图 245、图 246)

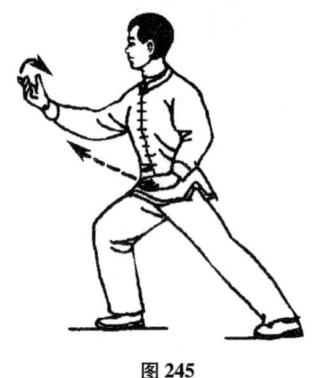
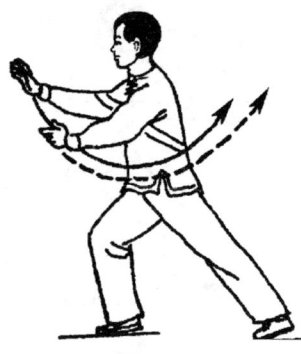

图 245　　　　　　　　　　图 246

4. 顺臂后捋

　　上体再微右转。右前臂内旋,掌心转向前。左前臂外旋,掌心转向上,并向右前臂靠拢,平行于右前臂内侧稍下方。随后两臂、掌同时向左后方划弧后捋,上体随势左转。左手捋至体左侧上方,掌心斜向上,腕齐肩高。右臂屈肘平于左胸前,掌心向后,眼看左掌。(图 247)

5. 弓步前挤

　　上体右转,重心前移成右弓步;同时,左前臂屈肘向内,将左掌指贴近右腕,使两掌心斜相对,随后双掌同时向前推挤,高齐肩,臂撑圆,眼看右掌。(图 248)

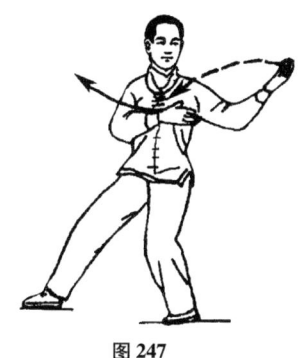

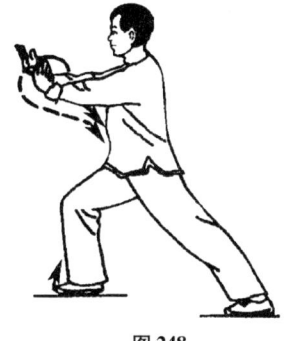

图 247 图 248

6. 分掌后坐

左掌经右腕上方穿出后，两掌心转向下，两臂向左右分开后向体侧划弧。上体随势后坐，重心后移左脚，右脚尖上翘。两臂同时屈肘后收，两掌收至胸前，掌心斜向前下方，眼平视前方。（图249）

7. 弓步推按

重心前移，右脚成右弓步。两掌下落至腹前再向前上方推按，腕高齐肩，眼平视前方。（图250）

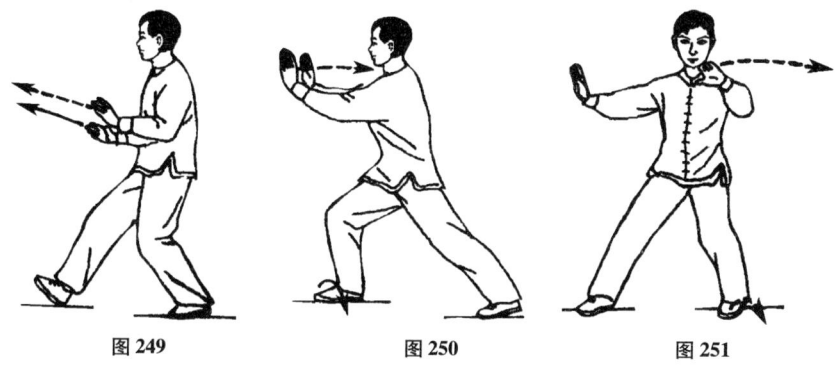

图 249 图 250 图 251

（四十九）十字手式

1. 转体划弧

上体左转，右脚尖内扣，重心左移；左掌随体转并向左划平弧，右掌同时向右侧摆撑，掌心均向前，眼看左掌。（图251）

2. 裆步平臂

重心继续左移，左腿半屈，上体下沉、微俯，左脚尖外展成左横裆步；左掌

179

继续左摆至体侧,与右臂对称平举,肘微屈,掌与肩平,眼看左掌。(图252)

3. 转体叉掌

重心右移,上体右转,左脚尖内扣;双掌向下、向内划弧合抱,叉腕相交于胸前,掌心均向面部,眼看前方。(图253)

4. 收脚正体

左脚向内收成开立步,两脚尖向前,脚与肩宽;随后上体慢慢直立并转正,眼平视前方。(图254)

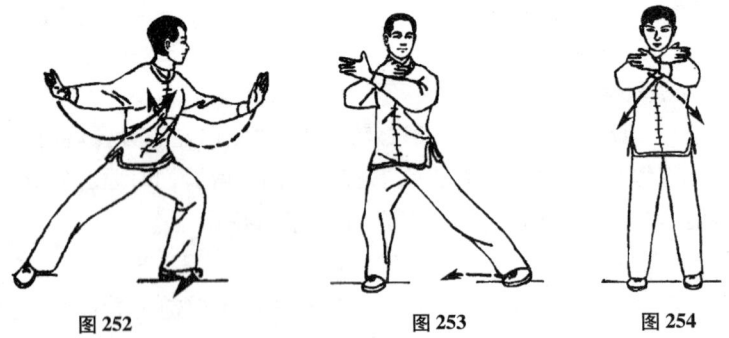

图252　　　　　　　　图253　　　　　　　　图254

(五十)收势

1. 分掌下落

两前臂内旋,两掌左右分开使两掌掌指向前,与肩同宽,掌心朝下,缓慢落于体侧,眼平视前方。(图255)

2. 收脚立正

上体保持正直,松肩垂肘,呼吸自然。左脚慢慢提起收至右脚旁,双脚并拢,眼平视前方。(图256、图257)

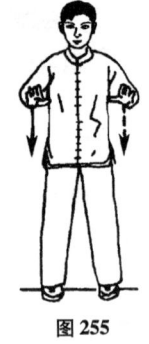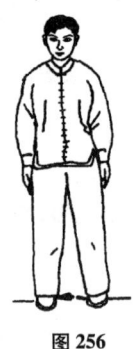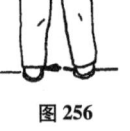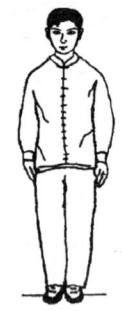

图255　　　　　　　　图256　　　　　　　　图257

八十八式太极拳

（一）预备式

身体自然直立，两脚开立，与肩同宽，脚尖向前，两臂自然下垂，两手放在大腿外侧，眼平视前方。（图1、图2）

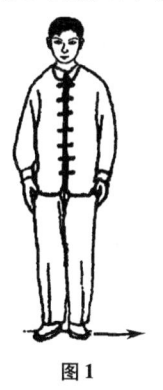

图1

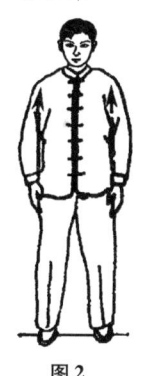

图2

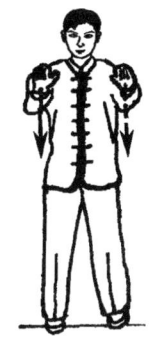

图3

（二）起势

1. 两臂慢慢向前平举，两手与肩同高，与肩同宽，手心向下。（图3）

2. 两腿屈膝，两掌下按，两肘下垂与膝相对，眼看前方。（图4）

（三）揽雀尾式

1. 右膝微向下撇，同时身体微向右转，右臂平屈于胸前，左手随体转动并向右下方划弧至右肋下，与右手相对成

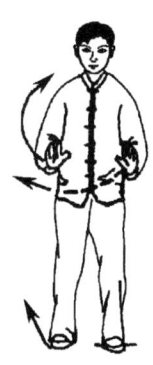

图4

抱球状（左手心向上）；身体重心落在右腿上，左脚收至右脚内侧，脚尖着地，眼看右手。（图5）

2. 上体向左转，左脚向左前方迈一步，脚尖向前，右腿自然蹬直，左腿屈膝，成左弓步，同时左臂向左前方掤出（即左臂平屈成弓形，用前臂外侧和手背向前方推出），左手和前臂高与肩平，手心向后；右手向右、向下落于右胯旁，肘微屈，手心向下，眼看左前臂。（图6）

3. 身体微向左转，左臂平屈于左胸前，与肩同高，手心向下；右手经腹前向左划弧，至左肋下（手心向上）与左手上下相对成抱球状；同时右脚收至左脚内侧，脚尖点地，身体重心落在左腿，眼看左手。（图7）

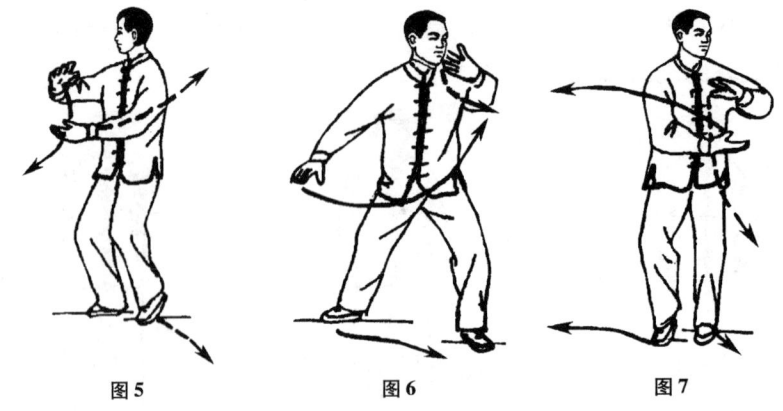

图5　　　　　　　图6　　　　　　　图7

4. 上体向右转，右脚向右前方迈出一步，左脚跟向后蹬伸，右腿屈膝，成右弓步；同时，上体继续向右转，面向前方，右臂向前掤出，高与肩平，手心向后；左手向左下落，放于左胯旁，手心向下，指尖向前，眼看右前臂。（图8）

5. 上体稍向右转，右手随即前伸翻掌向下，左手翻掌向上，经腹前向上、向前伸至右前臂下方，然后两手一齐下捋，即上体向左转，两手经腹前向左后方划弧，直至左手掌心向上，高与肩齐，右臂平屈于胸前，手心向后，同时身体重心移至左腿，眼看左手。（图9～图11）

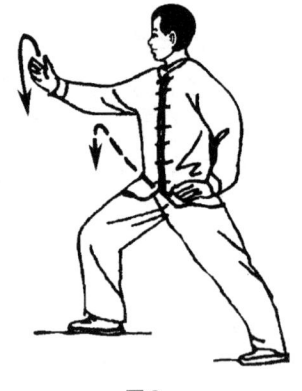

图8

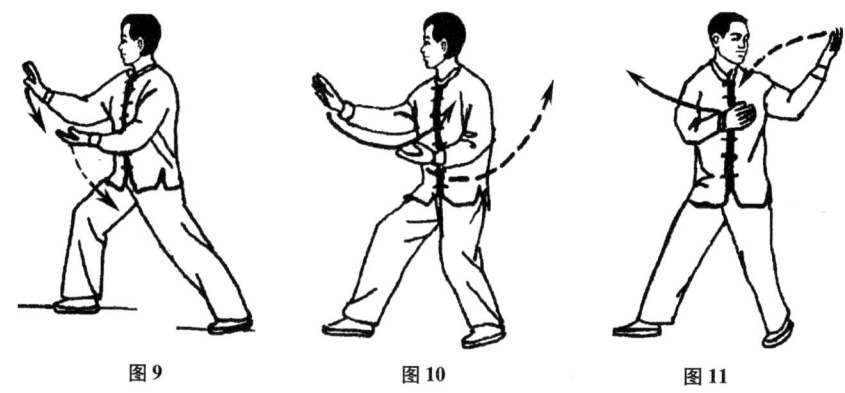

图 9　　　　　　　　图 10　　　　　　　　图 11

6. 上体稍向右转,左臂屈肘折回,左手附于右手腕里侧(两腕相距约5厘米),上体继续右转至面向前方,双手同时向前慢慢挤出,右手心朝向面部,左手心向前,两前臂成半圆;同时,身体重心逐渐前移成右弓步,眼看右手腕部。(图 12、图 13)

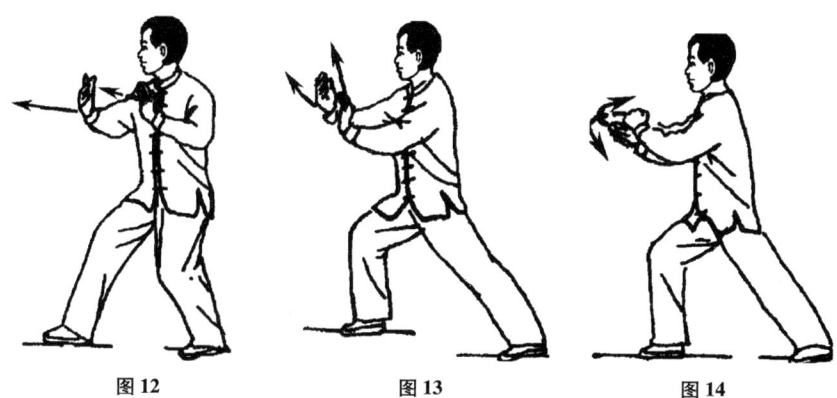

图 12　　　　　　　　图 13　　　　　　　　图 14

7. 左手经右腕上方向前、向左伸出,与右手齐平,手心向下,右手随即翻掌向下,两手左右分开,与肩同宽;然后上体后坐,身体重心移至左腿,左脚尖翘起;同时,两臂屈肘收至胸前,手心均向前下方,眼看前方。(图 14～图 16)

8. 上式不停,两手慢慢继续向后收,然后经腹前再向前、向上按出,掌心向前,手腕高与肩平,同时身体重心前移,右腿前弓成右弓步,眼平视前方。(图 17)

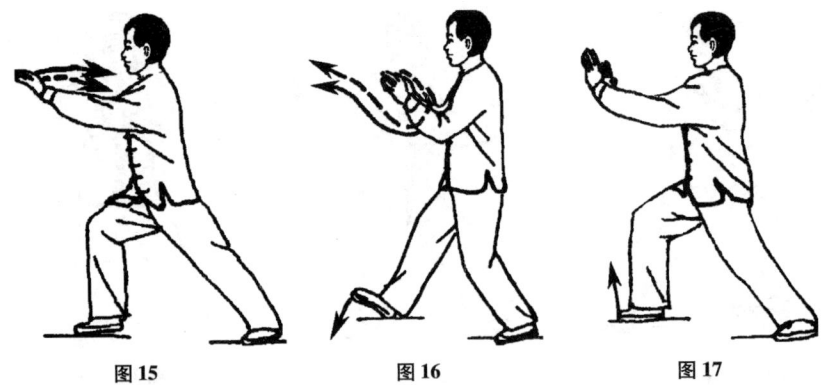

图15　　　　　　图16　　　　　　图17

（四）单鞭势式

1. 上体后坐，身体重心逐渐移至左腿，右脚尖里扣；同时上体左转，两手（左高右低）向左划弧形运转，直至左臂平举于左侧，手心向左，右手经腹前运至左肋前，手心向后上方，眼看左手。（图18、图19）

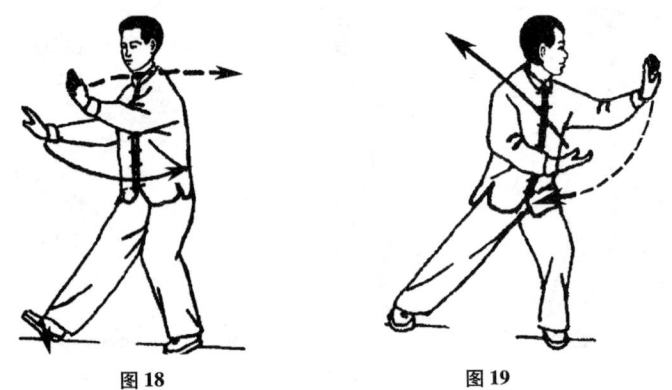

图18　　　　　　　图19

2. 身体重心再渐渐移至右腿，上体右转，左腿向右脚靠拢，脚尖着地；同时，右手向右上方划弧（手心由里转向外），至右侧方时变为钩手，臂与肩平；左手向下经腹前向右上方划弧停于右肩前，手心向里，眼看左手。（图20、图21）

3. 上体微向左转，左脚向左前侧方迈出（脚尖向左微斜），右脚跟后蹬成左弓步；在身体重心移向左腿的同时，左掌随上体继续左转慢慢翻转向前推出，手心向前，手指与眼齐平，臂微屈，眼看左手。（图22）

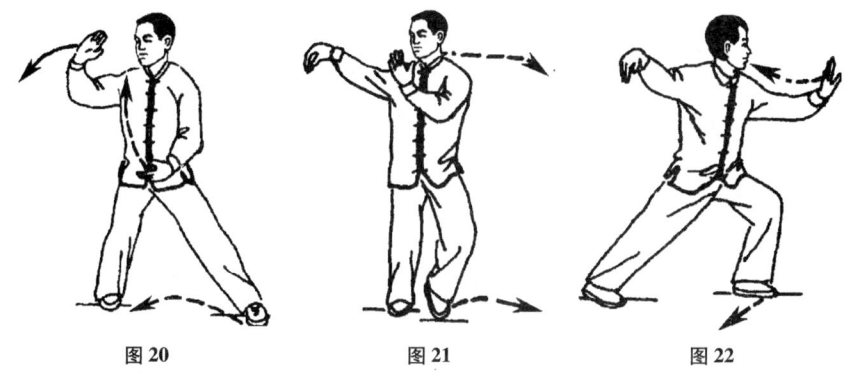

| 图 20 | 图 21 | 图 22 |

（五）提手式

右腿慢慢弯曲，身体后坐并向右侧回转，左脚尖向里扣，然后身体重心再落于左腿；右钩手变掌，由右侧移至脸前成侧立掌，指尖高与眉齐，左手收于右臂肘部内侧，高与胸齐，两手心左右相对，同时右脚提起落于左脚前，脚跟着地，成右虚步，眼看右手示指。（图 23、图 24）

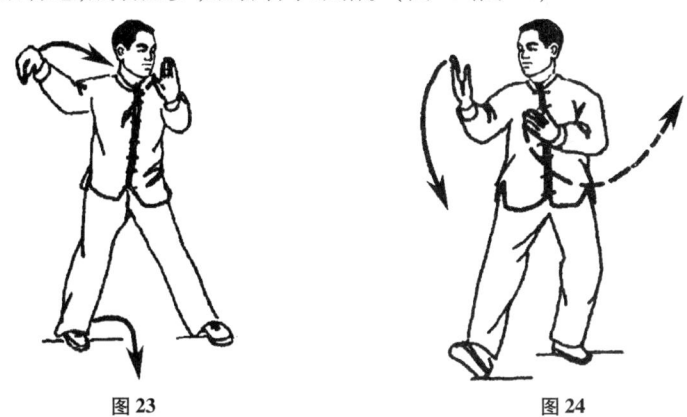

| 图 23 | 图 24 |

（六）白鹤亮翅式

身全向左转，两手向左下划弧，在身体左侧相抱（左手在上，右手在下）；同时右脚稍向后移，脚尖里扣；然后上体右转，再微向左转面向前方；两手随转体分别向右上、左下分开，右手上提停于右额前，手心向左后方，左手下按落于左胯前，手心向下，指尖向前；同时身体重心后移至右腿上，左腿移至体前，脚尖点地，成左虚步，眼平视前方。（图 25～图 27）

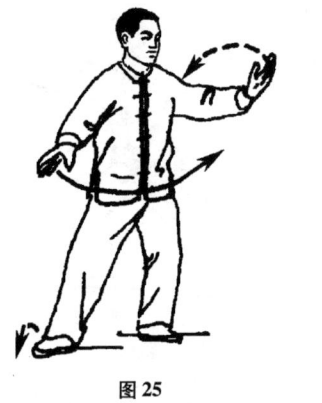
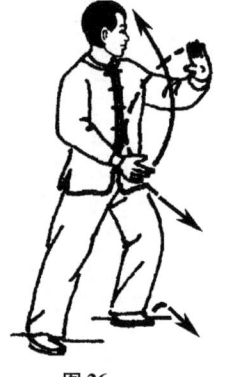
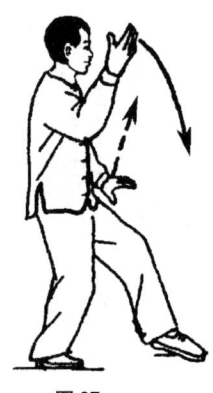

图 25　　　　　　　图 26　　　　　　　图 27

(七)左搂膝拗步式

1. 右手从身体前方下落,由下向后上方划弧至右肩部外侧,肘微屈,手与耳同高,手心斜向上;左手上起由左下向上、向右下方划弧至右胸前,手心斜向下;同时上体先稍向左再向右转体,左脚收回至右脚内侧,脚尖点地,眼看右手。(图28~图30)

2. 上体左转,左脚向前(偏左)迈出,右腿自然伸直成左弓步,同时右臂屈回,右手由耳侧向前推出,高与鼻尖平,左手向下由左膝前搂过落于左胯旁,指尖向前,眼看右手手指。(图31)

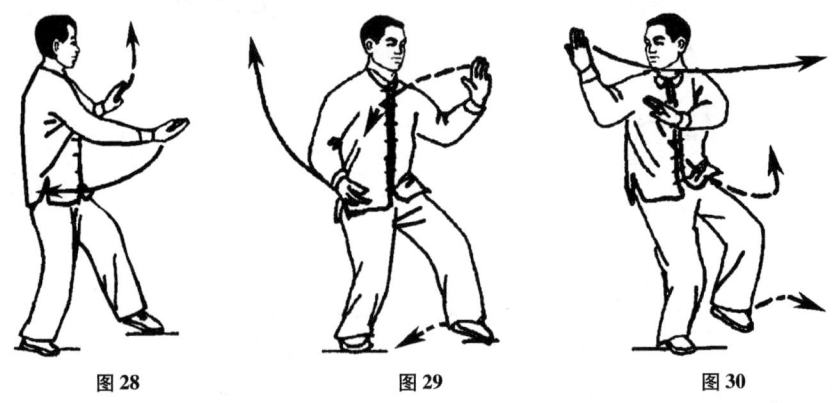

图 28　　　　　　　图 29　　　　　　　图 30

(八)手挥琵琶式

右脚跟进半步到左脚后,上体后坐,身体重心移至右腿上;左脚提起略向前移,脚跟着地,脚尖翘起,成左虚步;同时,左手由左下向上、向前上方挑举,高与鼻尖平,掌心向左,臂微屈,右手收回放在左臂肘部里侧,掌心向左,眼看左手示指。(图32、图33)

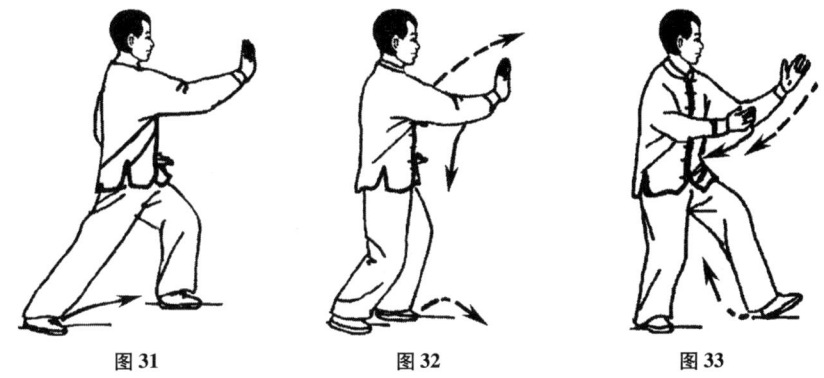

图31　　　　　　　图32　　　　　　　图33

(九)左右搂膝拗步式

1. 右手下落,由下向后上划弧至右肩部外侧,肘微屈,手与耳同高,手心斜向上;左手由左上向右下划弧至胸右侧,手心斜向下;同时上体右转,左脚收至右脚内侧,脚尖点地,眼看右手。(图34)

2. 上体左转,左脚向前(偏左)迈出成弓步;同时右臂屈回,右手由右耳侧向前推出,高与鼻尖平,左手向下由左膝前搂过落于左胯旁,眼看右手手指。(图35)

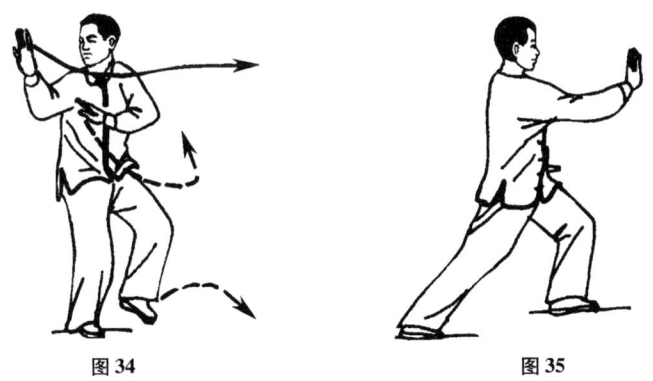

图34　　　　　　　　　　图35

3. 右腿慢慢屈膝,上体后坐,身体重心移于右腿,身体左转,左脚尖翘起微向外撇;随后左脚掌慢慢踏实,左腿前弓,身体重心再移到左腿上;右

187

脚收至左脚内侧,脚尖点地;同时左手向外翻掌,由左后向上划弧至左肩外侧,肘微屈,手与耳同高,手心斜向上;右手随转体向上,向左下划弧落于左肩前,手心斜向下,眼看左手。(图36~图38)

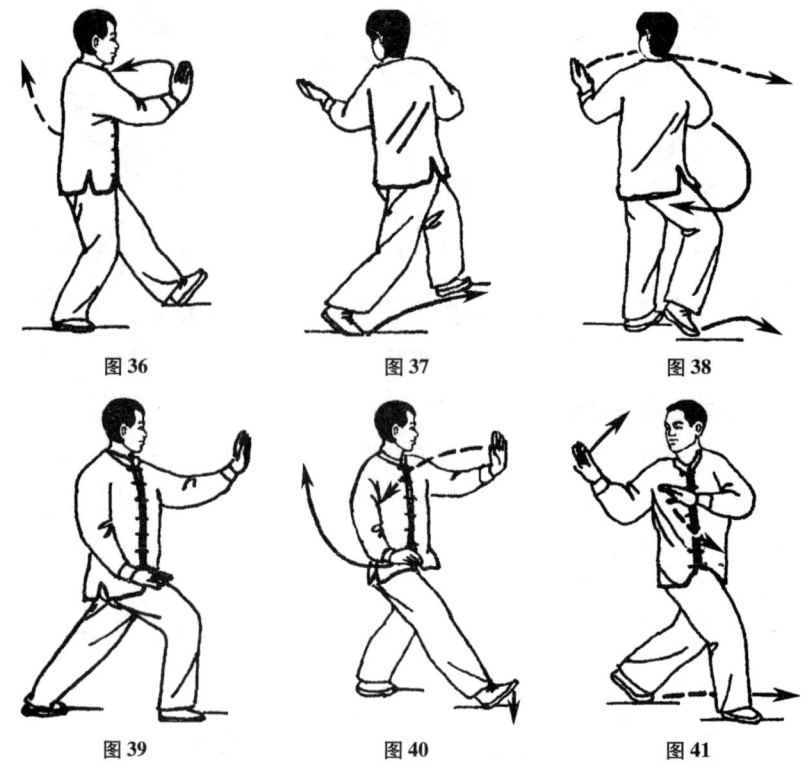

图36　　　　　　　　图37　　　　　　　　图38

图39　　　　　　　　图40　　　　　　　　图41

4. 与2动作相同,只是左右相反。(图39)

5. 与3动作相同,只是左右相反。(图40~图42)

6. 与2动作相同,只是左右相反。(图43)

(十)手挥琵琶式

动作和要点均与(八)同。(图44、图45)

(十一)进步搬拦捶式

1. 身体左转,左脚尖外撇踏实;同时,左掌翻转,左臂平屈于胸前,手心向下,右掌变拳由体前向左下划弧,至左肋旁,拳心向下;此时身体重心前

移,落于左腿,右腿微屈,脚跟提起向外扭转,眼看左手。(图46)

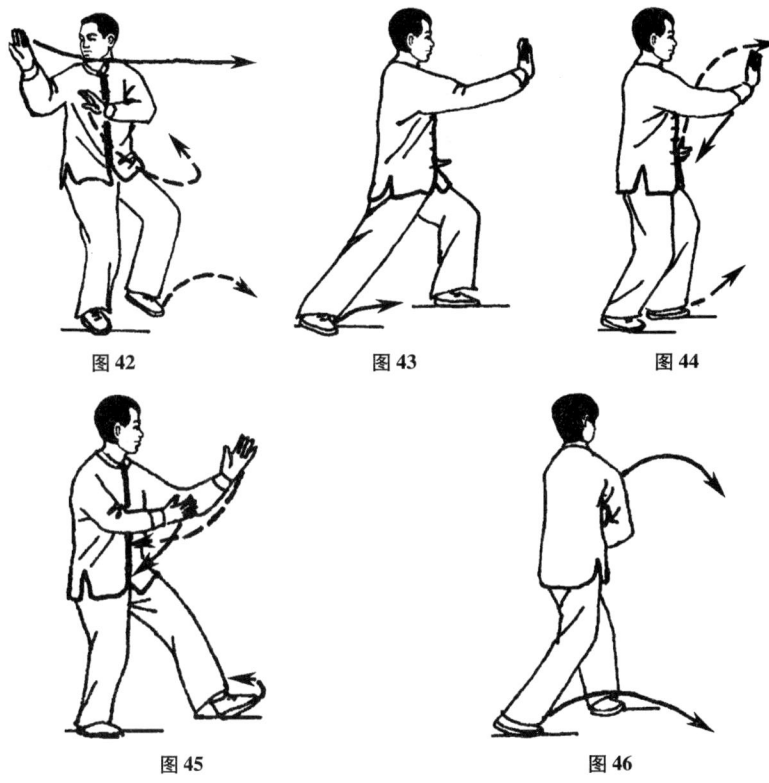

图42　　　　　图43　　　　　图44

图45　　　　　　　图46

2. 上体右转,右拳经胸前向前翻转撇出,拳心向上;左手顺势落于左胯旁,同时右脚向前进一步,脚尖外撇,眼看右拳。(图47)

3. 身体重心前移至右腿;左手经身体左侧向上、向左,再向前划弧拦出,掌心向前下方;同时左脚前进一步,脚跟着地;右拳向右划弧收到腰部右侧,拳心向上,眼看左手。(图48)

4. 左腿前弓变左弓步;同时左拳向前打出,拳眼向上,高与胸平;左手附于右前臂里侧,眼看右拳。(图49)

(十二)如封似闭式

1. 左手由右腕下伸出,右拳变掌,两手手心逐渐向上翻转并慢慢分开回收至两肋旁;同时上体后坐,左脚尖翘起,身体重心移于右腿,眼看前方。

（图 50、图 51）

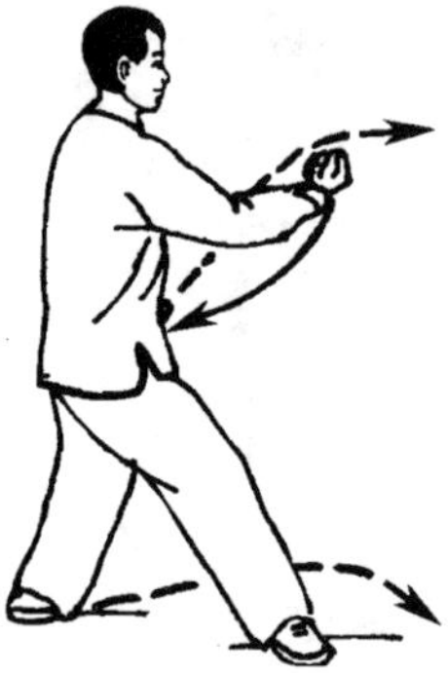

图 47

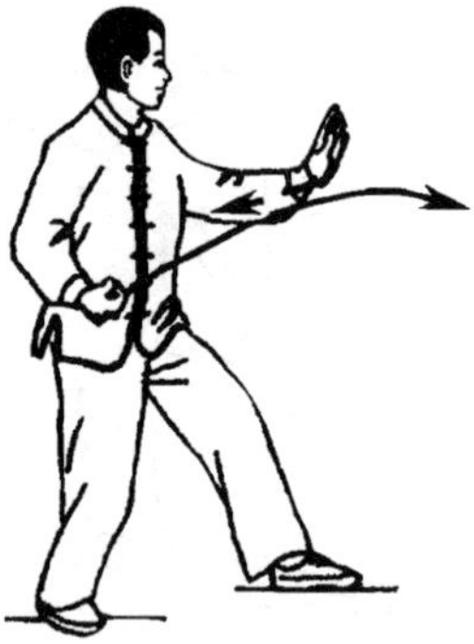

图 48

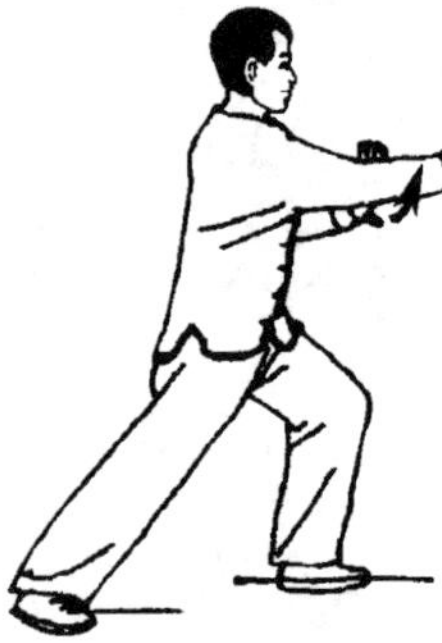

图 49

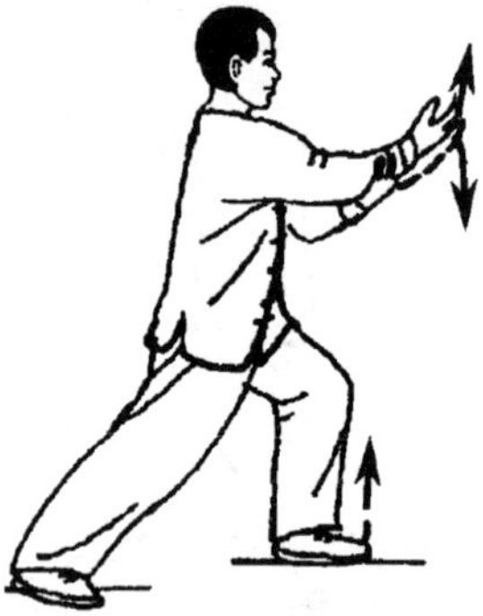

图 50

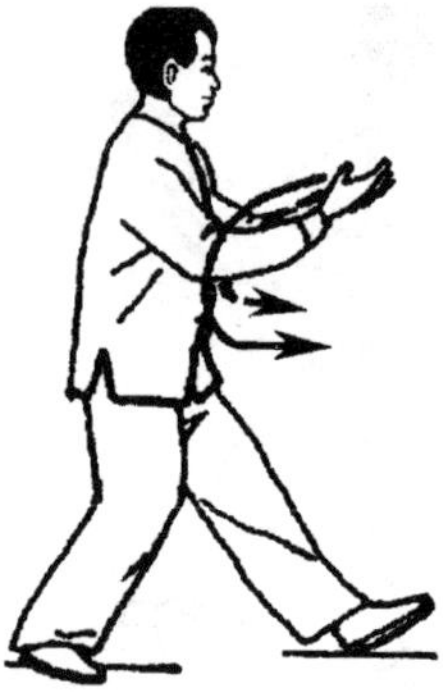

图 51

2. 两手在胸前翻掌，与肩同宽，向下经腹前再向上、向前推出，手心向前，同时左腿前弓成左弓步，眼看前方。（图 52、图 53）

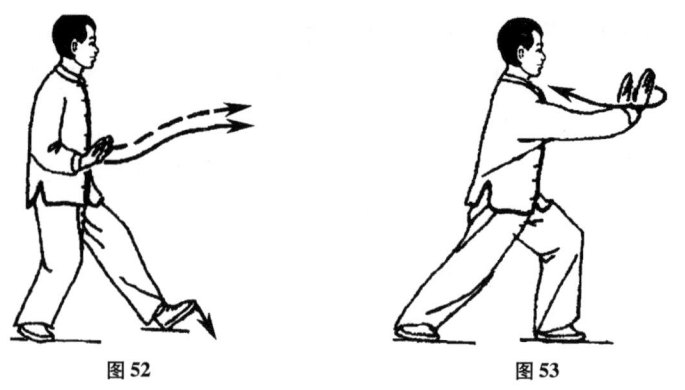

图 52

图 53

（十三）十字手式

1. 身体重心移向右腿，左脚尖里扣，向右转体，右手随转体动作向右平摆划弧，与左手成两臂侧平举，掌心向前，肘部微屈，同时右脚尖随着转体稍向外撇，成右侧弓步，眼看右手。（图54、图55）

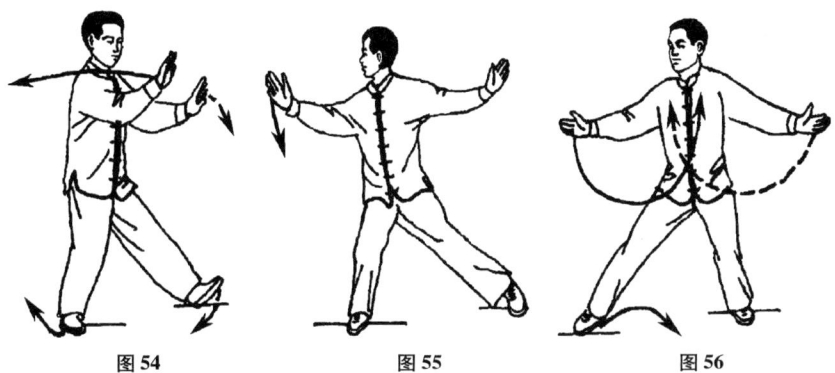

图54   图55   图56

2. 身体重心慢慢移于左腿上，右脚尖里扣，随即右脚向左收回，两脚距离与肩同宽，两腿逐渐蹬直，成开立步，脚尖向前；同时两手向下经腹前划弧交叉合抱于胸前，两臂撑圆，腕高与肩平，右手在外，成十字手，手心均向里，眼看前方。（图56、图57）

（十四）抱虎归山式

1. 身体重心微向左移，左脚尖向里扣，然后两腿屈膝，身体重心落于左腿，随即身体左转，左手由胸前向下、向左划弧至与左肩齐平，手心斜向上；

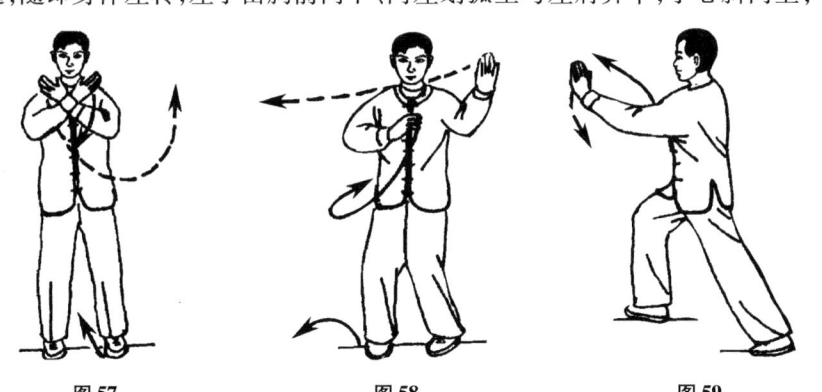

图57   图58   图59

右臂屈肘,右手回收至左肩前,手心斜向下,眼看左手。(图58)

2. 上体微向右转,右脚向右侧迈一步,屈膝成右弓步,同时右手随着向右后转体向下,向右搂按放在右膝外侧;左臂屈肘,左手经左耳旁向前推出,高与鼻尖齐平,眼看左手。(图59)

192   (十五)斜揽雀尾式

上体微向右转,随转体右手从右下侧上举,约与肩同高,手心斜向内;同时左手翻转,手心向上,落至右前臂下方;然后做捋、挤、按动作,方法同(三)揽雀尾式。(图60~图65)

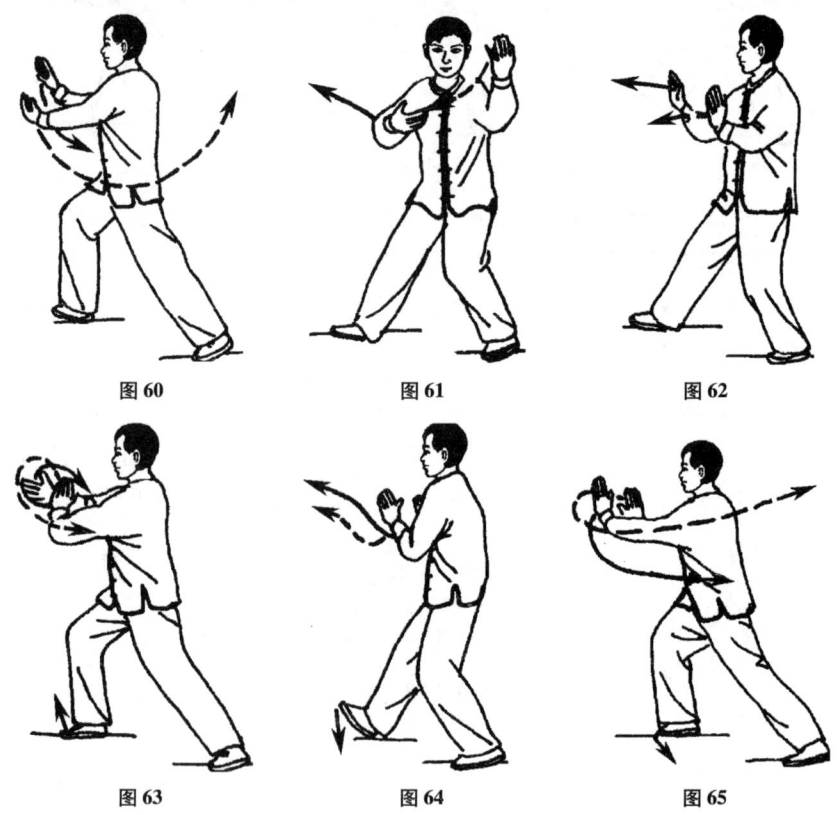

图60   图61   图62

图63   图64   图65

(十六)肘底看捶式

1. 上体后坐,身体重心慢慢移至左脚,右脚尖向里扣,同时上体左转,

两手(左高右低)向左划弧形运转,直至左臂平举于左侧,手心向左;右手经腹前运至左肋前,手心向后上方,眼看左手。(图66)

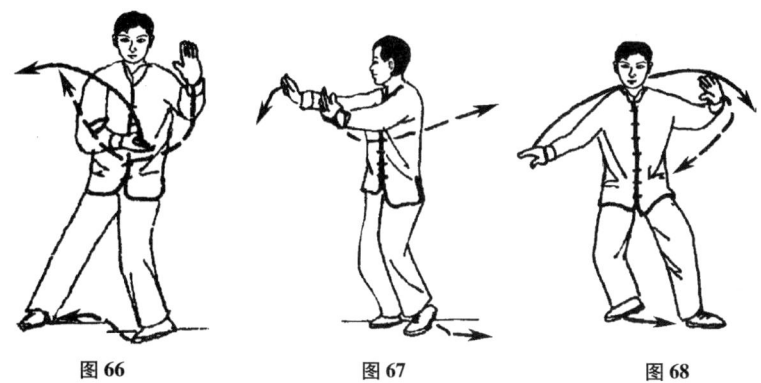

图66　　　　　　　图67　　　　　　　图68

2. 身体重心再渐渐移于右腿,上体右转,左脚向右脚靠拢,脚尖点地,同时右手向右上方划弧运转至右侧平举,与肩同高,手心向外;左手也同时向下经腹前向右上划弧至右肩前,手心向里,眼看右手。(图67)

3. 左脚向左侧方(偏前)迈一步,脚尖外撇,身体重心过渡,身体左转,右脚随身体的转动,向左跟进半步,落在左脚后,同时左手随转体向左运转,至身体左方再收至左腰侧,掌心向上,右臂也随转体向左划弧运转于胸前,眼看前方。(图68、图69)

4. 左手由腰际经右手腕向前穿出,成侧立掌,掌心向右,高与鼻尖齐平;右掌则变拳置于左肘下(拳眼向上);与此同时,身体重心移于右腿,左腿向前迈出半步,脚跟点地,膝部微屈,成左虚步,眼看左掌。(图70)

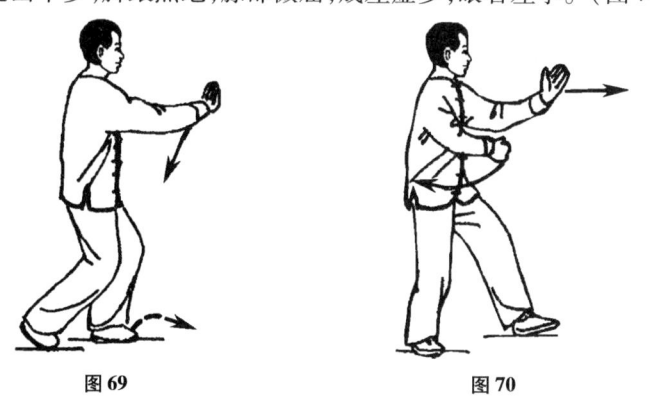

图69　　　　　　　图70

（十七）左右倒卷肱式

1. 右拳变掌，手心转向上，随上体右转经腹前由下向后上方划弧平举，臂微屈；左手随即翻掌向上；左腿膝部放松；眼随着转体先向右看，再转向前方看左手。（图71、图72）

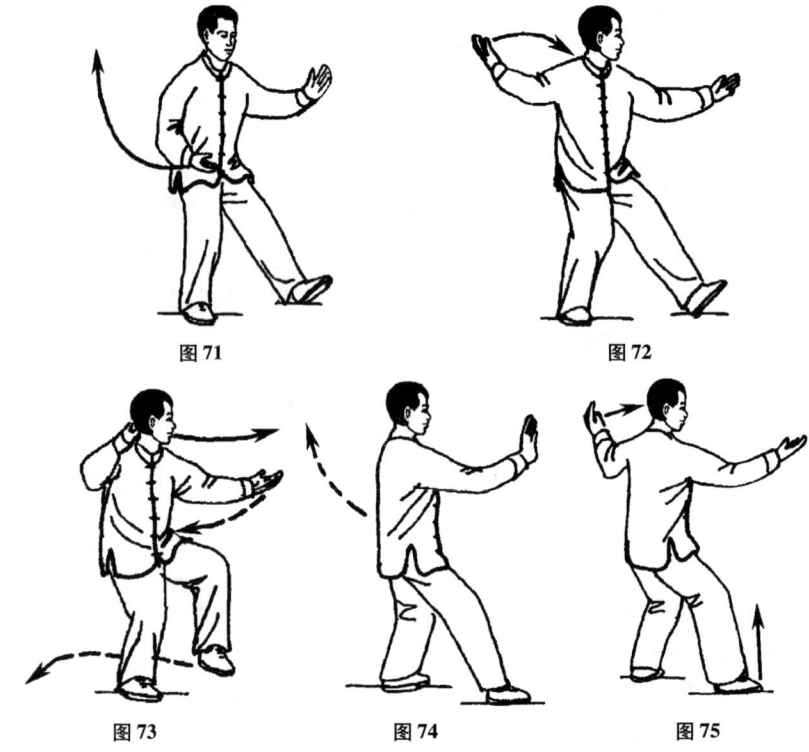

图71　　　　　　　　　图72

图73　　　　　　图74　　　　　　图75

2. 右臂屈肘推向前，右手由右耳侧向前推出，手心向前；左臂屈肘后撤，手心向上，撤至左肋外侧；同时左腿轻轻提起，向后（偏左）侧退一步，脚掌先着地，然后慢慢踏实，身体重心移到左腿成右虚步，右脚随转体以脚掌为轴摆正，眼看右手。（图73、图74）

3. 上体微向左转，同时左手随转体向后上方划弧平举，手心仍向上，右手随即翻掌，手心向上；眼随转体先向左看，再转向前方看右手。（图75）

4. 与2相同，只是左右相反。（图76、图77）

5. 与3相同，只是左右相反。（图78）

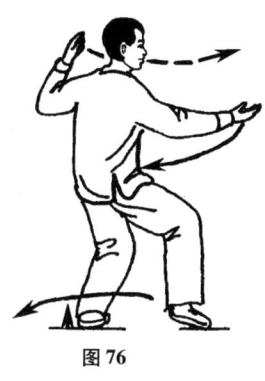

图 76

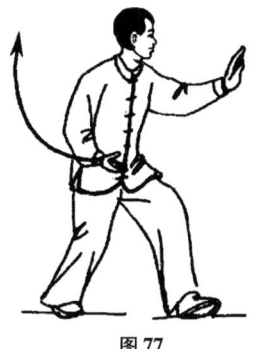

图 77

6. 与 3 相同,只是左右相反。(图 79、图 80)

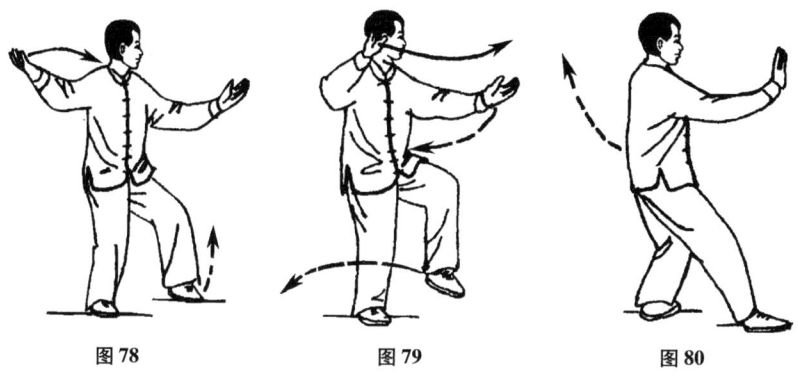

图 78　　　　　　图 79　　　　　　图 80

（十八）斜飞势式

1. 上体微向左转,同时左手随之向后上方划弧平举,手心斜向上;右手松腕,掌心斜向下;眼随转体先向左看,再转向前方看右手。(图 81)

2. 左手划弧,左臂平举胸前,左手手心向下,右手经体前下方划弧与左手上下相对,右脚收至左脚跟旁,脚尖着地。(图 82)

3. 以左脚脚掌为轴,身体右转（右脚随之扭转）,右脚向右前方迈出,成右弓步,面向右前方;同时两手向右上、左下方向分开,右手高与眼齐,手心斜向上;左手停于左胯旁,手心向下,指尖向前,眼看

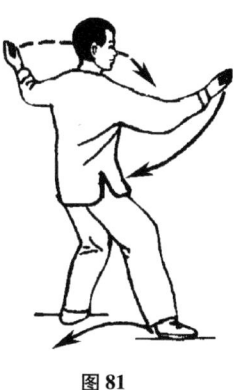

图 81

195

右手。(图 83、图 84)

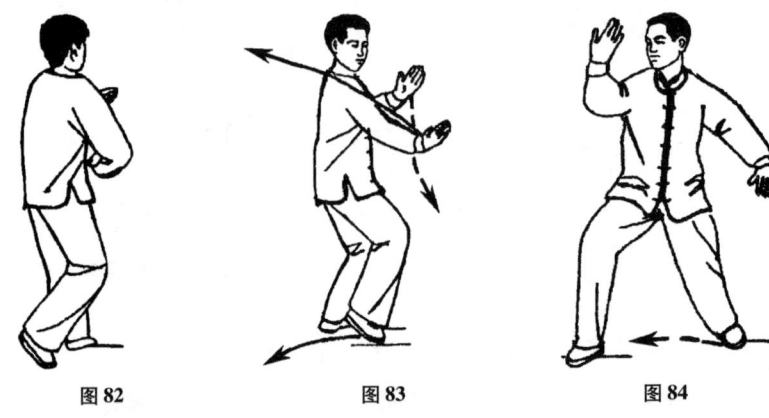

图 82　　　　　　　　图 83　　　　　　　　图 84

(十九)提手式

左脚前跟半步,身体重心移于左腿,然后右脚提起落下,脚跟着地,膝部微屈,成右虚步;同时,右掌略向右侧方斜带,再向前方下落成侧立掌,高与眉齐;左手上举于右肘内侧,高与胸齐,两手手心相对,眼看右手。(图 85、图 86)

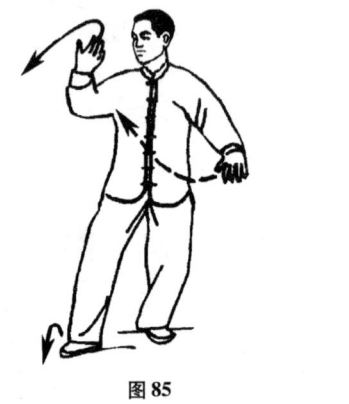
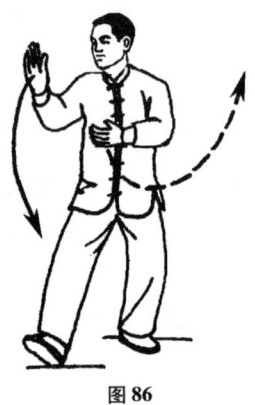

图 85　　　　　　　　　　　　　　图 86

(二十)白鹤亮翅式

动作和要点均与(六)同。(图 87 ~ 图 89)

(二十一)左搂膝拗步式

动作和要点均与(七)相同。(图 90 ~ 图 93)

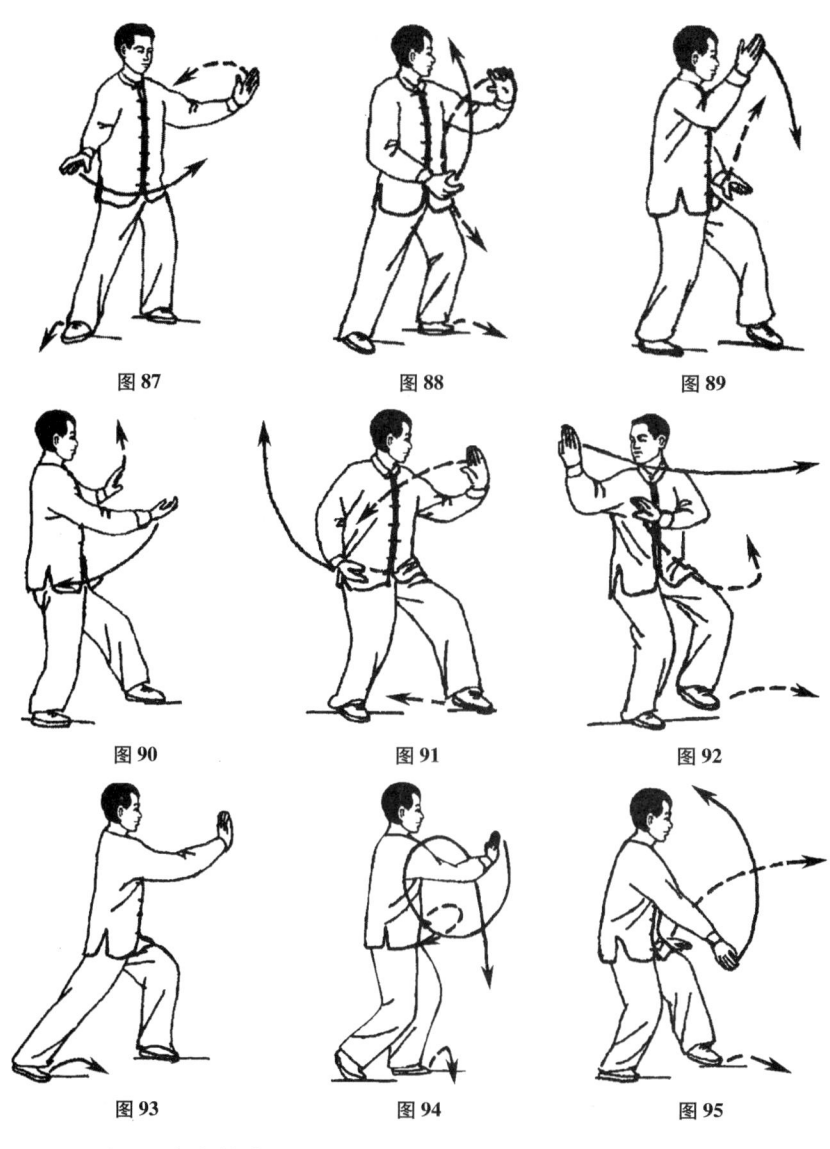

图 87　　　　　　　图 88　　　　　　　图 89

图 90　　　　　　　图 91　　　　　　　图 92

图 93　　　　　　　图 94　　　　　　　图 95

（二十二）海底针式

右脚向前跟进半步，身体重心移至右腿，左腿稍向前移，脚尖点地，成左虚步；同时身体稍向右转，右手下落经体右前方后，向上提至肩上耳旁，再随身体左转由右耳斜向前下方插出，掌心向左，指尖斜向下；与此同时，

左手向前、向下划弧落于左胯旁，手心向下，指尖向前，眼看前下方。（图94、图95）

（二十三）闪通臂式

上体稍向右转，左脚向前迈出，屈膝弓腿，成左弓步，同时右手由体前上提，屈臂上举，停于额前上方，掌心翻转斜向上，拇指朝下；左手上起经胸前向外推出，高与鼻尖平，手心向前，眼看左手。（图96）

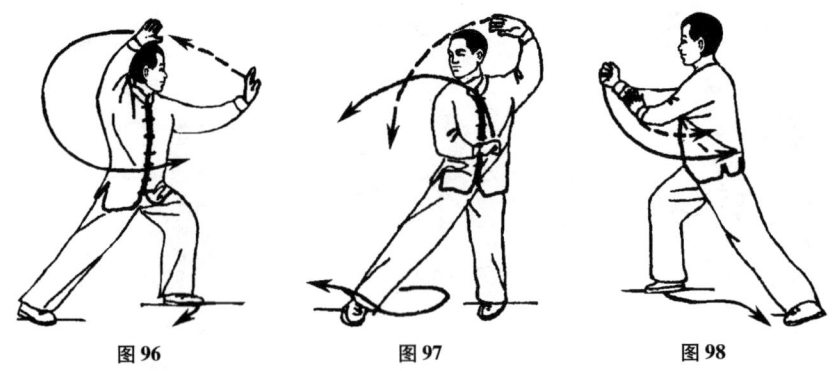

图96　　　　　　　图97　　　　　　　图98

（二十四）转身撇身捶式

1. 右腿慢慢屈膝，身体重心移至右腿，左脚尖里扣，身体向右转，然后身体重心再移至左腿；与此同时，右手随转体向右、向下（变拳）经腹前绕行至左肋旁，拳心向下；左手上举于头前方，臂成半圆形，手心斜向上，眼看前方。（图97）

2. 身体继续右转，右脚提起向右前方迈出（脚尖稍斜向右），成右弓步，同时右拳翻转（拳心向上）向前撇出；左手由上而下，落于右肘内侧，眼看右拳。（图98）

（二十五）进步搬拦捶式

1. 左腿弯曲，重心移于左腿，身体微左转，右脚收回停于左脚内侧，脚尖点地；同时，右拳翻转，拳心向下，由前向下，经腹前向左划弧至左肋旁；左臂下落由前下向后上方划弧平屈胸前，手心向下，眼看前方。（图99）

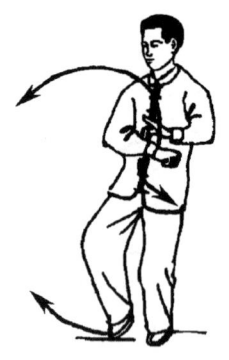

图99

2. 向右转体，右腿向前垫步迈出，脚尖外撇；同时右拳经胸前向前翻转撇出，拳心向上；左手由右臂外侧落于左胯旁，掌心向下，指尖向前，眼看右拳。（图100）

3. 重心移于右腿，身体右转，左脚向前迈一步；左手上起经左侧向前上划弧拦出，手心向前下方；同时右拳向右划弧收到右腰旁，拳心向上，眼看左手。（图101）

4. 左腿前弓成左弓步，右拳向前打出，拳眼向上，高与胸平；左手附于右前臂里侧，眼向前平视。（图102）

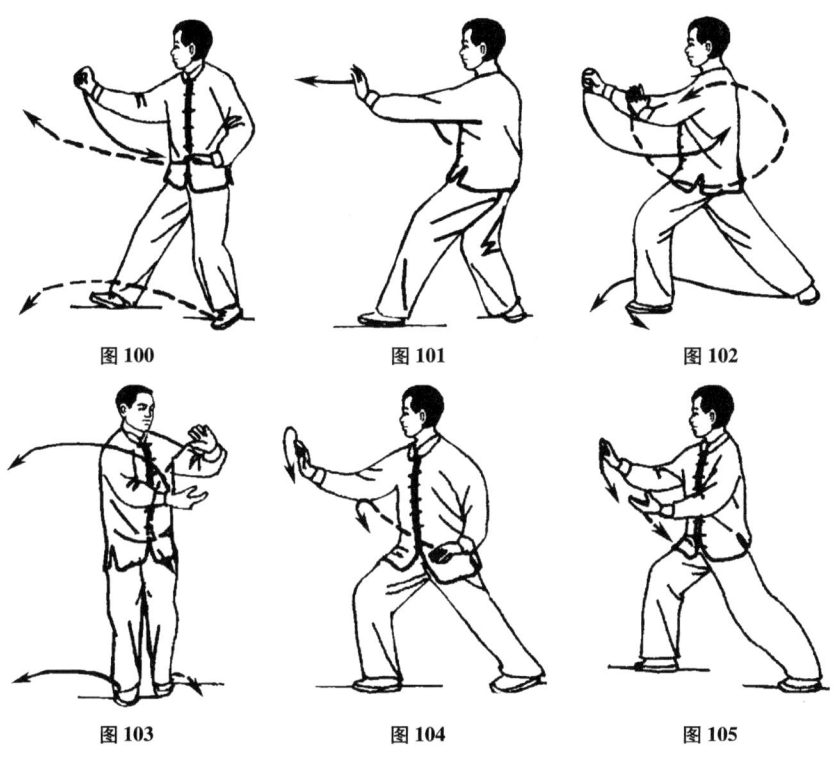

图100　　　　　　　图101　　　　　　　图102

图103　　　　　　　图104　　　　　　　图105

（二十六）上步揽雀尾式

1. 重心稍向后移，身体半面左转，左脚尖外撇；同时，左手向下、向左后上方划弧平屈胸前，手心向下；右拳也同时变掌由前向下划弧停于腹前，手心向上，与左手成抱球状；右脚跟进停于左脚内侧，脚尖点地，眼看左手。

（图 103）

2. 下面掤、捋、挤、按各法同(三)揽雀尾式 4～8 的动作说明。（图 104～图 113）

（二十七）单鞭势式

动作和要点均与(四)相同。（图 114～图 118）

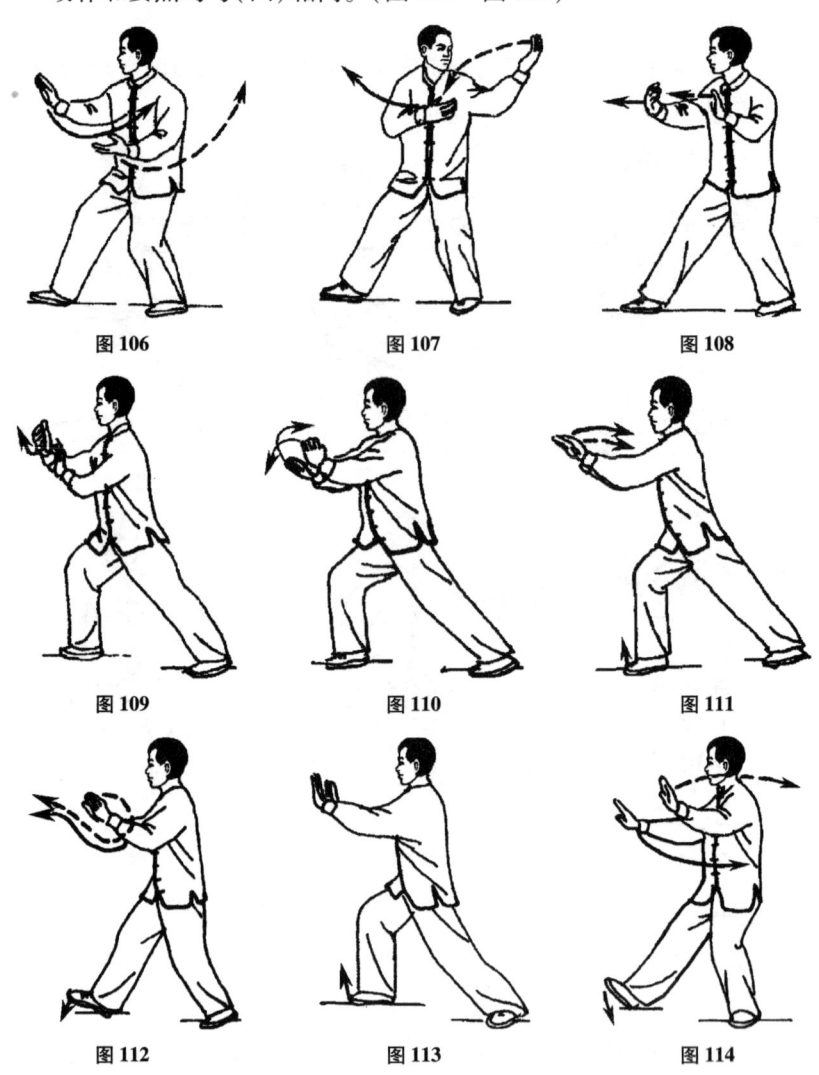

图 106　　　　　　　图 107　　　　　　　图 108

图 109　　　　　　　图 110　　　　　　　图 111

图 112　　　　　　　图 113　　　　　　　图 114

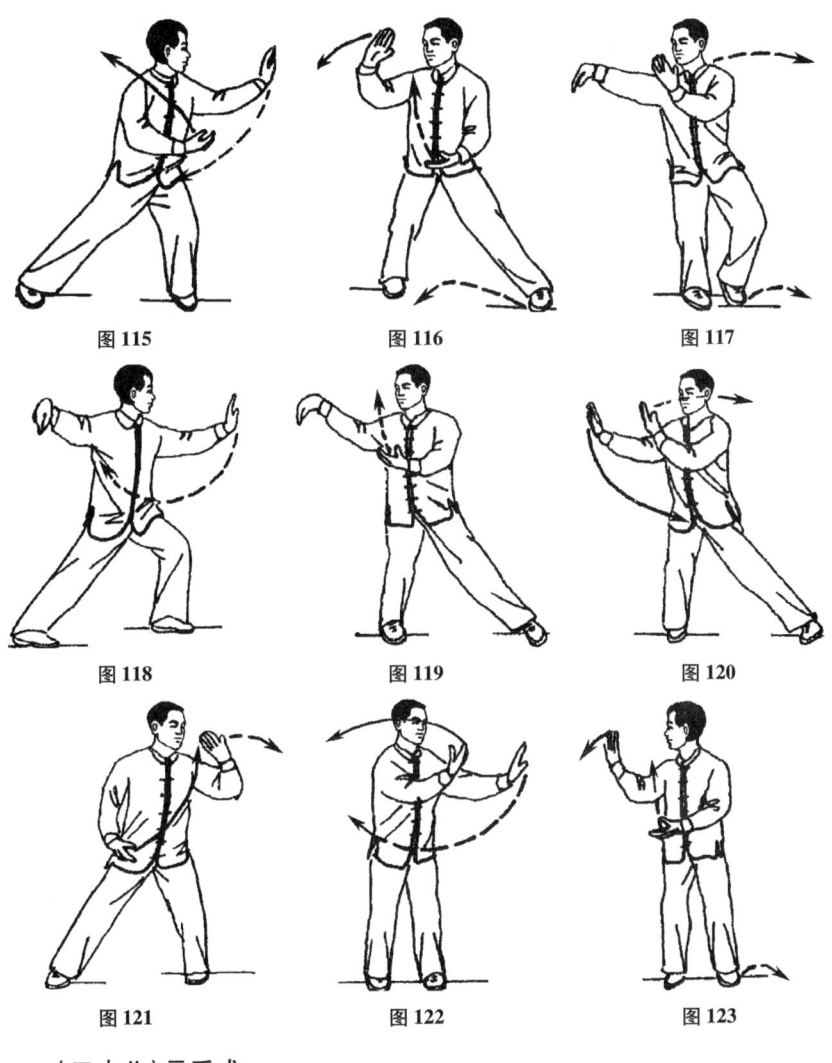

图 115　　　　　　　　图 116　　　　　　　　图 117

图 118　　　　　　　　图 119　　　　　　　　图 120

图 121　　　　　　　　图 122　　　　　　　　图 123

（二十八）云手式

1. 身体重心移于右腿，身体渐渐右转，左脚尖里扣；左手经腹前向左上划弧至右肩前，手心斜向后；同时右手变掌，手心向右前方，眼看左手。（图119、图120）

2. 上体慢慢左转，身体重心随之逐渐左移，左手由脸前向左侧运转，手心渐渐转向左方；左手由右下经腹前向左上划弧，至右肩前，手心斜向后；同

时右脚左移靠近左脚,成小开立步(两脚距离10~20厘米),眼看右手。(图121、图122)

3. 上体再向右转,同时左手经腹前向右上划弧至右肩前,手心斜向后;右手继续向右侧运转,手心翻转向右;随之左脚向左横跨一步,眼看左手。(图123、图124)

4. 与2同。(图125、图126)

5. 与3同。(图127、图128)

6. 与4同。(图129、图130)

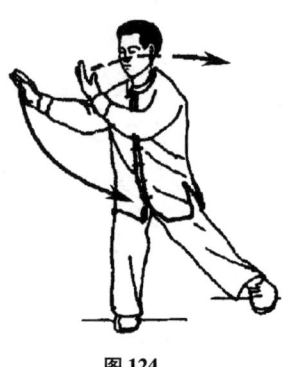

图124

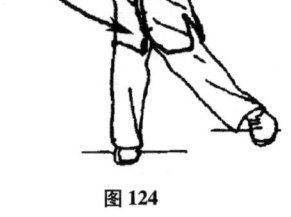

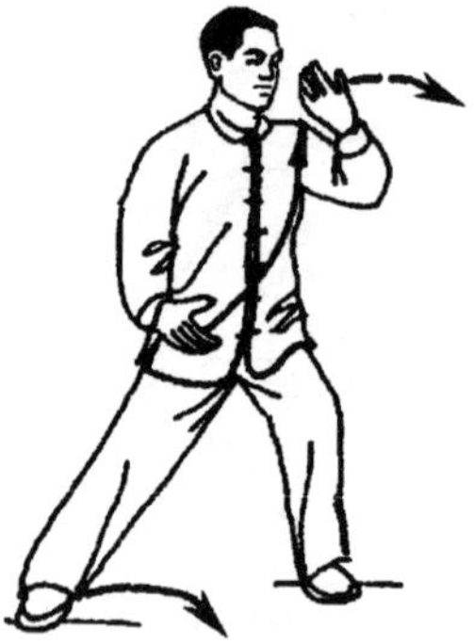

图125 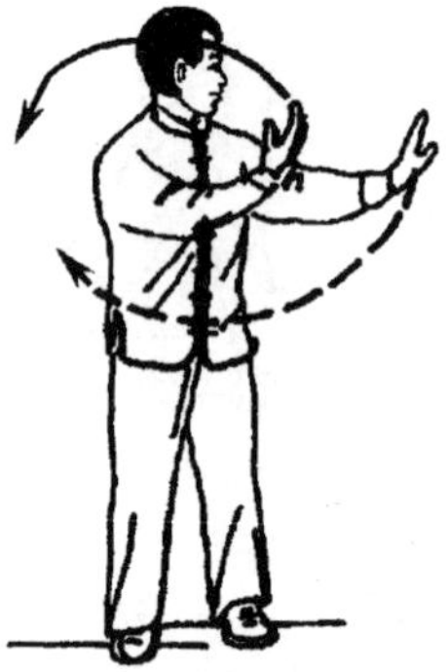　　　　　图126 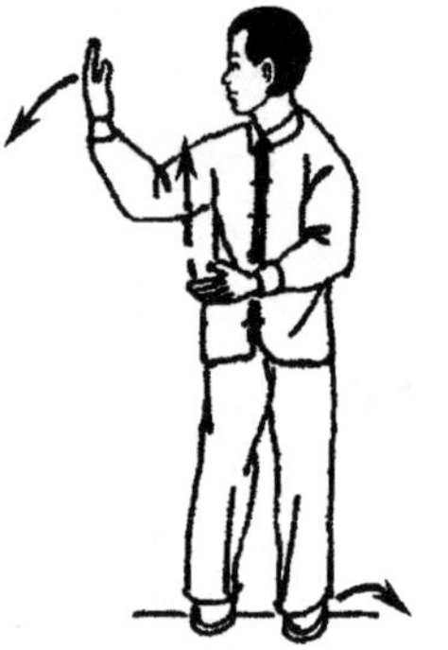　　　　　图127

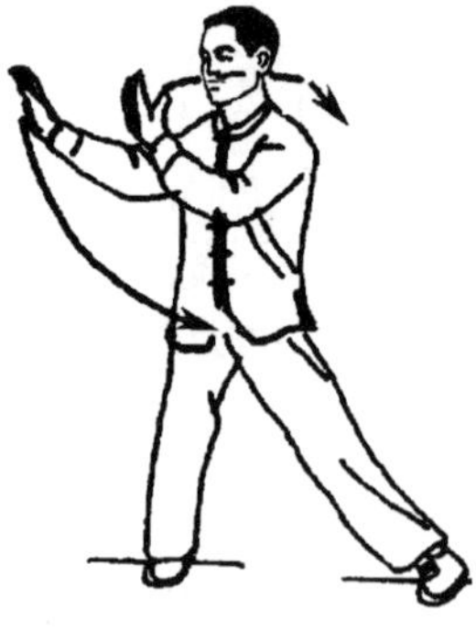

图128 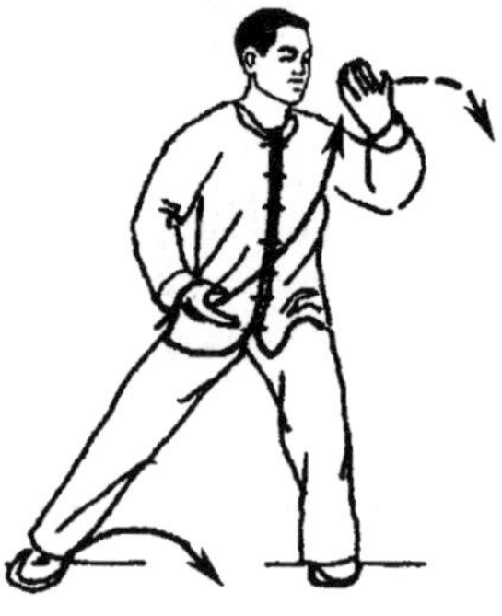　　　　　图129 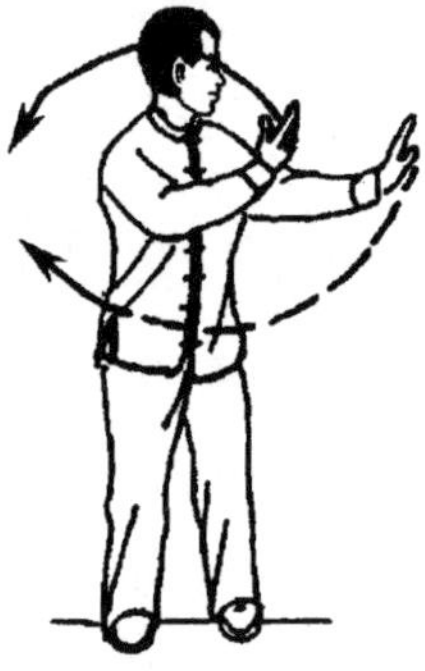　　　　　图130

(二十九)单鞭势式

云手做五个之后,右手运转至右上方时变钩手,同时左脚迈出变为单

鞭势式。动作过程及要点均与(四)2、3相同。(图131～图133)

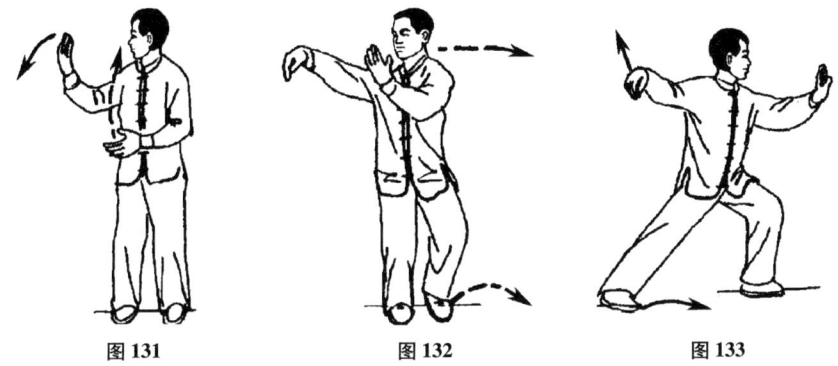

图131　　　　　　　　图132　　　　　　　　图133

(三十) 高探马式

1. 右脚跟进半步,身体微向右转,身体重心逐渐后移至右腿上;右钩手变成掌,两手心翻转向上,肘部微屈;左脚跟渐渐离地,眼看左前方。(图134)

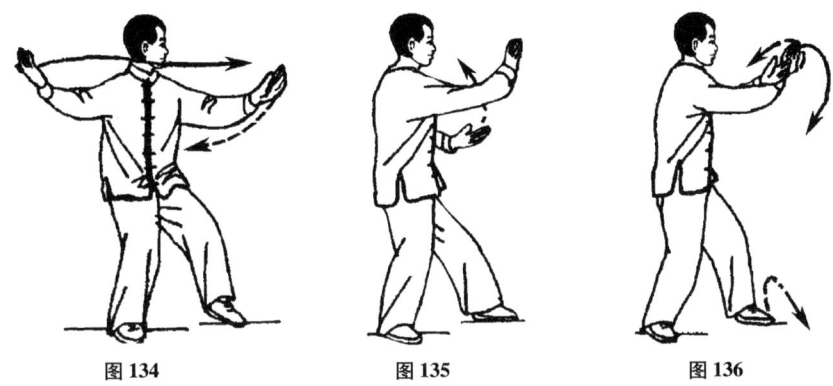

图134　　　　　　　　图135　　　　　　　　图136

2. 身体稍微左转,面向前方,右掌经右耳旁向前推出,手心向前,手指与眼同高;左手收至左侧腰前,手心向上;同时左脚稍向前移,脚尖点地,成左虚步,眼看右手。(图135)

(三十一) 右分脚式

1. 左手手心向上,前伸至右手腕背面,两手相互交叉,随即向两侧分开并向下划弧,再抱成十字手;同时左脚向左前方迈出(脚尖略外撇),成左弓步,然后再把右脚收到左脚内侧,脚尖点地,眼平看右前方。(图136～

图 138）

2. 两臂向左右划弧分开,平举于身体两侧(肘部微屈,手心向外);同时右腿屈膝提起,然后使小腿向前方慢慢踢出(脚面绷直),眼看右手。(图 139)

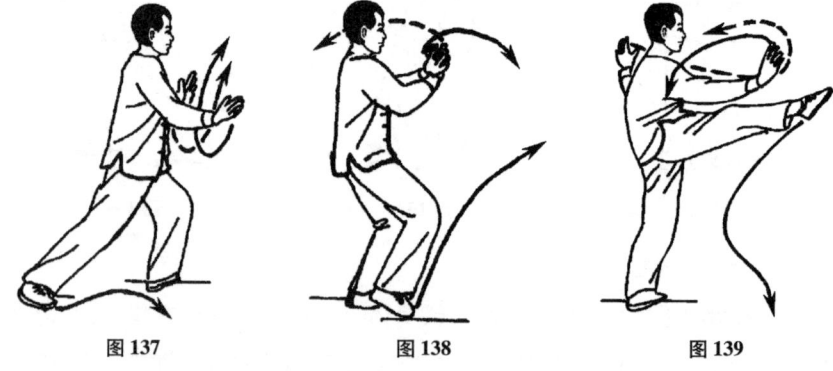

图 137　　　　　　　图 138　　　　　　　图 139

(三十二)左分脚式

1. 右腿收回后再向右前方迈出一步,成右弓步,身体半面右转;左手由左侧向下经胸前向前伸出(手心转向上)与右手交叉(左上右下),然后两臂左右分开自两侧向下划弧,再抱成十字手,左手在外(手心均向里);同时左脚收到右脚内侧,脚尖点地,眼平看左前方。(图 140、图 141)

2. 两臂向左右划弧分开,平举于身体两侧(肘部微屈,手心向外);同时左腿屈膝提起,然后使小腿向左前方慢慢踢出(脚面绷直),眼看左手。(图 142)

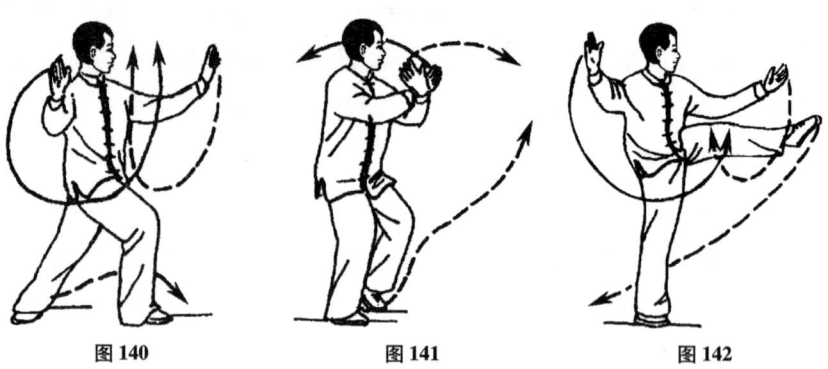

图 140　　　　　　　图 141　　　　　　　图 142

(三十三) 转身左蹬脚式

1. 左脚落于右脚后，脚尖点地；同时两手由左右下落收至腹前合抱，左手在外 (手心均向里)，眼看左前方。(图143)

2. 以右脚掌为轴，身体向右转 (左脚随之扭转)，两臂慢慢上举成十字手，再分别向左右划弧分开平举于身体两侧 (肘部微屈，手心向下)，眼看前方。(图144、图145)

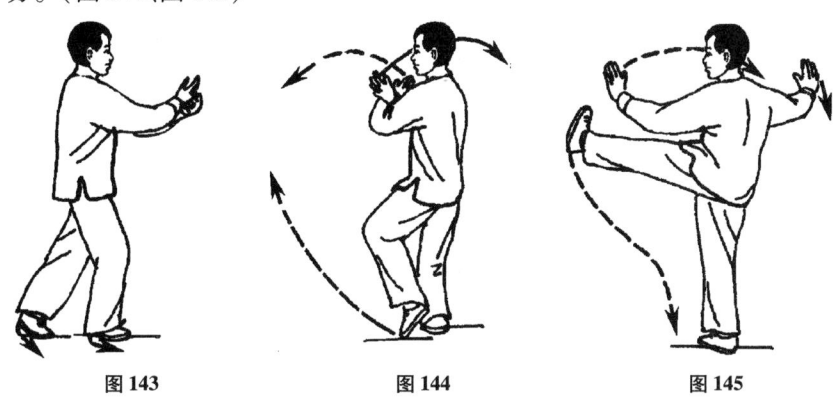

图143　　　　　　　　图144　　　　　　　　图145

(三十四) 左右搂膝拗步式

1. 左腿落下，再向左前方迈出成左弓步，同时左臂屈肘，左手由上方划弧落于右肩前，右手心翻转向上；然后左手搂左膝停于左胯旁，右手则从右耳旁向前推出，眼看右手。(图146、图147)

2. 右搂膝拗步动作与 (九)3、4的说明相同。(图148～图151)

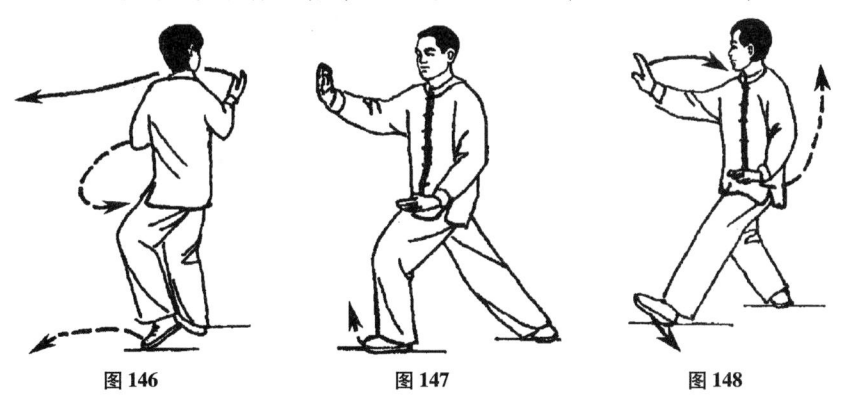

图146　　　　　　　　图147　　　　　　　　图148

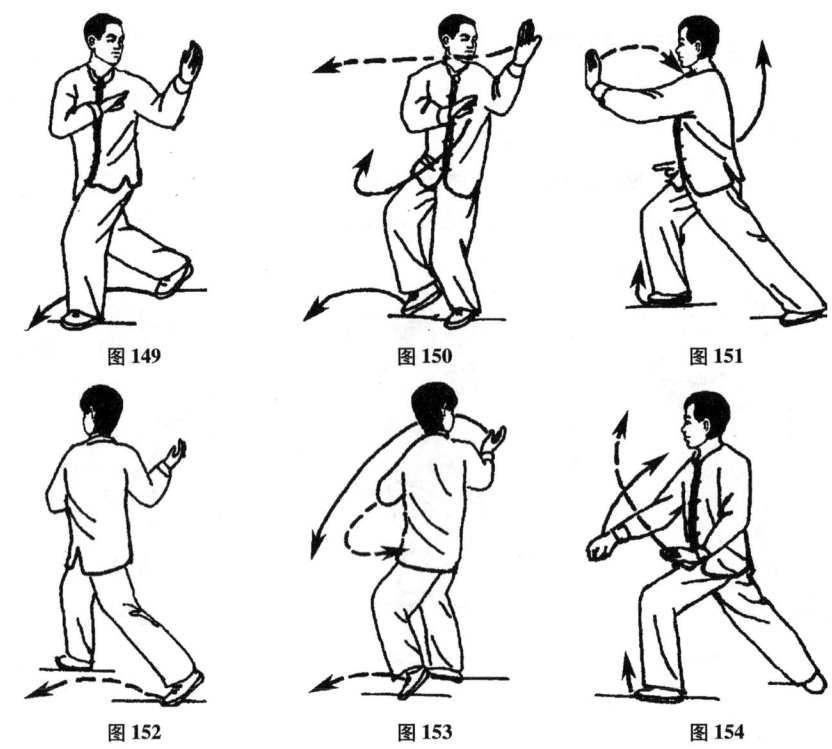

图149　　　　　　　　图150　　　　　　　　图151

图152　　　　　　　　图153　　　　　　　　图154

（三十五）进步栽捶式

身体重心略向后移，右脚尖外撇，身体右转，同时，左手随转体落于右肩前，右手向右后方上举变拳；然后左脚前进一步，成左弓步；左手搂左膝停于左胯旁，右拳则向前下方打出（拳心斜向下、拳眼向左），眼看前下方。（图152～图154）

（三十六）翻身白蛇吐信式

1. 身体重心后移，右前臂上提，右拳横置于胸前，拳心向下；左手自左向前划弧上举，至头部的前上方；同时左脚尖里扣，身体右转，重心再移于左腿；右脚收回即向右后方迈出（步子略小些，脚尖稍斜向右），身体重心大部分仍在左腿，右膝微屈，同时右拳与右腿同时向同一方向撇出，拳心向上，肘部下垂；左手在右拳撇出时下落于右前臂内侧，掌心向下，眼看右拳。（图155～图158）

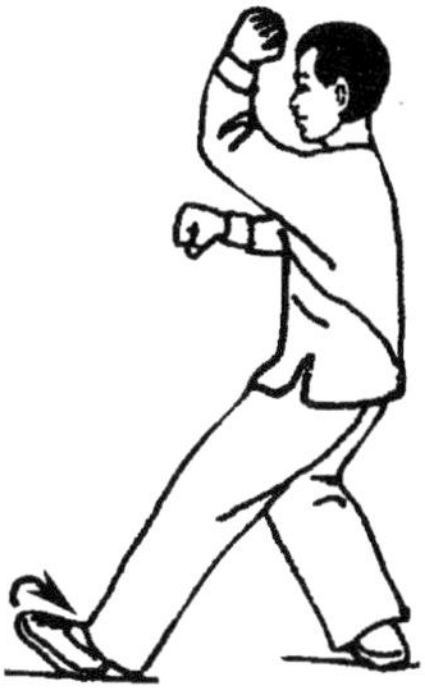

图 155 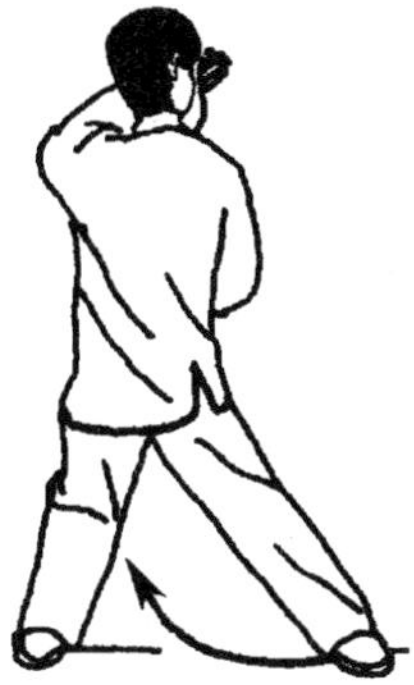   图 156 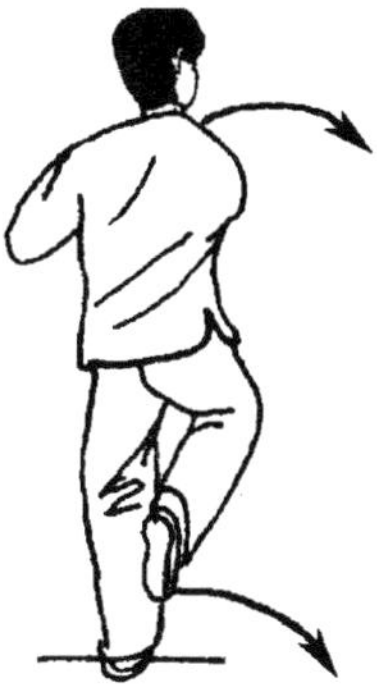   图 157

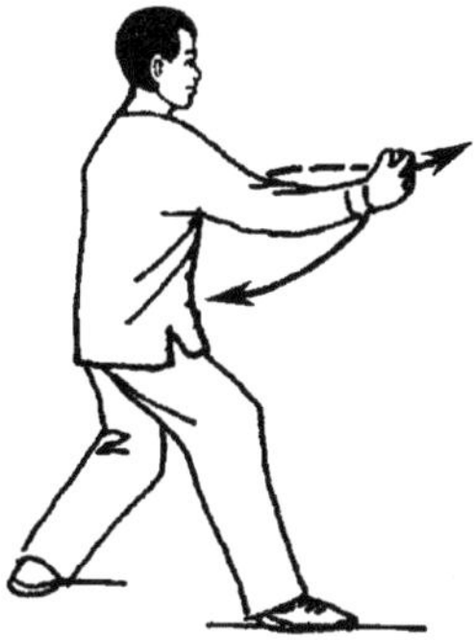

图 158 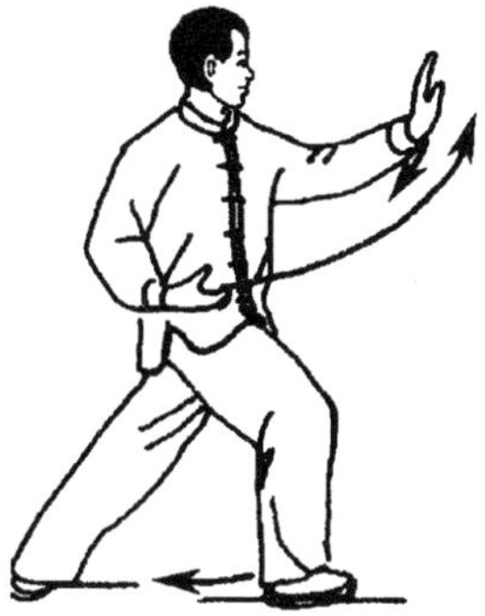   图 159 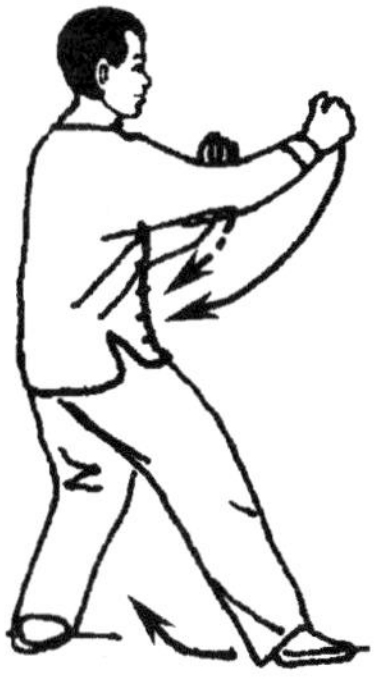   图 160

2. 左手经右拳上方向前推出,掌心向前;右拳变掌收至右腰旁,掌心向上;同时右腿前弓成右弓步,眼看左手。(图159)

3. 身体重心再移于左腿,右脚略向后撤,前脚掌着地,成右虚步;同时右手变拳从左手下方向前打出(拳眼向上)。高与胸齐,左掌停于右前臂内侧,眼看右拳。(图160)

(三十七)进步搬拦捶式

身体左转,右拳经腹前向下、向左绕行停于左腰旁(拳心向下);右脚收回至左脚内侧,脚尖点地;左掌(翻掌,掌心向上)经腹前向左后再向前上绕行,左前臂平屈于胸前,掌心翻向下;这几个动作姿势与前面(十一)进

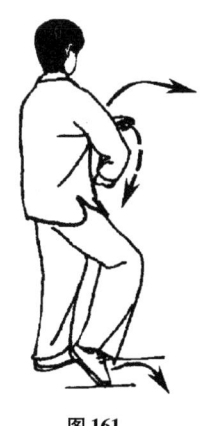

图 161

步搬拦捶式动作的说明相同。(图 161 ~ 图 164)

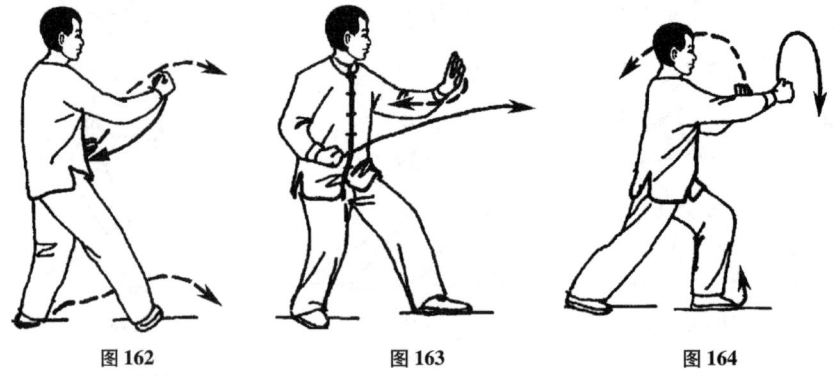

图 162　　　　　　　图 163　　　　　　　图 164

(三十八)右蹬脚式

1. 两手上举向左右分开,并向下划弧,在胸前交叉成十字手(右手在外,手心均向里);同时,身体重心略后移,右脚尖微向外撇,身体重心再移至左腿,右脚跟进至左脚内侧,脚尖着地,眼看右前方。(图 165、图 166)

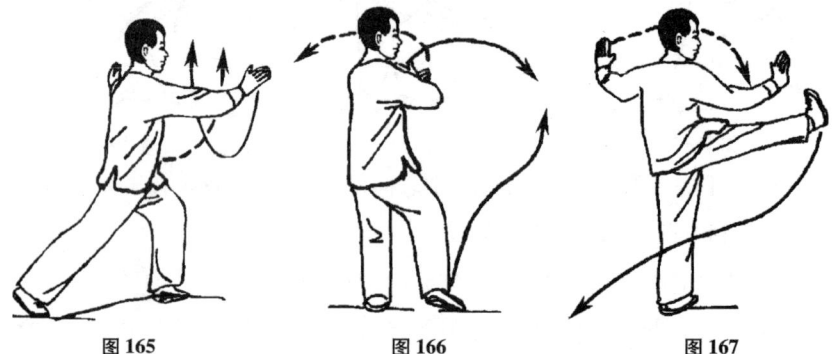

图 165　　　　　　　图 166　　　　　　　图 167

2. 右腿屈膝提起,右脚慢慢向右前方蹬出(脚尖回钩,用力点在脚跟);同时,两手向左右分开,肘部微屈,两臂平举,眼看右手。(图 167)

(三十九)左披身伏虎式

1. 右脚收回落于左脚后方,成交叉步;同时左手由左上方向体前绕行,停于右前臂内侧,眼看右手。(图 168)

2. 左腿提膝,左脚向左侧方迈一步,同时身体向左后转,左腿屈膝成左弓步;两手一齐向腹前下落,右手变拳停于左胸前(拳心向下),左手变拳由

下向上划弧,停在左额上方(拳心向下),两拳背上下斜对;视线随转而移动,最后平视右前方。(图169)

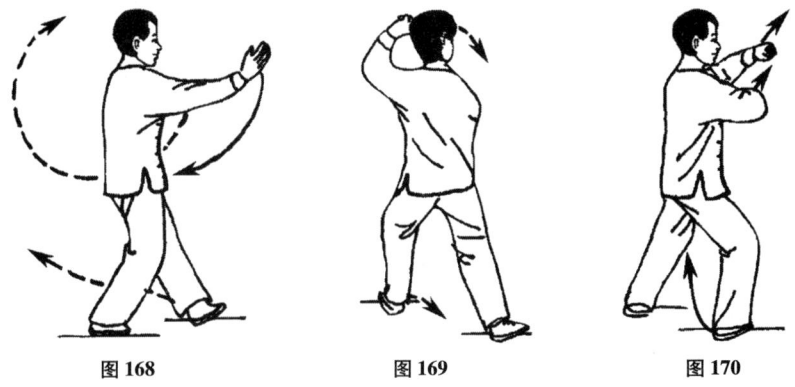

图168　　　　　　　图169　　　　　　　图170

(四十)右披身伏虎式

身体重心后移,左脚尖里扣,上体右转,重心再移至左腿上;随即右膝提起,右脚向右侧方迈出一步,弓腿成右弓步;同时,两拳变掌下落经腹前向右边划弧,左掌变拳停于右胸前(拳心向下),右掌变拳经身体右侧上举于右额上方(拳心向外),两拳上下相对,眼看左前方。(图170~图172)

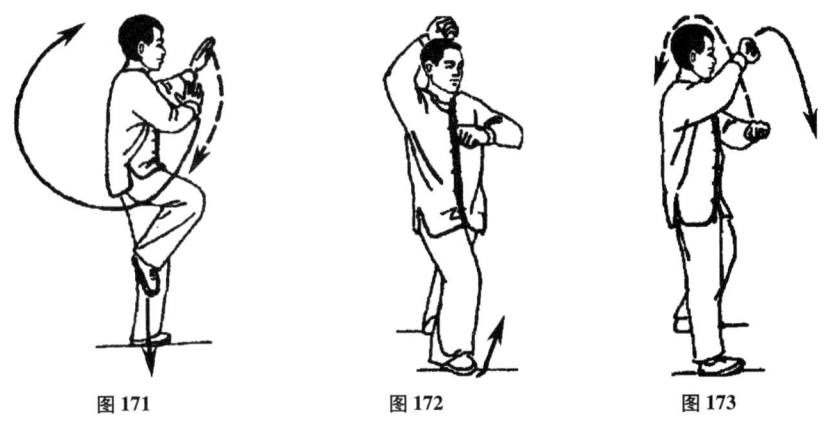

图171　　　　　　　图172　　　　　　　图173

(四十一)回身右蹬脚式

1. 左膝微屈,左脚尖里扣,身体左转,左脚尖随之外撇,身体重心移于左腿;左拳随体上举,两臂在脸前分开变掌,再合抱于胸前,成十字手(右手在外,手心均向里)。同时,右脚收至左脚内侧,脚尖着地,眼看右前方。
(图 173 ~ 图 175)

2. 蹬脚动作与(三十八)右蹬脚式 2 的说明相同。(图 176)

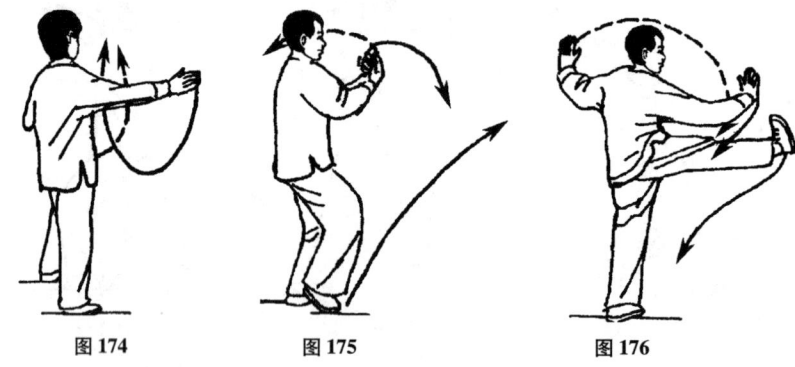

图 174   图 175   图 176

(四十二)双峰贯耳式

1. 右腿收回,膝盖提起,左手由后向上、向前下落至体前,两手心均翻
转向上,两手同时向下划弧分别落于右膝两侧,眼看前方。(图 177)

2. 右脚向右前方落下,重心渐渐前移,成右弓步,面向右前方;同时两
手下落,慢慢变拳,分别从两侧向上、向前划弧至面部前方,成钳形状,两拳
相对,与耳同高,两拳拳眼都斜向内下(两拳中间距离 10 ~ 20 厘米),眼看
右拳。(图 178、图 179)

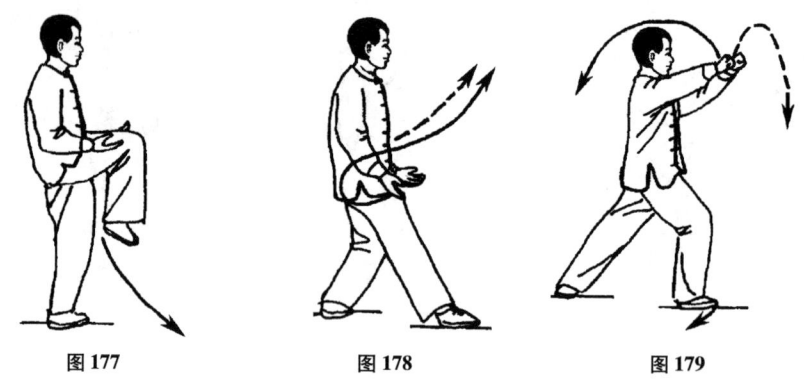

图 177   图 178   图 179

(四十三)左蹬脚式

1. 身体重心后移,右脚尖外撇,两拳变掌向左右分开,向下划弧后合抱

于胸前成十字手（左手在外，手心均向里）；同时身体重心再移至右腿上，左脚收至右脚内侧，脚尖点地，眼看左前方。（图180、图181）

2. 两臂慢慢分开划弧成左右平举（肘部微屈，手心向外）；同时左腿慢慢提起向左前方蹬出（脚尖回钩），眼看左手。（图182）

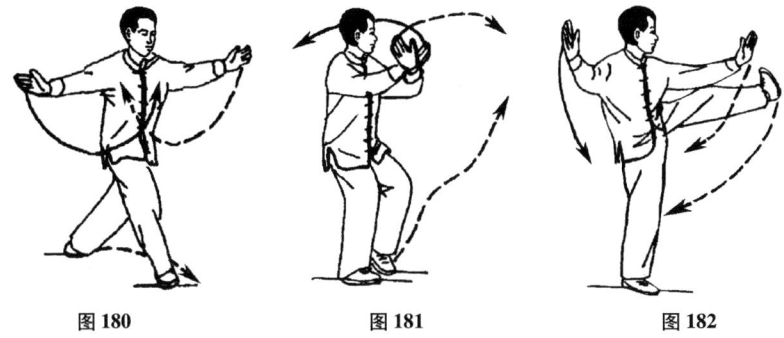

图180　　　　　　　　图181　　　　　　　　图182

（四十四）转身右蹬脚式

1. 左腿屈膝收回向右脚外侧落下，趁左腿落势，以右脚前脚掌为轴，向右后转体约270°；左脚落地后，身体重心立即移至左腿，右脚掌着地；同时两手向左右下落，向下划弧，再向上合抱于胸前成十字手（右手在外），眼看右前方。（图183、图184）

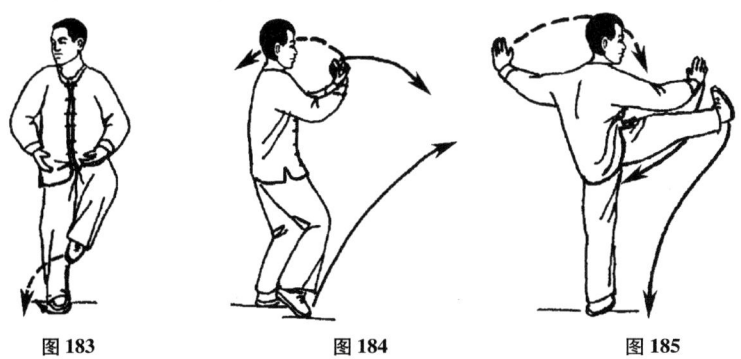

图183　　　　　　　　图184　　　　　　　　图185

2. 两臂分开向左右平举（肘部微屈，手心向外）；同时右腿屈膝提起，右脚慢慢向右前方蹬出（脚尖回钩），眼看右手。（图185）

（四十五）进步搬拦捶式

1. 左腿屈膝下落，脚尖点地，再向前迈出，脚尖外撇（如果能掌握好重心,右脚也可在收回时不落地而直接迈出);同时,右掌下落变拳,经腹前向上、向前撇出(拳心向上),左掌屈肘收至身体左侧(掌心向下),眼看右拳。(图186、图187)

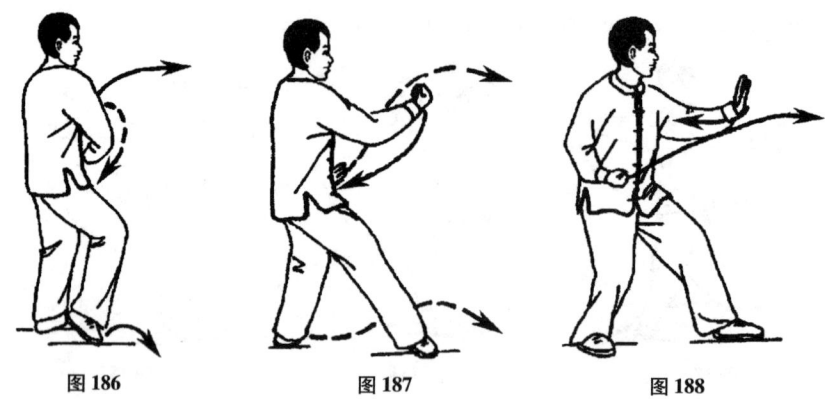

图186　　　　　　图187　　　　　　图188

2. 其余的动作与(十一)进步搬拦捶式 3、4 的说明相同。(图188、图189)

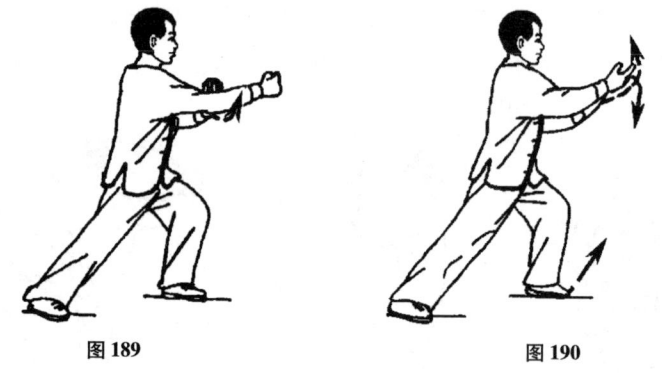

图189　　　　　　　　图190

(四十六)如封似闭式

动作及要点均与(十二)如封似闭式的说明相同。(图190~图193)

(四十七)十字手式

动作及要点均与(十三)十字手式的说明相同。(图194~图197)

(四十八)抱虎归山式

动作及要点均与(十四)抱虎归山式相同。(图198、图199)

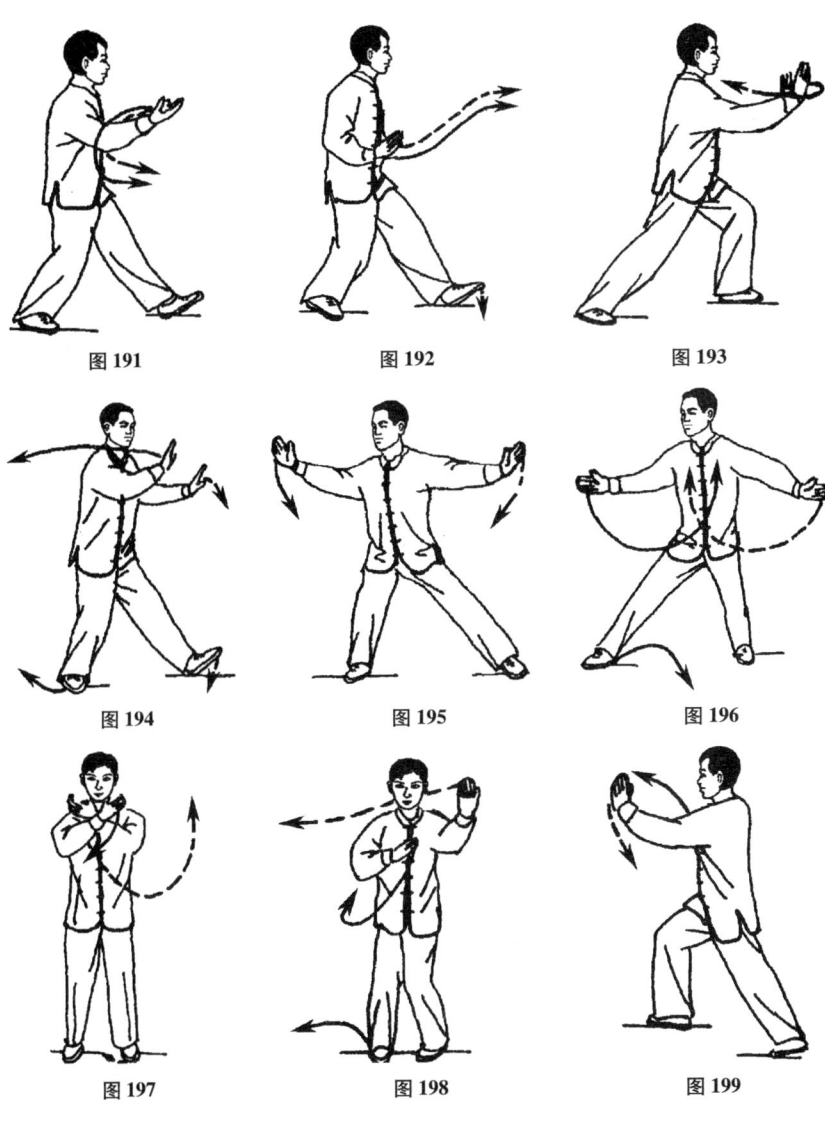

图 191　　　　　　图 192　　　　　　图 193

图 194　　　　　　图 195　　　　　　图 196

图 197　　　　　　图 198　　　　　　图 199

(四十九) 斜揽雀尾式

动作及要点均与(十五)斜揽雀尾式相同。(图 200 ～ 图 205)

(五十) 横单鞭式

动作及要点与(四)单鞭势式相同,唯左脚应向起势方向跨出,并落地

成左弓步,方位与中轴线垂直;面向正南。(图206～图209)

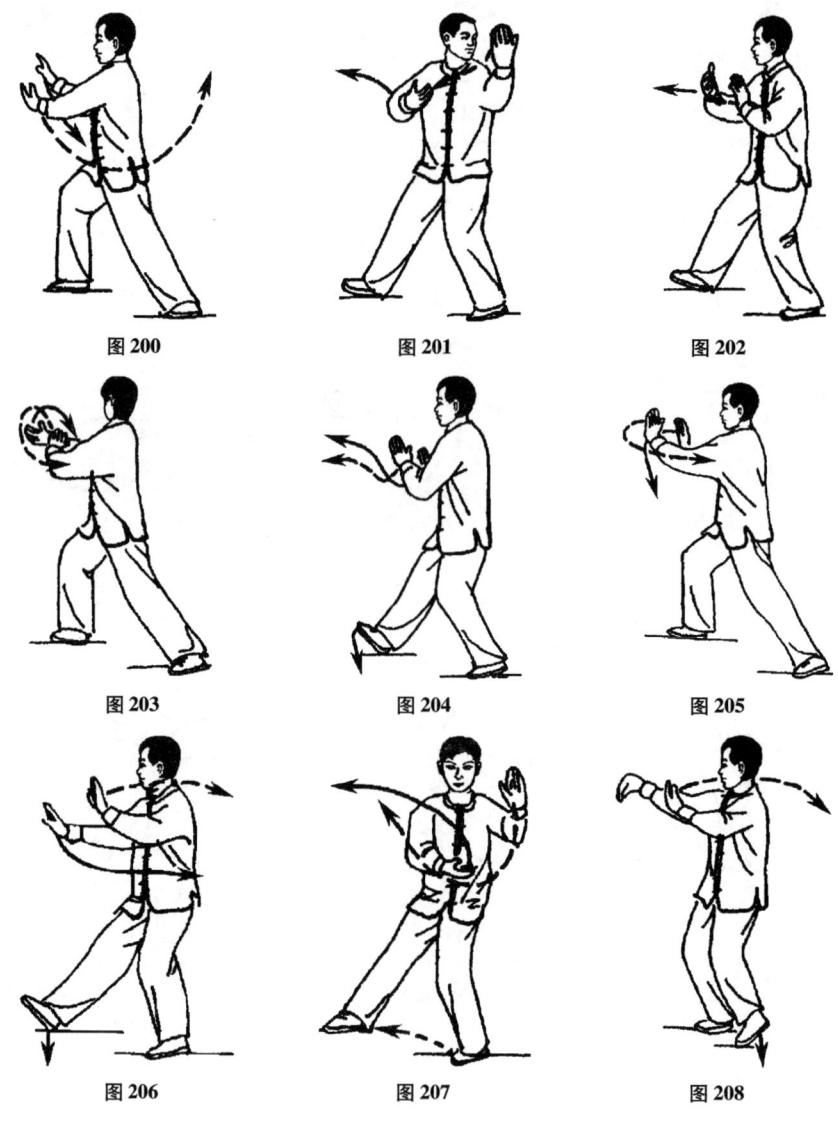

图200　　　　　　图201　　　　　　图202

图203　　　　　　图204　　　　　　图205

图206　　　　　　图207　　　　　　图208

(五十一)左右野马分鬃式

1. 身体重心微微移至左腿,同时身体微向左方转动,左臂平屈于胸前,右钩手变成掌经体前向左前下方划弧至与左手相对成抱球状(左手心向

下,高与胸平;右手心上,高与腰平);同时左脚跟进至左脚内侧,脚尖点地,眼看左手。(图210)

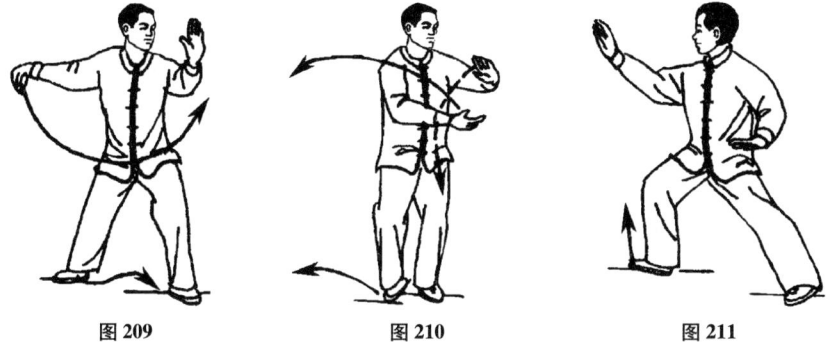

图209   图210   图211

2. 上体微向右转,右脚向右前方迈出,左脚跟后蹬,左腿自然伸直,成右弓步;同时上体继续向右转,两手随转体慢慢分开(右手向上,左手向下),右手高与眼平,指尖向前,眼看右手。(图211)

3. 上体慢慢后坐,身体重心移于左腿,右脚尖翘起微向外撇(45°~60°),随后脚掌慢慢踏实,右腿慢慢前弓,身体右转,身体重心再移至右腿;同时,右手翻掌向下,右臂收在胸前平屈;左手经体前向右上划弧放在右手下,两手心相对成抱球状,左脚随即收至右脚内侧,脚尖着地,眼看右手。(图212~图214)

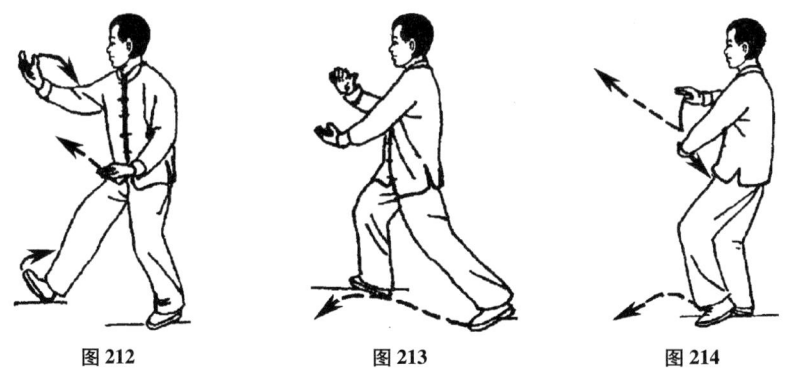

图212   图213   图214

4. 左腿向左前方迈出,右腿自然伸直,成左弓步;同时上体左转,两手随转体分别慢慢向左上右下分开,左手高与眼平(手心斜向上),肘微屈,右手落在右胯旁,手心向下,肘亦微屈,眼看左手。(图215)

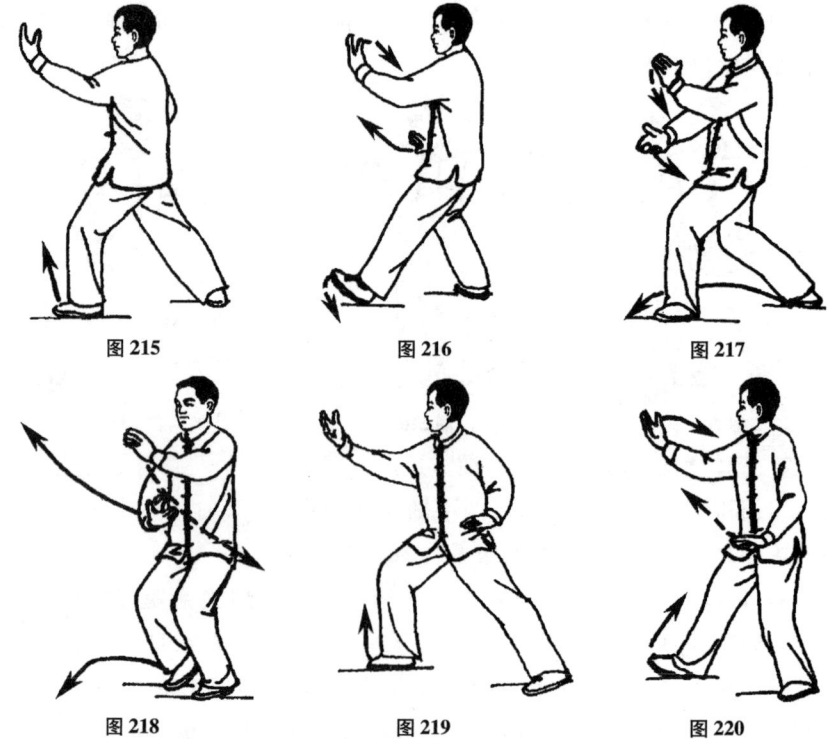

图215　　　　　　　图216　　　　　　　图217

图218　　　　　　　图219　　　　　　　图220

5. 与3说明相同,只是左右相反。(图216～图218)

6. 与4说明相同,只是左右相反。(图219)

(五十二)进步揽雀尾式

1. 上体后坐,身体重心移于左腿,右脚尖翘起微向外撇,随即右腿前弓,身体右转,重心移至右腿;同时,右手翻掌向下收在胸前,右臂平屈,左手经腹前向右上划弧放在右手下,两手心相对成抱球状,左脚跟步至左脚内侧,脚尖着地,眼看右手。(图220～图222)

2. 左脚向左前方迈出,成左弓步;同时左臂向左前方掤出,左手高与肩平;右手向右、向下落于右胯旁,手心向下,眼看左前臂。(图223)

3. 上体后坐,左脚尖外撇,身体左转;同时,左手翻掌向下,臂平出胸前,右手经腹前划弧与左手成抱球状;右脚跟步至左脚内侧,脚尖着地,眼看左手。(图224、图225)。

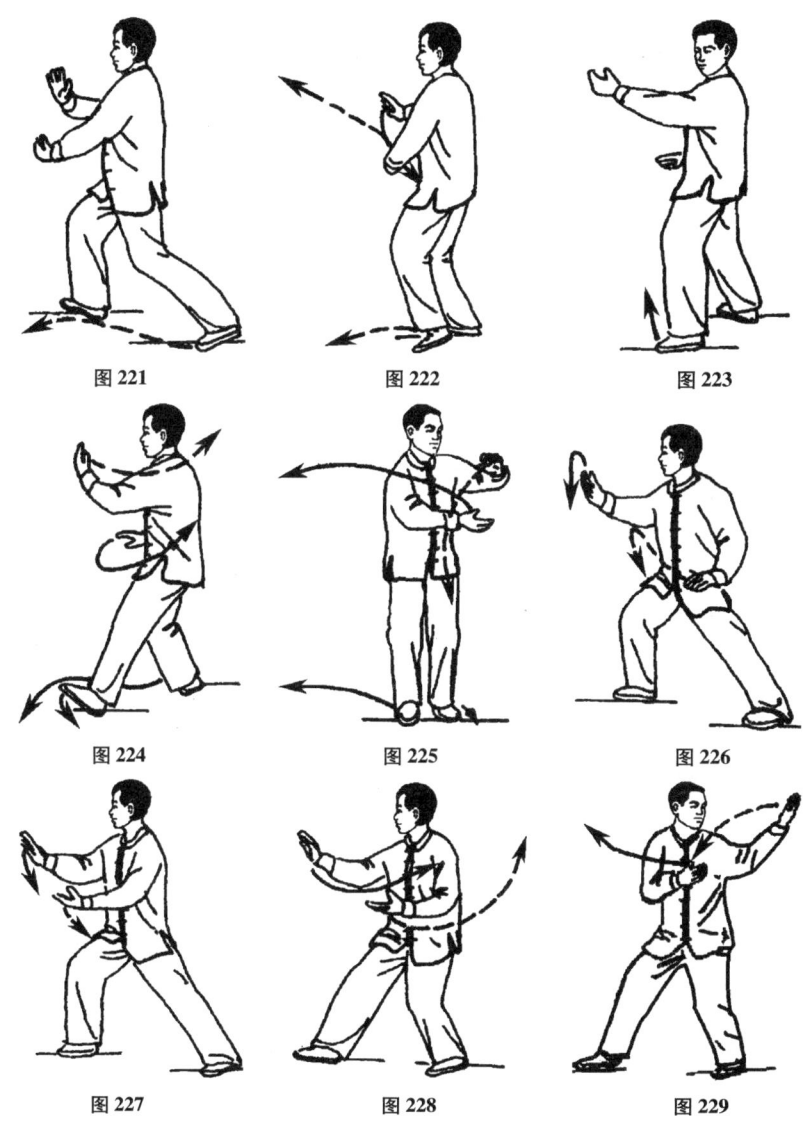

图 221　　　　　　　　图 222　　　　　　　　图 223

图 224　　　　　　　　图 225　　　　　　　　图 226

图 227　　　　　　　　图 228　　　　　　　　图 229

其余动作及要点均与(三)揽雀尾式相同,动作熟练后,迈步时脚尖可以不点地。(图 226～234)

(五十三)单鞭势式

动作与(四)单鞭势式相同。(图 235～图 239)

217

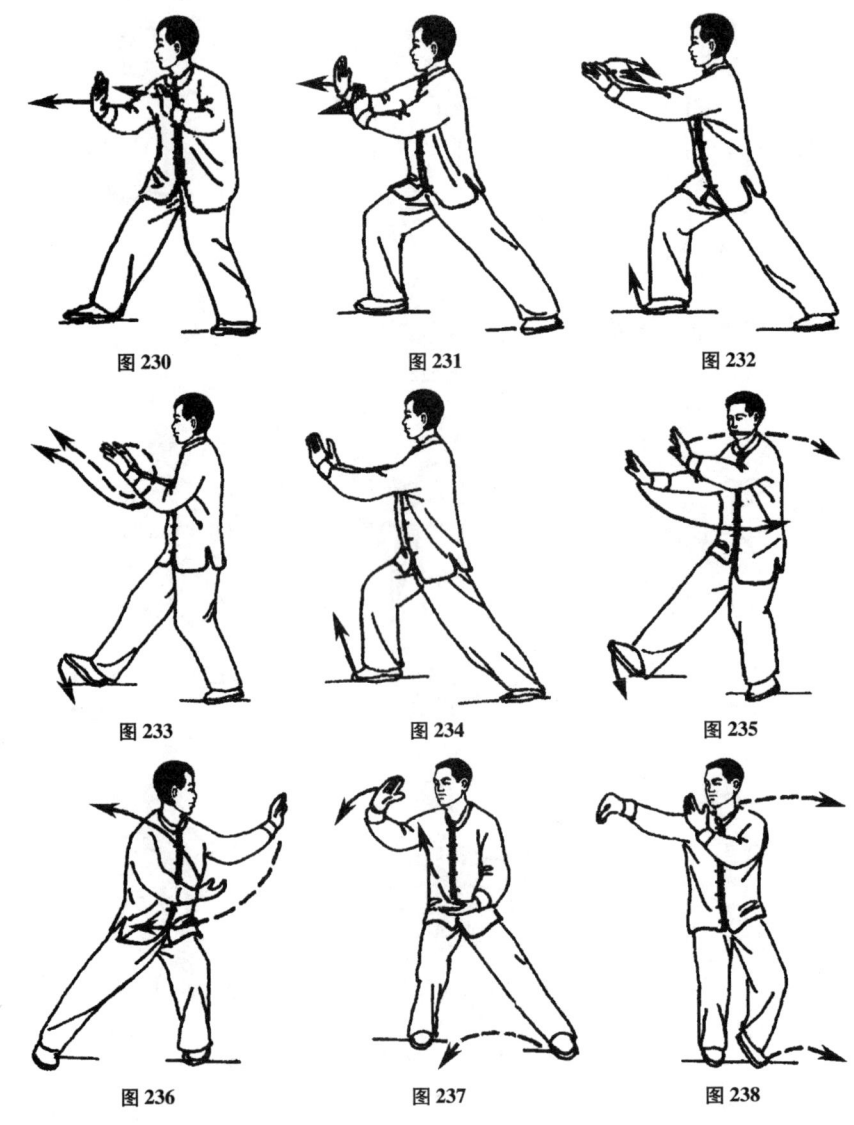

图 230　　　　　　　图 231　　　　　　　图 232

图 233　　　　　　　图 234　　　　　　　图 235

图 236　　　　　　　图 237　　　　　　　图 238

（五十四）左右穿梭式（面向四斜角）

1. 身体重心略向后移，左脚尖里扣，身体重心又移至左脚，以右脚掌为轴，脚跟内转，身体随之向右后转，两腿扭转成半坐盘势；同时，右手变掌，右臂收至胸前平屈，右手心向下，左手由左向下划弧停在腹前，手心向上，两手心相对成抱球状;然后左脚向左前方迈出一步,成左弓步,左手由脸前翻掌向上举起,置于左额前,手心斜向上,右手则向前方推出,高与鼻尖平,眼看右手。(图240～图242)

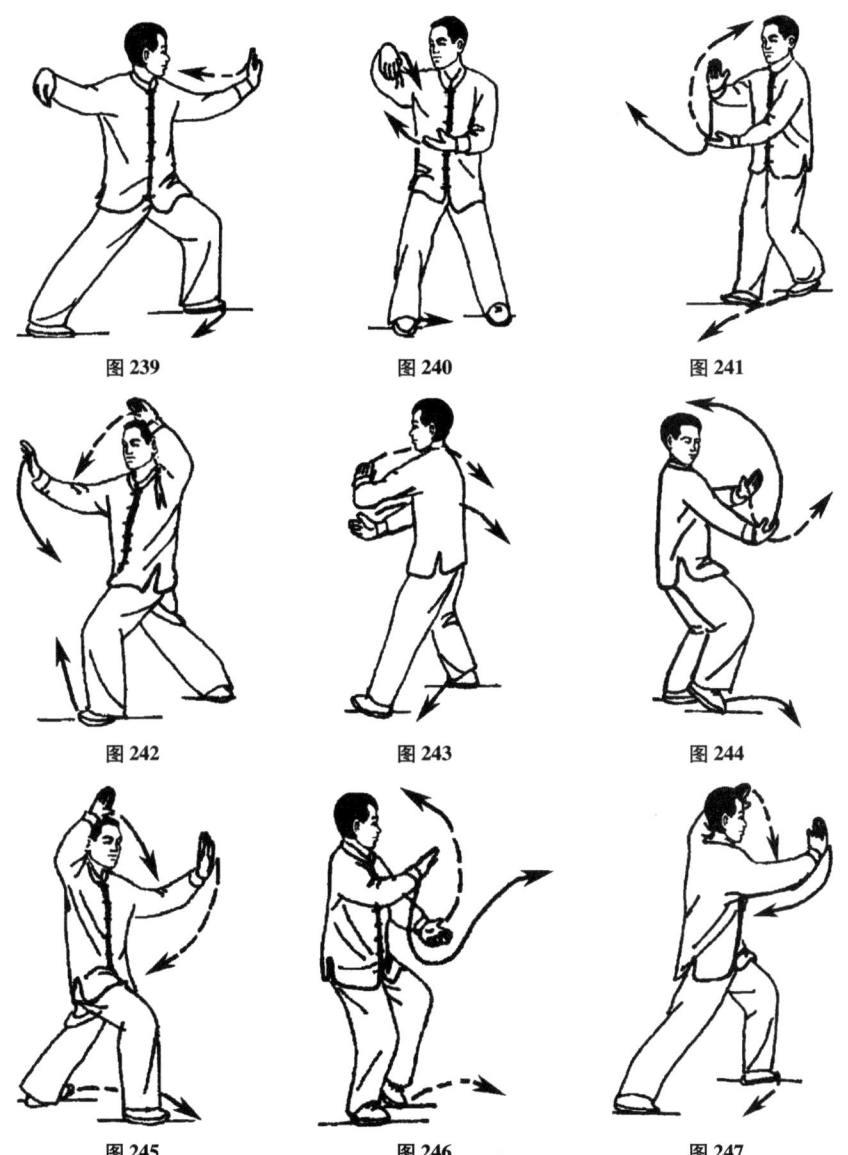

图239　　　　　　图240　　　　　　图241

图242　　　　　　图243　　　　　　图244

图245　　　　　　图246　　　　　　图247

2. 身体重心移至右腿,左脚尖里扣,身体向右后转,然后身体重心再移至左腿,右脚收至左脚里侧,前脚掌着地;同时左手下落平屈于胸前,右手下落在腹前,手心向上,与左手相对成抱球状,然后左脚掌为轴,身体再向右后转,右脚向右前方迈出一步,弓腿成右弓步;右手上举置于右额前,手心斜向上,左手则向前推出,眼看左手。(图243～图245)

3. 身体重心稍向后移,右脚尖微外撇,随之身体重心又移至右腿,左脚进至右腿内侧,脚尖点地;左手划弧收至腹前,手心朝上,右手落下,右前臂停于胸前,手心朝下,两手相对成抱球状,然后左脚向左前方迈出一步,成左弓步;左手上举置于左额前,手心斜向上,右手则向前推出,眼看右手。(图246、图247)

4. 身体重心移向右腿,左脚尖里扣,身体向后转,右脚收至左脚内侧,脚尖点地;同时左手下落,手心向下,前臂平屈,右手划弧收至腹前,与左手成抱球状,然后以左脚掌为轴,身体再向右后转,右腿向右前方迈出一步,成右弓步;同时右手上举置于右额前,手心斜向上;左手则向前推出,眼看左手。(图248～图250)

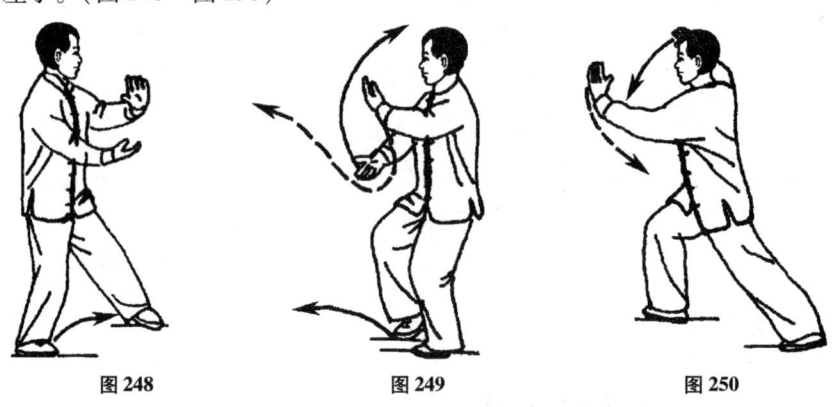

图248　　　　　　　图249　　　　　　　图250

(五十五)进步揽雀尾式

1. 身体重心稍向后移,右脚尖微向外撇,随之身体重心又移至右腿,左手心翻转向上,右手心翻转向下,两手相对在体前成抱球状;同时左脚跟进至右脚内侧,脚尖点地(如果变换身体重心掌握较稳,左脚前进时也可不点地);然后左脚向左前方迈出,成左弓步;同时两手向左上右上分开,左前臂

向前方掤出,高与肩平,手心向后;右手向右下落放于右胯旁,肘微屈,手心向下,指尖向前,眼看左前臂。(图251、图252)

2. 身体重心略向后移,左脚尖外撇,身体左转,右脚收至左脚内侧,脚尖点地(熟练后,可以不点地);同时,左臂平屈胸前,右手经体前向左上划弧,与左手上下相对成抱球状,眼看左手。(图253)

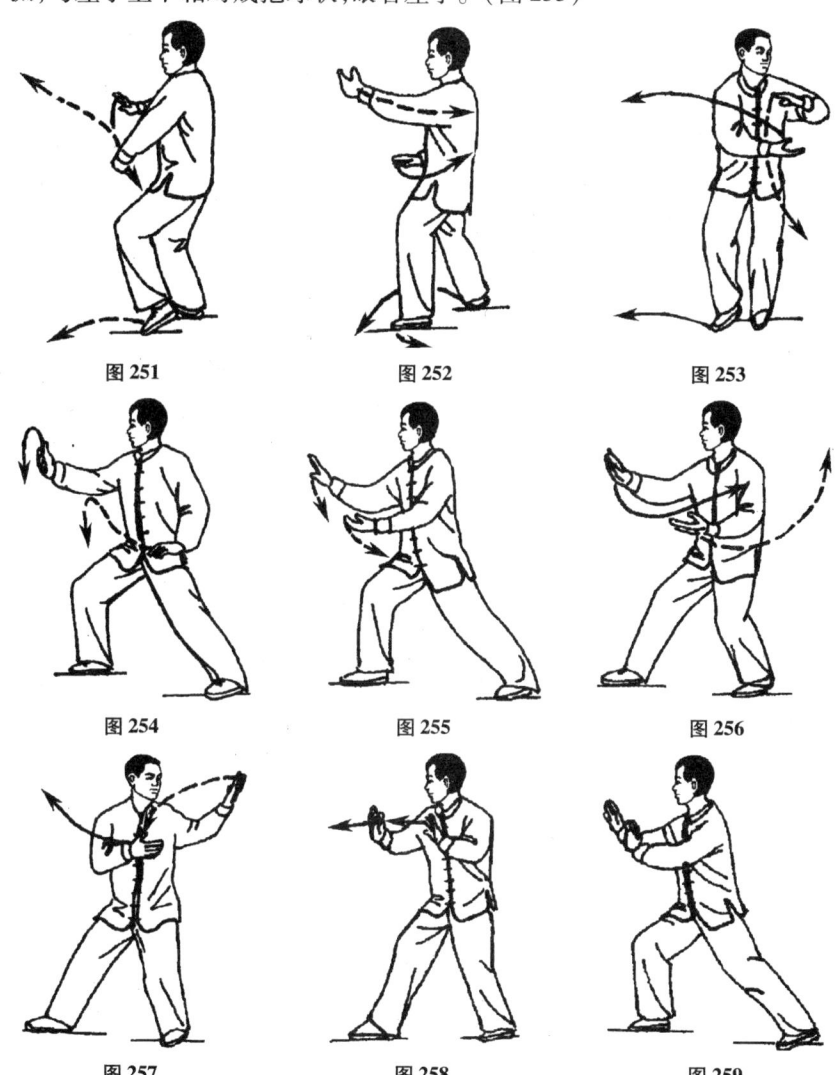

图251　　　　　　　图252　　　　　　　图253

图254　　　　　　　图255　　　　　　　图256

图257　　　　　　　图258　　　　　　　图259

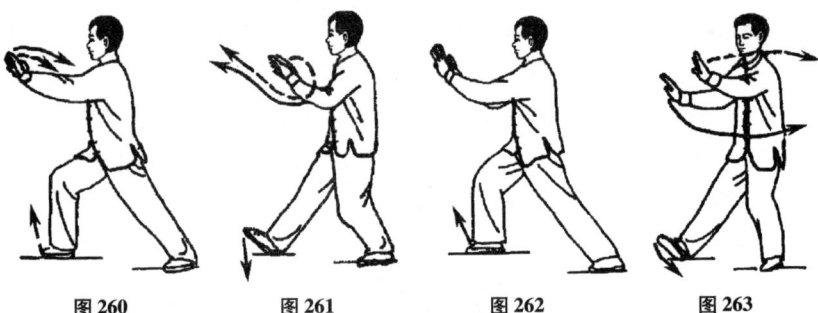

图 260　　　　　图 261　　　　　图 262　　　　　图 263

其余动作及要点均与(二十六)上步揽雀尾式相同。(图 254 ~ 图 262)

(五十六)单鞭势式

动作及要点均与(四)单鞭势式相同。(图 263 ~ 图 267)

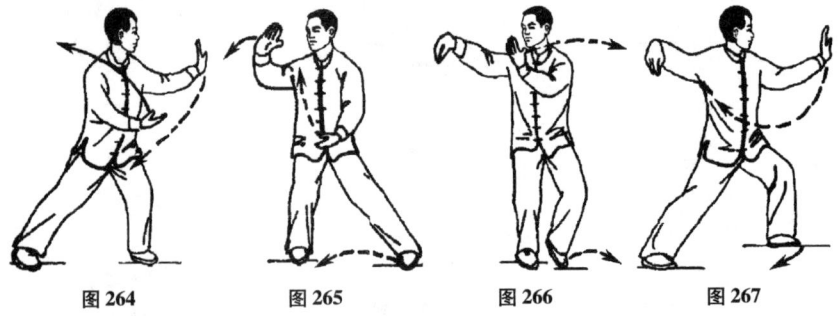

图 264　　　　　图 265　　　　　图 266　　　　　图 267

(五十七)云手式和(五十八)单鞭势式

动作及要点均与前面(二十八)云手式和(四)单鞭势式相同。这里，"云手"也应做五个。(图 268 ~ 图 282)

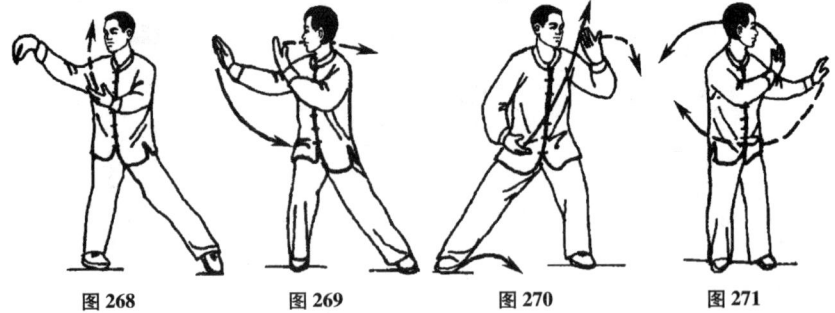

图 268　　　　　图 269　　　　　图 270　　　　　图 271

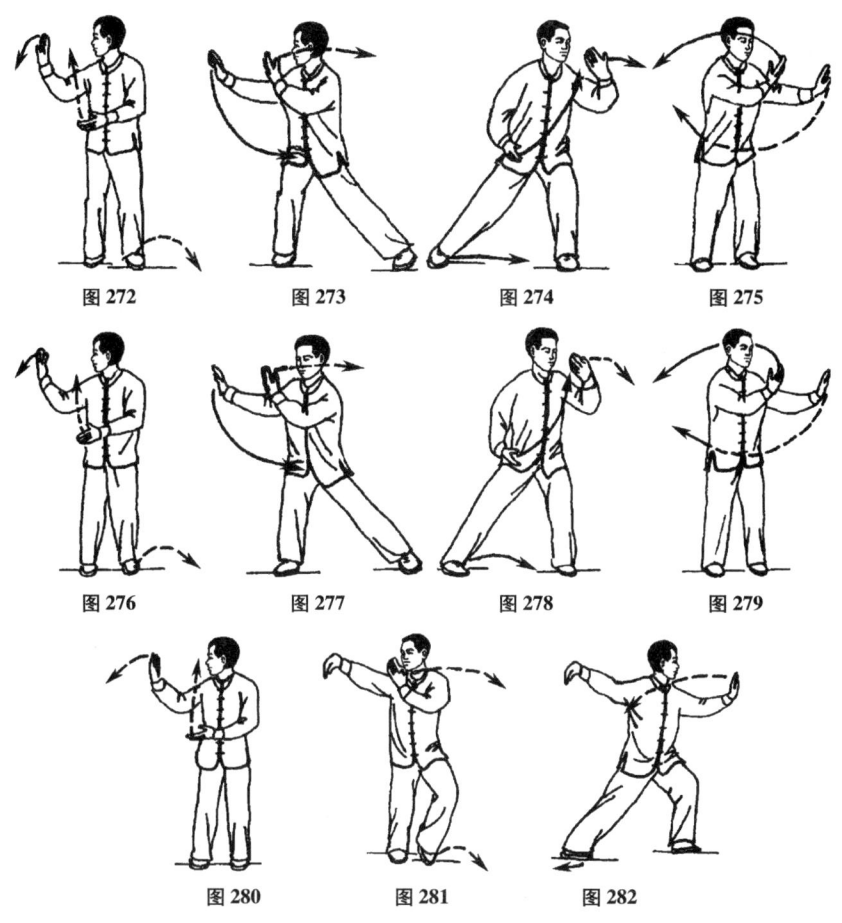

图 272　　　　　图 273　　　　　图 274　　　　　图 275

图 276　　　　　图 277　　　　　图 278　　　　　图 279

图 280　　　　　图 281　　　　　图 282

（五十九）下势式

身体右转，右脚尖稍外撇，重心移至右腿，右腿弯曲下蹲，左脚掌为轴，脚跟外蹬，左腿伸直，成左仆步；同时，左手随转身动作向上，向右下收至右肩前，然后下沉（掌心向外）顺左腿内侧向前穿出，右钩手在身右侧平举，钩尖向下，眼看左手。（图283、图284）

（六十）左右金鸡独立式

1. 左脚尖微外撇，右腿渐渐蹬直，上体向前直起，右脚尖里扣，左腿继续前弓，身体重心逐渐前移至左腿，然后右腿提起成左独立式；同时右钩手变掌,沿身体右侧向前、向上举起,停于右腿上方,高与鼻平,肘与膝相对,手心向左,左手则下落停于左胯旁,手心向下,眼看右手。(图285、图286)

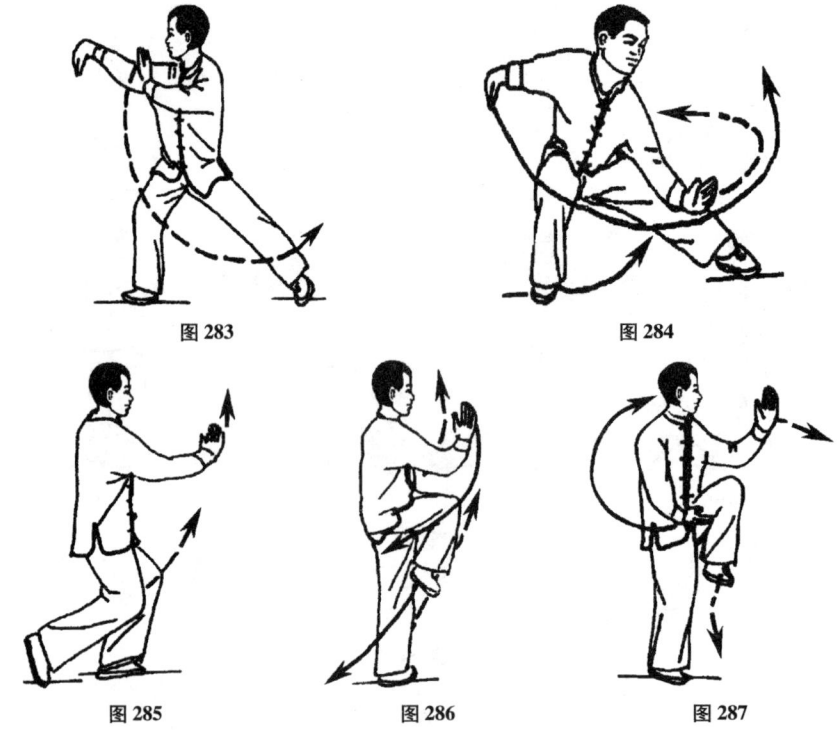

图283　　　　　　　　　　　　　　图284

图285　　　　　　图286　　　　　　图287

2. 右脚下落于左脚后侧,脚尖稍外撇,左腿提起成右独立式;同时左掌由下向前举起,高与鼻平,肘与膝相对,手心向右;右手落于右胯侧,手心向下,眼看左手。(图287)

(六十一)左右倒卷肱式

上体微向右转,右手回撤,翻掌,手心向上,随即屈肘,上体微向左转,手掌经右耳旁向前推出,左手后撤至左肋处侧,手心朝上,同时左脚向左后侧方退一步,重心后移,以前脚掌为轴扭直,成右虚步,眼看前方。(图288、图289)

其余动作及要点均与(十七)左右倒卷肱式相同。(图略)

(六十二)斜飞势式

其动作要点均与(十八)斜飞势式相同。(图略)

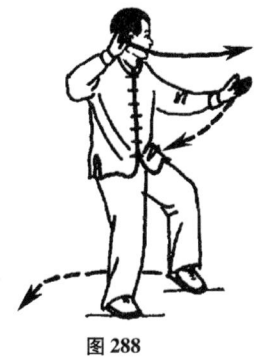
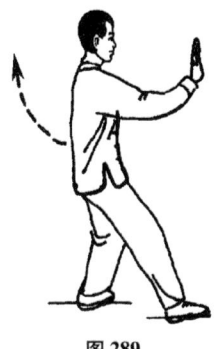

图 288   图 289

（六十三）提手式

其动作要点均与（十九）提手式相同。（图略）

（六十四）白鹤亮翅式

其动作要点均与（二十）白鹤亮翅式相同。（图略）

（六十五）左搂膝拗步式

其动作要点均与（二十一）左搂膝拗步式相同。（图略）

（六十六）海底针式

其动作要点均与（二十二）海底针式相同。（图略）

（六十七）闪通臂式

其动作要点均与（二十三）闪通臂式相同。（图略）

（六十八）转身撇身捶式

其动作要点均与（二十四）转身撇身捶式相同。（图略）

（六十九）进步搬拦捶式

其动作要点均与（二十五）进步搬拦捶式相同。（图略）

（七十）上步揽雀尾式

其动作要点均与（二十六）上步揽雀尾式相同。（图略）

（七十一）单鞭势式

其动作要点均与（二十七上）单鞭势式相同。（图略）

（七十二）云手式

其动作要点均与（二十八）云手式相同。（图略）

（七十三）单鞭势式

其动作要点均与（二十九）单鞭势式相同。（图略）

（七十四）高探马式

其动作要点均与（三十）高探马式相同。唯"收势"回到"起势"位置，应做三个。（图略）

（七十五）左穿掌式

右手稍下落，左手经右手背上穿出，伸向前上方，手心斜向上，高与眼平；右手落于左肘下方，手心向下；同时左脚向前迈出半步，成左弓步，眼看左手。（图350）

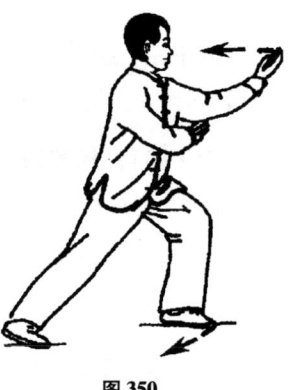

图350

（七十六）转身十字蹬脚式

重心移于右腿，左脚尖里扣，身体由右向后转，重心再移回左腿，右脚跟先离地，然后渐渐提膝；同时两手合抱胸前，右手在外，手心均向里，成十字手式，然后两臂向左右分开，手心转向外，右腿向前方蹬出，眼看前方。（图351～图353）

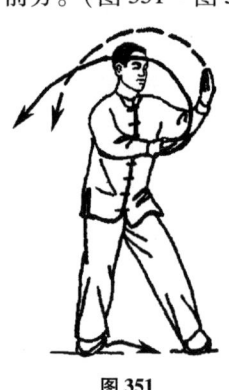

图351

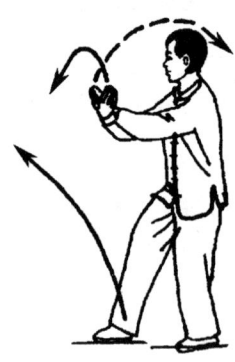

图352

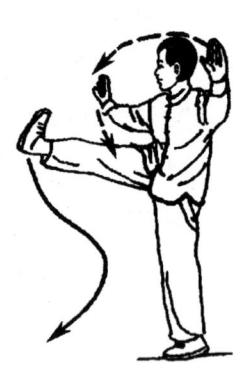

图353

(七十七)搂膝打捶式

右脚在身前落下踏地,脚尖外撇,身体右转,同时右手下落变拳,随转身收至右腰侧,拳心向上,左手上举划弧落于右胸前,掌心向下,指尖向后;然后上体左转,左脚向前迈一步,成左弓步;左手则从左膝前搂过,停于左胯旁;右拳向前打出,高与腹平,拳眼向上,眼看前方。(图354、图355)

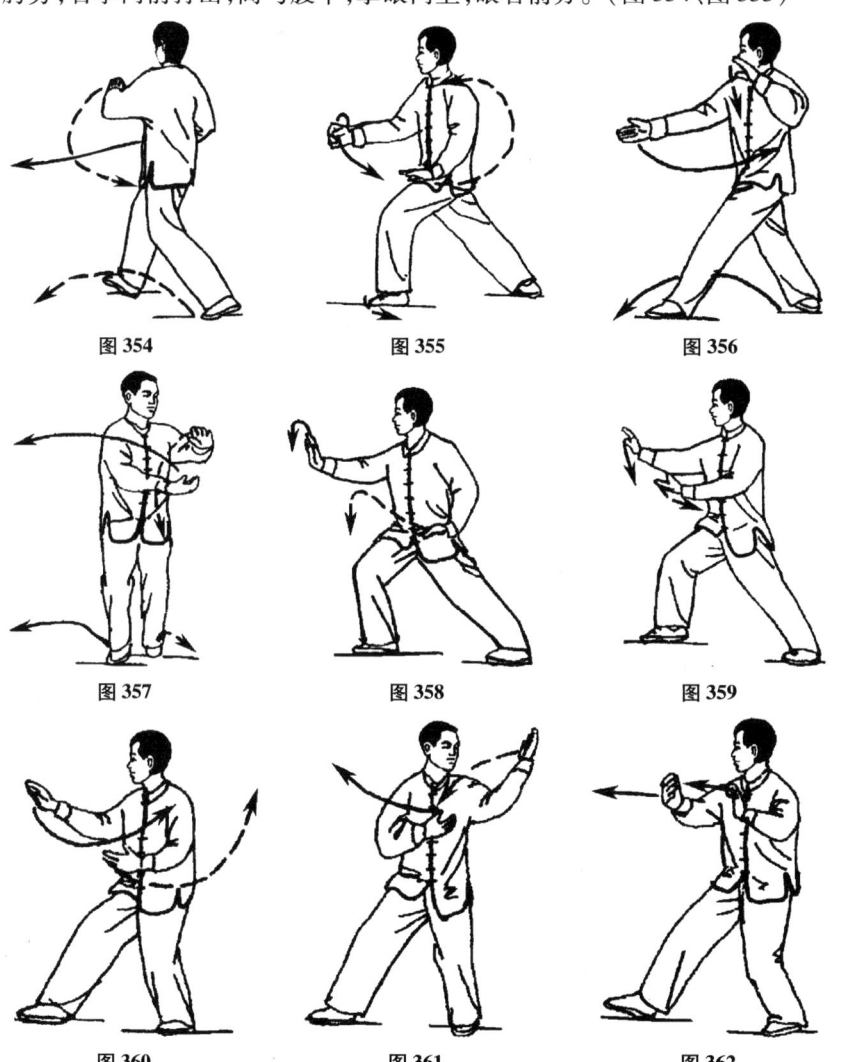

图354　　　　　　图355　　　　　　图356

图357　　　　　　图358　　　　　　图359

图360　　　　　　图361　　　　　　图362

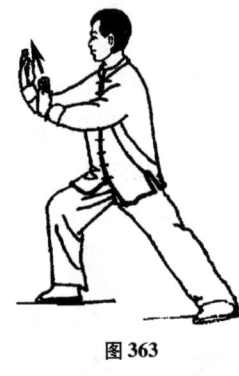
图363

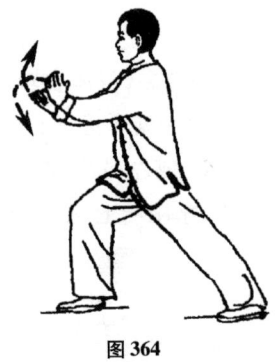
图364

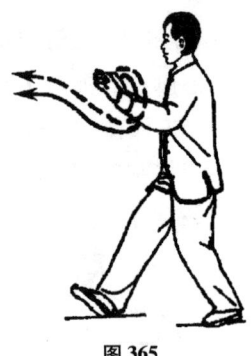
图365

(七十八)上步揽雀尾式

身体重心略向后移,左脚尖外撇,上体左转,同时右拳变掌收在腹前,手心向上,左手向左后方再向上划弧,与右手相抱(左上右手),同时右脚跟步至左脚内侧,脚尖着地(熟练后,可不点地),眼看左手。(图356、图357)

其余动作及要点均与(二十六)上步揽雀尾式相同。(图358~图365)

(七十九)单鞭势式

动作及要点均与(四)单鞭势式相同。(图略)

(八十)下势式

动作及要点均与(五十九)下势式相同。(图略)

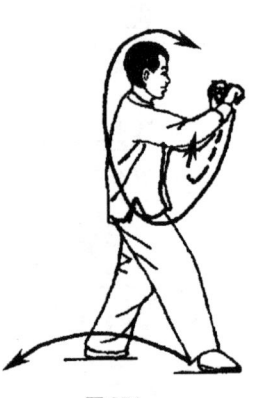
图374

(八十一)上步七星式

左脚尖微向外撇,身体重心逐渐前移至左腿,身体起立,右脚向前迈出半步,脚尖点地,成右虚步;同时右手向下、向前划弧,两手变拳在胸前相互交叉成十字拳,右拳在外,拳心朝外,左拳拳心向后,眼平看前方。(图374)

(八十二)退步跨虎式

右脚后退一步,同时两拳变掌分别向下、向左右分开,右手向上划弧停于右额前方(掌心斜向外),左手下落停于腰部左前侧,掌心斜向外;重心落于右腿,左脚脚尖点地,成左虚步,眼看前方。(图375)

(八十三)转身摆莲脚式

1. 以左脚掌为轴,脚跟外转,以右脚跟为轴,脚尖外撇,身体向右后转,左脚随体转(略大于180°)向前迈出一步,成左弓步;同时,左手(手心转向上)经左腰侧自右手腕上穿出,高与眼平,指尖斜向上;右手则落于左肘下,手心向下,眼看左手。(图376、图377)

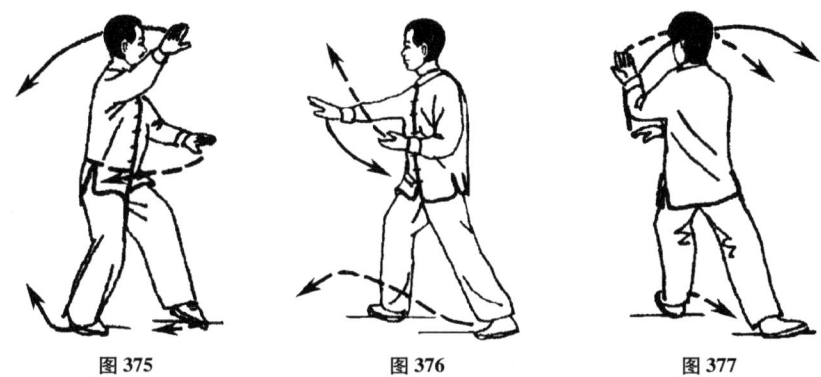

图375　　　　　　　图376　　　　　　　图377

2. 重心后移,身体继续向右转,左脚尖向里扣,重心再移回左腿,然后右腿提起,右脚由左向右上方摆出(腿自然伸直);与此同时,左手向外侧上举,两手经头上方先向右然后向左侧摆过,双手拍击右脚面(左先右后),眼看两手。(图378～图380)

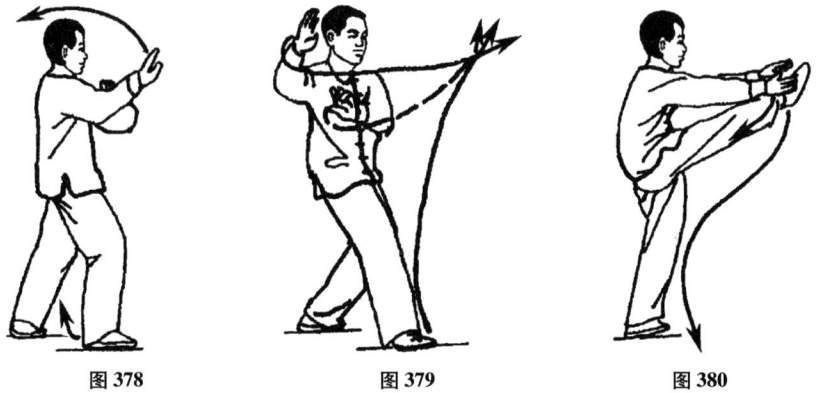

图378　　　　　　　图379　　　　　　　图380

（八十四）弯弓射虎式

右脚向右前方落下，两手经身前向右后方弧形摆动变拳；右拳由后转至头部右侧，拳心向外，与额角同高；左拳经面前向左前方推出，拳出斜向前，与鼻同高；同时右腿弯曲，成右弓步，眼看右拳。（图381～图383）

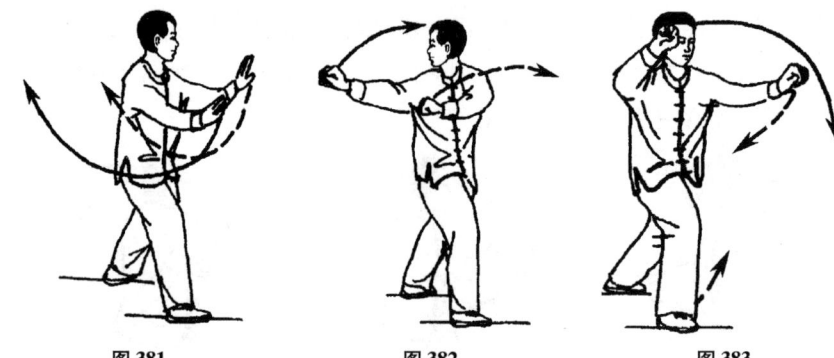

图381　　　　　　图382　　　　　　图383

（八十五）进步搬拦捶式

1. 右脚尖里扣，身体左转，重心移向左腿，左脚随着转体动作使脚尖外撇，随即右脚收到左脚内侧；与此同时，右拳随转体动作向前、向左下方下落，转到左肋前，拳心向下；左拳变掌（掌心向上），下落回收，在身体左侧划弧，手心由上转向下，停于胸前，眼看前方。（图384、图385）

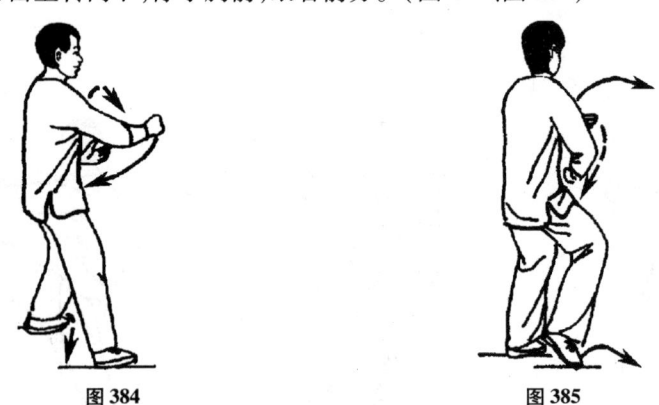

图384　　　　　　　　　图385

2. 其余动作和要点与（十一）进步搬拦捶式2、3、4相同。（图386～图388）

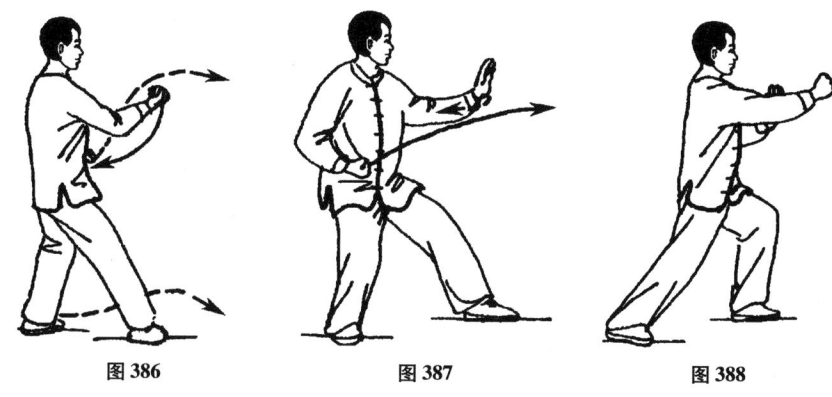

图 386　　　　　　　　图 387　　　　　　　　图 388

（八十六）如封似闭式

动作和要点与（十二）如封似闭式相同。（图略）

（八十七）十字手式

动作和要点都与（十三）十字手式相同。（图略）

（八十八）收势

两手向外翻掌，左右分开，手心向下，慢慢下落于两腿外侧，全身放松，眼向前平视，然后左脚向右脚靠拢，立正还原。（图397～图399）

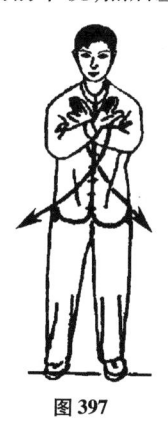
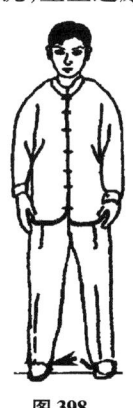
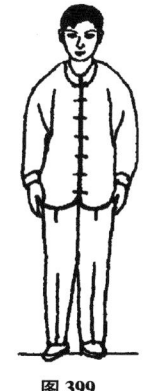

图 397　　　　　　　　图 398　　　　　　　　图 399